烹饪营养与实践

主　编　赵连杰　王海霞　刘　洋
副主编　曲建光　王玉珏　玄　悦
参　编　次仁多吉　平措达杰　格桑德庆
　　　　孙　欣　高世帅

哈尔滨工业大学出版社

图书在版编目（CIP）数据

烹饪营养与实践／赵连杰，王海霞，刘洋主编 . —
哈尔滨：哈尔滨工业大学出版社，2024.5
ISBN 978-7-5767-1457-9

Ⅰ.①烹… Ⅱ.①赵… ②王… ③刘… Ⅲ.①烹饪-
食品营养 Ⅳ.①R154

中国国家版本馆 CIP 数据核字（2024）第 103634 号

策划编辑　闻　竹　常　雨
责任编辑　那兰兰
封面设计　童越图文
出版发行　哈尔滨工业大学出版社
社　　址　哈尔滨市南岗区复华四道街 10 号　邮编 150006
传　　真　0451-86414749
网　　址　http：//hitpress. hit. edu. cn
印　　刷　哈尔滨市工大节能印刷厂
开　　本　787mm×1092mm　1/16　印张 14　字数 332 千字
版　　次　2024 年 5 月第 1 版　2024 年 5 月第 1 次印刷
书　　号　ISBN 978-7-5767-1457-9
定　　价　99.00 元

前　言

本书系统地介绍了烹饪营养的基本理论知识,从而指导学生如何正确选择食物和烹饪加工,进而提高学生分析和解决烹饪实践中营养问题的能力。本书在编写时力求在内容设置上与烹饪原料学、烹饪工艺学、烹饪卫生学等学科衔接,并考虑了学生学习适应性,列举了大量应用实例,尽量做到理论和实践相结合。本书以新的课程观、教材观和教学观来统领全篇。本书旨在让学生有专业知识的积累和思维能力的拓展,使科学文化知识为厨房工作提供理论指导,情感、态度、价值观目标的实现更为真实。

本书以"营养学"为核心,以"能力"为主线,包括 4 个模块的内容,分别为探寻营养、常见烹饪原料的营养价值、守护营养、营养配餐实践。每个模块的内容既保持相对独立性,同时,模块间又密切相关,形成一个完整的模块内容。

本书由赵连杰、王海霞、刘洋担任主编,曲建光、王玉珏、玄悦担任副主编,次仁多吉、平措达杰、格桑德庆、孙欣、高世帅为参编。其中,赵连杰编写了模块 1 中的项目 1.4,王海霞编写了模块 4,刘洋编写了模块 2 中的项目 2.1、2.2,曲建光编写了模块 3,王玉珏编写了模块 1 中的项目 1.1、1.2、1.3、1.5,玄悦编写了模块 2 中的项目 2.3。所有参编教师都参与了资料收集与整理工作。

本书既可以作为中等职业教育中烹饪专业核心课程的教材,又可以作为职业教育餐旅类专业的基础课教材,还可作为餐旅系统职工的培训教材。

由于编者水平有限,教材可能存在不足之处,恳请专家及读者批评斧正。

编者
2024 年 3 月

目　　录

模块1 探寻营养

学习目标 ▶

我国很早就有朴素的营养观,在《黄帝内经·素问》中就提出"五谷为养,五果为助,五畜为益,五菜为充"①的养生思想。万物生长离不开营养,营养是生命的物质基础。随着科学技术的发展和社会的进步,饮食中的食物组成也在不断变化,但其功能始终如一,即维持人体健康,这也永远是营养的主题。

通过本模块的学习,应达到以下目标:

1. 思政目标

(1)中国营养学从传统营养学发展到现代营养学,离不开中医理论的指导,同时也受国际营养学和其他学科的影响。通过分析,学生增强文化自信,同时也明白海纳百川的道理。

(2)通过了解能量守恒定律,让学生正确合理地看待减肥,认识到生命在于运动。通过成为能量平衡的引导员,让学生勇担营养宣传大使的责任,让大家都能科学地看待能量摄入。

(3)通过讲解七大营养素对人体的作用,让学生明白只有心往一处想,劲往一处使,才能确保工作有效完成。通过讲解缺乏症与过多症,让学生明白物极必反,过犹不及,做任何事一定要把握好"度"。

(4)熟知消化系统中不同器官有序运转、各负其责的特点,引导学生学会合作,学会共赢。通过吸收与排泄的过程,引导学生遵循事物发展规律,能够客观地分析事物。

2. 知识目标

了解营养学基础知识;熟悉营养素的概念,营养素对人体健康的意义;熟悉营养的意义;掌握人体需要的能量和营养素;了解人体消化、吸收系统。

3. 能力目标

掌握热量计算方法;利用所学知识对烹饪过程及生活中出现的与营养相关的问题进行分析、评价。

---

① 转自彭磊,卢辰. 药果同源[M].昆明:云南科技出版社,2022:1.

项目 1.1　营养学基础知识

1. 了解营养概念
2. 了解营养学概念及分类
3. 了解烹饪营养学概念
4. 了解烹饪与食物营养之间的关系

1.1.1　营养概念

"营养"作为一个名词术语已为大众所熟知。在《现代汉语词典》(第7版)中,"营"有"谋求"的意思,"养"有"使身心得到滋补或休息,以增进精力或恢复健康"的意思,组合在一起是"谋求养生"的意思。确切地说,"营养"是"用食物或食物中的有益成分谋求养生"。

所谓营养,是指人摄取食物后,在体内消化和吸收、利用其中的营养素以维持生长发育、组织更新和保持健康状态的总过程。人体要维持生存和健康就必须每天从外界摄入营养素。

1.1.2　营养学概念及分类

营养学是指研究机体营养规律及改善措施的学科,它主要涉及食物营养、人体营养和公共营养三大领域。营养学重点研究各种营养素对人体产生的生理功能、营养素的来源及供给量、营养素过量或缺乏时对人体的影响,以及对食物中营养素含量的分析等方面的知识。

根据研究对象的不同,营养学分为基础营养学、实验营养学、临床营养学、儿童营养学、老人营养学、运动员营养学及烹饪营养学等,它涉及生物、化学、医学、生理学,又与农业、地理、经济、食品加工等应用学科和社会学科息息相关。

1.1.3　烹饪营养学概念

烹饪营养学是指运用营养学的基础理论和基本原理来研究烹饪工艺过程中营养素的变化,从而指导人们科学配膳、合理烹饪,以达到合理营养目的的一门学科。

烹饪营养学研究的内容有:除介绍营养学的基础理论知识以外,重点研究各类烹饪原料的营养价值、烹饪加工方法对烹饪原料中营养素的影响、烹饪加工方法对食物营养价值的影响、合理烹饪原料、合理膳食与健康及合理编制食谱等方面的知识。

1.1.4　烹饪与食物营养之间的关系

营养学作为一门学科,在实际生活中,与饮食过程密不可分。学者们建议:人们应当从每日的饮食中,摄取均衡的营养物质,以保证机体的生理及健康的需求。不同的食物具有不同的营养价值。人们可以从各类食物中汲取机体所需要的几十种营养素,例如,谷类中含有大量的糖类和维生素,蔬菜、水果含有丰富的维生素、矿物质,肉类、蛋类则为人类提供优质蛋白质。

生活中,人们重视饮食,讲究烹饪,并不是单纯为了从中摄取均衡的营养,而是为了享受美食,即通过烹饪,食物的色、香、味等方面得到充分发挥,令加工后的食物具有更加鲜美的味道,于是产生了专门的"烹调学"。人们常用的烹饪方法有炒、爆、熘、烤、炸、炖、焖、煨、蒸、煮、涮等,这些烹饪方法不但增加了食物的风味,同时也促进了人体对食物中营养素的利用。经过烹饪,动物性原料中的蛋白质会变性凝固,部分分解成氨基酸和多肽类,增加了菜肴的鲜味。而芳香物质的挥发、水溶性物质的渗出,使食物具有了鲜美的滋味和芳香的气味。另外,食物中的营养素往往被组织所包含,通过烹饪,部分营养素会发生不同程度的水解,如淀粉加热后变化为糊精,部分淀粉分解成双糖,更易被人体吸收。

知识拓展 ▶

《世界营养宣言》是一份由联合国粮食和农业组织(FAO)和世界卫生组织(WHO)共同发起的重要文件,旨在促进全球营养健康和解决全球营养不良问题。《世界营养宣言》于 1992 年首次发布,并经过多次修订和更新。它的核心目标是改善全球人口的营养状况,确保每个人都能获得充足、安全、均衡的营养,以实现健康和发展的全面目标。该宣言提出了一系列行动目标和政策建议,包括:

(1)通过政策和策略来改善食品系统,以确保各类人群都能获得充足的营养。
(2)促进早期干预和儿童营养,以支持儿童的健康生长和发展。
(3)加强食品营养教育,提高公众对营养知识和健康饮食的认识。
(4)保护妇女、儿童和弱势群体的营养权益,确保他们获得适当的营养支持。
(5)加强跨部门合作和全球合作,共同应对全球营养挑战。

《世界营养宣言》的目标是通过国际合作和政策行动来改善全球人口的营养状况,减少营养不良和饥饿问题,并促进健康和可持续发展。它为各国制订行动计划和实施营养政策提供了重要的指导和参考。

项目 1.2 营养的组成

任务目标 ▶

1. 熟悉营养素的概念
2. 熟悉营养素对人体健康的意义
3. 熟悉膳食营养素参考摄入量

1.2.1 营养素的概念

人作为个体参与社会生活,每天都会有各种生理活动,如胃肠蠕动、神经传导、体液的维持,以及思考、学习、运动等,这些生理活动所需要的能量都来源于食物。个体为了精神和身体保持良好的状态,每天必须摄入一定量的食物。

食物中给人体提供能量,具有构成机体、组织修复、调节生理机能等作用的化学成分统称为营养素。目前已知的人体必需营养素有 40~45 种,可概括为七大类,包括水、蛋白质、脂肪、糖(或糖类)、维生素、矿物质(或无机盐)和膳食纤维。其中,蛋白质、脂肪和糖在人体内经过氧化分解可产生热量,所以又称产热营养素。各种营养素密切联系、相互作用,满足机体对能量和物质的需求,共同参与生命活动。

1.2.2 营养素对人体健康的意义

营养素与人体健康的关系,即在其他方面(遗传因素、生存环境、饮食卫生等)一定的情况下,从良好和失调两个方面进行讨论。

1. 当营养状况良好时,营养素对人体健康的影响

(1)提供能量。糖、脂肪和蛋白质是人体获取能量的主要来源。能量是维持身体正常运转所必需的,它支持呼吸、心跳、消化和其他生理功能。

(2)维持生理功能。营养物质参与调节和维持人体的各种生理功能,包括骨骼生长、免疫系统功能、神经系统功能、肌肉收缩等。例如,钙和维生素 D 对于骨骼健康至关重要,维生素 C 有助于免疫系统的正常运作。

(3)促进细胞修复和再生。蛋白质是细胞的基本组成部分,它们在细胞修复和再生过程中起着重要作用。维生素和矿物质也参与细胞代谢和修复过程。

(4)支持免疫系统。营养物质对于免疫系统至关重要。维生素 C、维生素 A、锌等营养物质有助于增强免疫力,预防疾病和感染。

(5)促进健康发育。适当的营养摄入对于婴儿、儿童和青少年的健康发育至关重要。充足的蛋白质、维生素和矿物质摄入可以支持身体的正常发育。

2. 当营养失调(不足或过剩)时,人体的表现

(1)营养不足时的表现。对儿童来说,营养不足除不利于生长发育,造成身体矮小、瘦弱、器官发育不良外,也会有易疲劳、免疫力差、学习和工作效率低等情况发生。当营养严重不足即长期缺乏某一种或多种营养素时,人体将患病,如夜盲症、眼干燥症、坏血病、脚气病、佝偻病、贫血、甲状腺肿大等,严重时可危及生命。

(2)营养过剩时的表现。长期营养过剩会引起肥胖症,使动脉硬化、高血压、冠心病、糖尿病等疾病的发病率大大提高。某些维生素或微量元素较长时间过量还会使人体出现中毒性症状,如恶心、呕吐、头晕、头痛、厌食、烦躁、休克,严重时甚至危及生命。

1.2.3 膳食营养素参考摄入量

膳食营养素参考摄入量(dietary reference intake,DRI)是为了保证人体合理摄入能量和营养素,避免摄入不足和摄入过量,以及降低慢性病风险,推荐的健康人群每日平均膳食营养素摄入量的一组参考值。《中国居民膳食营养素参考摄入量》(2023年版)中的7个指标如下。

1. 平均需要量

平均需要量(estimated average requirement,EAR)是指某一特定性别、年龄及生理状况群体中对某营养素需要量的平均值。当摄入量达到平均需要量水平时,可以满足群体中半数个体对该营养素的需要。针对人群,平均需要量可以用于评估群体中摄入不足的发生率。针对个体,可以检查其摄入不足的可能性。

2. 推荐摄入量

推荐摄入量(recommended nutrient intake,RNI)是指满足某一特定性别、年龄及生理状况群体中绝大多数(97%~98%)个体需要量的营养素摄入水平。长期摄入量达到推荐摄入量时,可以保证身体组织中有适当的储备,保持身体健康。推荐摄入量是健康个体的膳食营养素摄入量的目标,当个体摄入量低于推荐摄入量时,并不一定表明该个体未达到适宜营养状态。当个体摄入量高于或等于推荐摄入量时,可以认为该个体没有摄入不足的危险。

3. 适宜摄入量

适宜摄入量(adequate intake,AI)是指通过观察或实验获得的健康人群对某种营养素的摄入量。适宜摄入量能满足目标人群中几乎所有个体的需要。适宜摄入量的准确性不如推荐摄入量,有时会高于推荐摄入量。适宜摄入量可作为个体的营养素摄入目标,也可用作限制过多营养素摄入的标准。对于健康个体来讲,当摄入量达到适宜摄入量时,出现营养缺乏的危险很小,但如果摄入量长期超过适宜摄入量,就有可能产生毒副作用。

4. 可耐受最高摄入量

可耐受最高摄入量(tolerable upper intake level,UL)是指平均每日可以摄入该营养素的最高量。可耐受最高摄入量对一般人群中的几乎所有个体都不至于损害健康。它的用途是检查个体摄入量过高的可能性,避免发生中毒。当摄入量超过可耐受最高摄入量时,发生毒副作用的危险性会增加。可耐受最高摄入量是日常摄入量的高限,并不是一个建议的摄入水平。

如果某营养素的毒副作用与其摄入总量有关,则该营养素的可耐受最高摄入量就根据食物、饮水及补充剂提供的总量确定;若其毒副作用仅与强化食品和补充剂有关,则可耐受最高摄入量根据这些来源进行确定。

人体每天都需要从膳食中获得一定量的各种必需营养成分。当人群的平均摄入量达到平均需要量水平时,该人群中有半数个体的需要量可以得到满足;当摄入量达到推荐摄入量水平时,几乎所有的个体都不会发生缺乏症。摄入量在推荐摄入量和可耐受最高摄入量之间是一个安全的摄入范围,人体既不会缺乏也不会中毒。只有当摄入量超过可耐受最高摄入量水平并继续增加时,产生毒副作用的危险性才会随之增加。所以,食物、营养与人体生长发育和健康的关系密切。

5. 宏量营养素可接受范围

蛋白质、脂肪和糖都属于在体内代谢过程中能够产生能量的营养素,因此被称为产能营养素,又因为人体摄入量较大,也称为宏量营养素。它们属于人体的必需营养素,但摄入过量又可能导致机体能量储存过多,增加慢性病发生风险。

宏量营养素可接受范围(acceptable macronutrient distribution range,AMDR)是指脂肪、蛋白质和糖理想的摄入量范围,该范围可以提供这些必需营养素的需要,并且有利于降低慢性病的发生风险,常用占能量摄入量的百分比表示。

AMDR 的关键特征是适宜摄入量范围值,具有下限和上限,即被认为对健康有预期影响的最低或最高阈值。如果一个人的摄入量低于或高于此范围,则可能会增加慢性病的发生风险,从而影响长期健康。

6. 降低膳食相关非传染性疾病风险的建议摄入量

慢性非传染性疾病又称慢性病,主要有糖尿病、心血管疾病、肥胖、呼吸系统疾病、恶性肿瘤等。这些疾病的共同危险因素是长期膳食模式不合理,身体活动不足,以及其他不良生活方式等,因此又称为膳食相关非传染性疾病。

降低膳食相关非传染性疾病风险的建议摄入量(proposed intake for reducing the risk of dietrelated non-communicable chronic diseases,PI-NCD)简称建议摄入量,是以膳食相关非传染性疾病一级预防为目标,提出的必需营养素每日摄入量(水平)。

7. 特定建议值

特定建议值(specific proposed level,SPL)是以降低成年人膳食相关非传染性疾病风险为目标,提出的其他膳食成分的每日摄入量(水平)。当该成分的摄入量达到 SPL,可能有利于降低疾病的发生风险或死亡率。

知识拓展 ✎

有机食品、绿色食品、无公害农产品……作为普通消费者,市场上这些五花八门的名称让你有些头大了是不是?根据相关部门的规定,这 3 种产品有着不同的含义。

(1) 有机食品是指严格禁止使用农用化学品、基因工程产品,提倡用自然、生态平衡的方法从事生产和管理并按照国际有机农业技术规范从事生产所获得,并通过认证的直接产品和加工制品的总称。

(2) 绿色食品是指产自优良生态环境、按照绿色食品标准生产、实行全程质量控制并获得绿色食品标志使用权的安全、优质食用农产品及相关产品。绿色食品认证依据的是绿色食品行业标准。绿色食品在生产过程中允许使用农药和化肥,但对用量和残留量的规定通常比无公害标准要严格。

(3) 无公害农产品是指产地环境、生产过程和产品质量符合国家有关标准和规范的要求,经认证合格获得认证证书并允许使用无公害农产品标志的,未经加工或者初加工的食用农产品。无公害农产品生产过程中允许使用农药和化肥,但不能使用国家禁止使用的高毒、高残留农药。

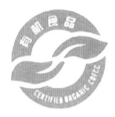  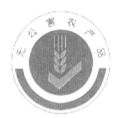

国际有机食品标志　　　　绿色食品标志图形　　　　无公害农产品标志图形

项目 1.3　营养的意义

任务目标 ▶

1. 熟悉营养与健康的关系
2. 了解现代人营养问题
3. 了解未来营养发展趋势

1.3.1　营养与健康的关系

1948 年,世界卫生组织(WHO)指出:"健康乃是一种身体、精神及社会适应上的完好状态,而不仅仅是没有疾病和虚弱的现象。"过去我们把没有疾病或残疾作为健康的标志。从科学的角度来看,这种情况只能反映身体的完好状态,是不够全面的。健康应该是在生理上、智力上和体能上都处于良好状态,能够最大限度地发挥机体的潜能。

社会经济发展的目标是人人拥有健康的身体并过上幸福的生活。随着科学技术的发展和社会的进步,人们的健康意识得到不断的提高,人们越来越重视自身的健康。健康与营养密不可分,人在经济发展中所起的作用在很大程度上取决于自身的营养状况,因此国际上将提高人类的营养状况和身体素质作为一个地区或国家经济发展的目标。

营养与健康的关系密切。营养物质为人体提供了所需的能量和"建筑材料",以维持正常的生理功能。正确的营养摄入可以帮助人体维持正常功能,增强免疫力,预防疾病,并提高生活质量。不良的饮食习惯或营养不良则可能导致各种健康问题,如肥胖、心血管疾病、糖尿病、高血压等。

通过合理的饮食选择,人们可以获得所需的营养物质。这包括摄入足够的蛋白质来维持肌肉和组织的健康,摄入适量的糖类和脂肪来提供能量,以及摄入丰富的维生素和矿物质来支持各种生理功能。

1.3.2　现代人营养问题

现代人的营养现状是多方面的,以下是一些常见的问题。

1. 膳食结构不均衡

现代人偏好高糖、高脂肪、高盐的食物,摄入过多的能量和不健康的营养素,而摄入蔬菜、水果、全谷物等健康食物的量相对较少。

2. 过度加工食品

现代人常常依赖加工食品,如罐头食品、脱水干制食品、腌渍食品等,这些食品通常富含添加剂、防腐剂、高糖和高盐,而缺乏营养。

3. 缺乏膳食纤维

现代人对膳食纤维的摄入量相对不足,这可能导致消化系统问题。

4. 缺乏维生素和矿物质

现代人常常维生素和矿物质摄入不足,如缺乏维生素 D、维生素 C、钙、铁等,这可能导致免疫力下降、贫血等问题。

5. 过量摄入糖和盐

现代人摄入过多的糖和盐,这可能导致肥胖、高血压、心血管疾病等健康问题。

6. 饮食习惯不良

现代人常常忽视规律饮食,吃太多或太少,不吃早餐、暴饮暴食等不良饮食习惯可能对健康产生负面影响。

现代人的这些营养问题对其健康产生了负面影响,增加了患慢性疾病的风险,如肥胖、糖尿病、心血管疾病、骨质疏松等。因此,改善饮食习惯、均衡膳食结构、增加健康食物的摄入量是非常重要的。

1.3.3　未来营养发展趋势

未来营养发展趋势将受到以下几个方面的影响。

1. 个性化营养

随着科技的进步,个人基因测序和健康数据的收集将成为常态。这将使营养定制化成为可能,根据个体的基因、生理状况和健康目标,制定个性化的营养方案。

2. 功能性食品

功能性食品是指具有特定营养成分或生物活性物质,能够提供额外的健康益处的食品。未来将会有更多的功能性食品问世,如富含抗氧化剂、益生菌、膳食纤维等的食品,以满足人们对健康的需求。

3. 可持续营养

随着环境问题的日益突出,可持续营养将成为重要的发展方向。这包括推广植物性蛋白、减少食物浪费、提倡循环经济等,以减少对环境的负面影响,同时保障人类的营养需求。

4. 营养教育和意识提升

未来将会加强营养教育的力度,提高公众对营养的认识和意识。人们将更加重视饮食的质量和平衡,注重食物的营养价值,以及健康饮食的重要性。

5. 科技创新

科技的不断进步将为营养领域带来更多的创新。例如,人工智能和大数据分析可以提供更准确的营养建议,3D 打印技术可以制造出个性化的营养食品,纳米技术可以改善营养成分的吸收和利用效率等。

项目 1.4　人体需要的能量和营养素

任务目标 ▶

1. 了解能量的来源;掌握能量的计量和计算;掌握人体能量的消耗;掌握人体所需能量的计算
2. 掌握七大营养素的名称、分类及生理功能
3. 学会用营养素与人体健康的关系分析日常生活中饮食是否健康

1.4.1　能量

能量是人体进行一切生命活动的基础。与植物不同,人体无法通过光合作用来合成糖。因此,人们每天需要摄入水和食物。食物经过消化、吸收和代谢,其中的营养素在人体内被"燃烧"(氧化),产生热能,这成为人体生命活动的动力,也就是能量。可以说,没有能量就没有生命和任何活动,它是生命的动力源泉。

1. 能量的来源

人体需要的能量是由食物中的糖、脂类、蛋白质来提供的,其他营养素如矿物质和维生素不产生能量或产能很微弱,可忽略不计。

（1）糖。

糖是自然界最丰富的能量物质。膳食中主要来源于粮谷类和薯类等主食。

（2）脂类。

脂类包括脂肪和类脂，其中脂肪为主要部分，是人体能量的主要储存形式。膳食中主要来源于植物类的油料作物（如豆油、花生油）和动物类的肥肉部分。

（3）蛋白质。

蛋白质是一切生命的物质基础，是机体细胞组织和器官的重要组成部分。蛋白质普遍存在于食物中，既有植物性蛋白，又有动物性蛋白。

2. 能量的计量和计算

（1）人体所需能量的计量单位。

能量的法定计量单位为焦耳（J）或千焦耳（kJ）。由于人体所需能量较大，常常使用兆焦耳（MJ）。卡（cal）或千卡（kcal）是历史上沿用的能量单位。为了方便基础数据和整数计量的使用习惯，本书也常使用千卡进行计量。上述计量单位之间的换算关系如下：

$$1 \text{ cal} = 4.186 \text{ J}$$
$$1 \text{ J} = 0.239 \text{ cal}$$
$$1 \text{ kcal} = 4.186 \text{ kJ}$$
$$1 \text{ kJ} = 0.239 \text{ kcal}$$
$$1\ 000 \text{ kcal} = 4.186 \text{ MJ}$$
$$1 \text{ MJ} = 1\ 000 \text{ kJ} = 239 \text{ kcal}$$

（2）营养素的热能系数。

综合考虑产能营养素在人体内的消化、吸收和氧化利用等因素，它们在体内的热能系数大约为：①糖是 4 kcal/g。②脂肪是 9 kcal/g。③蛋白质是 4 kcal/g。此外，1 g 酒精在体内产生的能量约为 7 kcal。

（3）食物所含能量的计算。

食物所含能量的计算方法：将食物中三大产能营养素的重量（g）乘以各自的热能系数后相加。混合膳食所含能量的计算，需要把食物中三大产能营养素先各自合计，其计算步骤及方法相同。

例：一杯牛奶（250 g）所含能量是多少？

解：（1）查食物成分表知，牛奶含糖 5.0%、脂肪 4.0%、蛋白质 3.3%。

（2）250 g 牛奶所含能量 =（250×5.0%×4）+（250×4.0%×9）+（250×3.3%×4）= 173 kcal。

答：一杯牛奶（250 g）所含能量是 173 kcal。

3. 人体能量的消耗

成年人每日的能量消耗主要用于维持基础代谢、身体活动和食物生热效应；妊娠期妇女还需供给子宫、乳房、胎盘、胎儿的生长及维持体脂储备；哺乳期妇女还需要合成乳汁；儿童、青少年需额外满足生长发育的能量需要；

创伤病人康复期间也需要额外的能量消耗。

（1）基础代谢。

基础代谢是指人体维持生命的所有器官需要的最低能量总和,占人体总能量消耗的 60%~70%。测定者在清晨且极端安静的状态下,不受精神紧张、肌肉活动、食物和环境温度等因素影响时测量出的能量代谢即是基础代谢。单位时间内的基础代谢称为基础代谢率(BMR),常用单位为 $kJ/(kg \cdot h)$ 或 $kJ/(m^2 \cdot h)$,一般以每小时所需要的能量为指标。基础代谢的测量一般在清晨未进餐前进行,距离前一次进餐 12~14 h,且测量前的最后一次进餐不要吃得太饱,膳食中的脂肪量也不要太多,排除食物热效应作用的影响;测量前不应劳累疲惫,而且必须静卧 0.5 h 以上,测量时平卧,全身肌肉放松,排除肌肉活动的影响;测量时室温应在 20~25 ℃,排除环境温度的影响。

知识拓展 ▶

基础代谢能量消耗的大小受许多因素影响,例如,①体表面积:体表面积越大,散热面积也越大。②年龄:婴幼儿时期是一生中生长最迅速、代谢最旺盛的阶段。青春期基础代谢率又一次升高,而成年后随着年龄增长基础代谢率会缓慢降低。③性别:在年龄与体表面积相同的条件下,女性的基础代谢率一般低于男性,因女性体内脂肪含量相对高,而脂肪的代谢率低于肌肉组织。④内分泌:甲状腺激素对基础代谢的影响最大,甲状腺功能亢进患者基础代谢率可高于正常平均值的 40%~50%,甲状腺功能减低者则低于正常平均水平。⑤其他因素:高温或低温环境都会导致基础代谢率增高。因为高温下人体散热需要出汗,心跳、呼吸加速。低温下则散热增多并可出现颤抖。此外,能引起交感神经兴奋的因素通常也使基础代谢率增高。

（2）体力活动。

除了基础代谢外,体力活动是人体能量消耗的主要因素,人体各种体力活动消耗的能量占人体总能量消耗的 15%~30%。生理情况相近的人,基础代谢消耗的能量是相近的,而体力活动情况却相差很大。机体任何活动都可提高代谢率,人在运动或劳动时耗氧量显著增加。人体运动或劳动时肌肉消耗能量,能量来自营养物质的氧化,这必然导致机体耗氧量增加。机体耗氧量的多少与肌肉活动强度的大小呈正相关。人体运动时耗氧量最多可达到静息时的 10~20 倍。

知识拓展 ▶

影响体力活动能量消耗的因素有:①肌肉越发达,能量消耗越多。②体重越重,能量消耗越多。③劳动强度越大、持续时间越长,能量消耗越多。④活动消耗与活动的熟练程度有关。其中劳动强度和持续时间是主要影响因素,而劳动强度主要涉及劳动时牵动肌肉的多少和负荷的大小。

（3）食物热效应。

食物热效应是指人体因进食引起的能量消耗增加的现象,旧称食物的特殊动力作用。食物热效应的大小与食物种类、营养素成分、进食数量和频率有关。例如,进食糖可使能量消耗,增加基础代谢 5%~6%,进食脂肪增加基础代谢 4%~5%,进食蛋白质增加基础代谢 30%~40%。一般混合膳食约增加基础代谢的 10%。食物热效应对人体是一种损耗。当摄入只够维持基础代谢的食物后,人体消耗的能量多于摄入的能量,外散的热多于食物摄入的热,这部分损耗将消耗体内的营养贮备。因此,为了保存体内的营养贮备,人们进食时必须考虑食物热效应额外消耗的能量,使摄入的能量与消耗的能量总体平衡。

（4）生长发育。

机体每增加 1 g 组织需增加 4.78 kcal 的能量,因此对于处于生长发育时期的儿童和青少年,需额外增加生长发育所需的能量。按每千克体重来计算,新生儿每日能量所需是成人的 2~4 倍。此外妊娠期妇女也需要增加相应能量以保证胎儿的生长发育。

（5）影响能量消耗的其他因素。

除上述影响基础代谢的几种因素外,机体能量消耗还受情绪和精神状态影响。例如,精神紧张可使大脑的活动加剧,能量代谢增加 3%~4%。另外,环境温度也对能量消耗产生一定的影响。

4. 人体每日所需能量的计算

人体每日所需能量的计算方法如下。

（1）查表法。

通过查表,确定能量需要量。从食物成分表可以直接查出各个年龄段不同人群的能量需要量,详见能量需要量快速查看表（表 1-1）

表 1-1　能量需要量快速查看表

就餐对象（范围）	全日能量/kcal	早餐能量/kcal	午餐能量/kcal	晚餐能量/kcal
学龄期儿童	1 300	390	520	390
1~3 年级小学生	1 800	540	720	540
4~6 年级小学生	2 100	630	840	630
初中学生	2 400	720	960	720
高中学生	2 800	840	1 120	840
脑力劳动者	2 400	720	960	720
中等体力劳动者	2 600	780	1 040	780
重体力劳动者	>3 000	>900	>1 200	>900

例:根据能量需要量快速查看表查出 4~6 年级小学生的全日能量需要量?

解:查表得 4~6 年级小学生的全日能量需要量为 2 100 kcal。

（2）计算法。

不同人群能量需要量的计算步骤如下。

①根据成人的身高，计算其标准体重。

$$标准体重（kg）= 身高（cm）-105$$

②根据成人的体重指数（BMI），判断其属于正常、肥胖还是消瘦。

$$体重指数（kg/m^2）= 实际体重（kg）/ 身高的平方（m^2）$$

体重指数是 18.5~23.9 kg/m² 为正常，>23.9 kg/m² 为超重，24~27.9 kg/m² 为肥胖，>28 kg/m² 为极度肥胖。

③了解就餐对象体力活动及其胖瘦情况，根据成人单位标准体重能量需要量确定能量需要量。

$$全日能量需要量（kcal）= 标准体重（kg）×单位标准体重能量需要量（kcal/kg）$$

成年人单位标准体重每日能量需要量见表 1-2。

表 1-2　成年人单位标准体重每日能量需要量　　　　　　　　　　单位：kcal/kg

体型	体力活动水平			
	极轻体力活动	轻体力活动	中等体力活动	重体力活动
消瘦	30	35	40	40~45
正常	20~25	30	35	40
肥胖	15~20	20~25	30	35

注：①年龄超过 50 岁者，每增加 10 岁，比规定值酌减 10%左右。

例：某男性中等体力活动者，身高 176 cm，体重 75 kg，计算其每日所需能量。

解：标准体重 = 176-105 = 71 kg。

体重指数 = 75/（1.76×1.76）= 24.2 kg/m²，属于肥胖。

查表 1-2 知肥胖、中等体力活动者单位标准体重每日能量需要量为 30 kcal/kg。

因此：总能量 = 71×30 = 2 130 kcal。

1.4.2　蛋白质

任务目标 ▶

1. 了解蛋白质的组成
2. 了解蛋白质的分类
3. 了解蛋白质的生理功能
4. 了解食物中蛋白质的营养评价
5. 了解膳食参考摄入量及食物来源

蛋白质是一类化学结构复杂的有机化合物，是人体必需的营养物质。作为生命活动中至关重要的物质,蛋白质与生命的产生、存在和消亡密切相关。蛋白质可被视为生命的物质基础,没有蛋白质就无法维持生命。

1. 蛋白质的组成

(1)蛋白质的化学组成。

蛋白质是自然界中一大类有机物质的统称,其元素组成为碳、氢、氧、氮及硫,有些蛋白质还含有磷、铁、碘、锰及锌等其他元素。糖和脂肪中仅含碳、氢、氧,不含氮,所以蛋白质是人体唯一的氮来源,无法用糖和脂肪替代。

(2)氨基酸。

氨基酸是蛋白质的基本组成单位,是一类分子中具有氨基和羧基的、含有复合官能团的化合物,具有共同的基本结构。氨基酸可分为两类,即必需氨基酸和非必需氨基酸。

①必需氨基酸。

人体不能合成或合成速度不够快的氨基酸,必须由食物供给,称为必需氨基酸(图1-1)。迄今已知的人体必需氨基酸有 9 种,分别是异亮氨酸、亮氨酸、色氨酸、赖氨酸、苯丙氨酸、蛋氨酸(甲硫氨酸)、缬氨酸、苏氨酸和组氨酸。

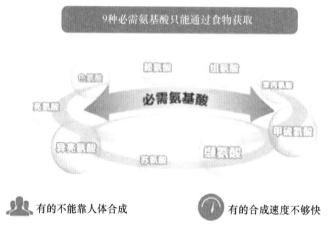

图 1-1 9 种必需氨基酸

②非必需氨基酸。

非必需氨基酸并非人体不需要,它们都是构成机体蛋白质的材料,并且必须以某种方式提供,只是因为这部分氨基酸在人体内合成,或者可以由其他氨基酸转变而成,故称非必需氨基酸。非必需氨基酸包括甘氨酸、丙氨酸、谷氨酸、酪氨酸、胱氨酸、丝氨酸、半胱氨酸、脯氨酸、羟脯氨酸、门冬氨酸、精氨酸和羟谷氨酸。人体内的酪氨酸(非必需氨基酸)可由苯丙氨酸(必需氨基酸)转变而来,胱氨酸(非必需氨基酸)可由蛋氨酸(必需氨基酸)转变而成。因此,当膳食中酪氨酸与胱氨酸含量丰富时,体内就不必耗用苯丙氨酸和蛋氨酸来合成这两种非必需氨基酸。由于这种关系,所以有人将酪氨酸、胱氨酸等氨基酸称为半必需氨基酸。

有些食物蛋白质中可能会缺乏一种或几种必需氨基酸,就会使食物蛋白质合成为机体蛋白质受到限制,由于限制了此种蛋白质的营养价值,这类氨基酸就称为限制氨基酸。按其缺少数量的多少顺序排列,称为第一限制氨基酸、第二限制氨基酸。赖氨酸、蛋氨酸和色氨酸这3种氨基酸在普通食物中是主要的限制氨基酸。

一般来说,赖氨酸是谷类蛋白质的第一限制氨基酸,蛋氨酸则是大豆、花生、牛奶和肉类蛋白质的第一限制氨基酸;小麦、大麦、燕麦和大米缺乏苏氨酸,玉米缺乏色氨酸,这分别是它们的第二限制氨基酸。常见植物性食物的限制氨基酸见表1-3。

表 1-3 常见植物性食物的限制氨基酸

食物种类	第一限制氨基酸	第二限制氨基酸	第三限制氨基酸
小麦	赖氨酸	苏氨酸	缬氨酸
大麦	赖氨酸	苏氨酸	蛋氨酸
大米	赖氨酸	苏氨酸	—
玉米	赖氨酸	色氨酸	苏氨酸
花生	赖氨酸	—	—
大豆	赖氨酸	—	—

2. 蛋白质的分类

氨基酸是蛋白质的基本组成单位。食物蛋白质的营养价值取决于所含氨基酸的种类、数量和比例,在营养上可根据食物蛋白质的氨基酸组成,划分出完全蛋白质、半完全蛋白质和不完全蛋白质3类。蛋白质的分类及比较见表1-4。

表 1-4 蛋白质的分类及比较

种类	含氨基酸的情况	对人体的作用	存在的形式
完全蛋白质	所含的必需氨基酸种类齐全、数量充足、比例适当	不但能维持成人的健康,还能促进儿童生长发育	乳类中的酪蛋白、乳白蛋白,蛋类中的卵白蛋白、卵磷蛋白,肉类中的白蛋白、肌蛋白,大豆中的大豆蛋白,小麦中的麦谷蛋白,玉米中的谷蛋白等
半完全蛋白质	所含的必需氨基酸种类齐全,但部分氨基酸数量不足,比例不适当	可以维持生命,但不能促进生长发育	小麦中的麦胶蛋白等
不完全蛋白质	所含的必需氨基酸种类不全	既不能维持生命,也不能促进生长发育	玉米中的胶蛋白,动物结缔组织和肉皮中的胶质蛋白,豌豆中的豆球蛋白等

知识拓展 ▶

酪蛋白是牛奶中的主要蛋白质,由 α、β、γ 和 κ 酪蛋白组成,其氨基酸组成和电泳行为有所不同。其营养价值较高,经酸化或凝乳酶处理后沉淀。酪蛋白最基本的功能是为人体提供氨基酸和氮源,同时它还是人体生物活性肽的主要来源。

3. 蛋白质的生理功能

(1)构成和修复机体组织。

蛋白质是机体组织、器官的重要成分,人体各组织、器官无一不含蛋白质。在人体的肌肉组织和心、肝、肾等器官中均含有大量蛋白质;骨骼、牙齿乃至指、趾中也含有大量蛋白质。除水分外,细胞中蛋白质约占细胞内物质的 80%。因此,构成机体组织、器官是蛋白质最重要的生理功能。人体的生长发育可视为蛋白质的不断积累过程。蛋白质对生长发育期的儿童尤为重要。人体受伤后也需要蛋白质作为修复材料。

(2)调节生理功能。

机体生命活动能够有条不紊地进行,有赖于多种生理活性物质的调节。蛋白质在机体内是多种重要生理活性物质的组成成分,参与调节生理功能。核蛋白构成细胞核并影响细胞功能;酶蛋白具有促进食物消化、吸收和利用的作用;免疫蛋白具有维持机体免疫功能的作用;收缩蛋白,如肌球蛋白具有调节肌肉收缩的功能;血液中的脂蛋白、运铁蛋白、维生素 A 结合蛋白具有运送营养素的作用;血红蛋白具有携带、运送氧的功能;白蛋白具有调节渗透压、维持体液平衡的功能;由蛋白质或蛋白质衍生物构成的某些激素,如垂体激素、甲状腺素、胰岛素及肾上腺素等都是机体的重要调节物质。

(3)供给能量。

正常情况下,蛋白质供给的能量只占人体能量需要的 10%~15%,只有在人体能量供给不足的情况下,机体才会分解组织细胞中的蛋白质来保证能量的需要。在这种情况下,能量需要虽然得到了满足,组织细胞的功能却会受到影响,这种情况如果得不到改善,将影响健康。

(4)构成抗体和干扰素。

血液中的抗体具有保护机体免受细菌和病毒侵害的作用,抗体也是由蛋白质构成的。

(5)运输功能。

人体内氧气和二氧化碳的运输是通过血液中的血红蛋白来完成的。许多重要物质的转运,以及遗传信息的传递也是通过蛋白质完成的。

4. 食物中蛋白质的营养评价

食物中的蛋白质由于氨基酸组成的差别,营养价值不完全相同,一般来说动物蛋白质的营养价值优于植物蛋白质。评价食物中蛋白质的营养价值主要从"量"和"质"两个方面进行。

(1)蛋白质含量。

蛋白质含量是评价食物中蛋白质营养价值的一个重要方面。蛋白质含氮量比较恒定,故测定食物中的总氮后与蛋白质折算系数 6.25 相乘,即可得到蛋白质含量。蛋白质含量比较高的食物,才有作为人体食物蛋白质来源的意义。一般来说,动物性食物的蛋白质含量高于植物性食物。

（2）蛋白质消化率。

蛋白质消化率是反映食物蛋白质在消化道内被分解和吸收程度的一项指标，是指在消化道内被吸收的蛋白质占摄入蛋白质的百分比，是评价食物蛋白质营养价值的生物学方法之一，分为表观消化率和真实消化率。一般多以表观消化率的数值来反映蛋白质的消化率。

食物蛋白质消化率受蛋白质性质、膳食纤维、多酚类物质、加工烹饪方法和酶反应等因素的影响。一般来说，动物性食物的蛋白质消化率高于植物性食物。如鸡蛋、牛奶中蛋白质的消化率分别为 97%、95%，而玉米和大米中蛋白质的消化率分别为 85% 和88%。由于植物性食物中的蛋白质常被纤维素包围，不容易与体内消化酶接触，因此植物性食物蛋白质的消化率比动物性食物低，但经烹饪后，纤维素被软化、破坏或去除，其蛋白质消化率将会提高。同一种食物因烹饪方法不同，其蛋白质的消化率也会不同。如生黄豆因含有抗胰蛋白酶因子，未加工时蛋白质消化率为 54%；熟食整粒大豆，蛋白质消化率可提高到 60%；将大豆加工成豆浆，蛋白质的消化率可增至 85%；再加工成豆腐，蛋白质消化率可增至 90%。动物性食物中蛋白质的消化率也类似。如蒸鸡蛋的蛋白质消化率较煮鸡蛋高，冲蛋花较荷包蛋高，荷包蛋又比带壳水煮蛋的高，而油煎鸡蛋的蛋白质吸收率最低。人体健康情况、精神因素、饮食习惯及进餐环境等因素也会影响食物中蛋白质的消化。比如，人体健康时的蛋白质消化率就高于疾病状况时的蛋白质消化率。

（3）食物中蛋白质必需氨基酸的含量和比值。

食物中蛋白质必需氨基酸的种类、含量和相互间的比值对蛋白质的营养价值有着极大的影响。其种类、含量和比值越接近或符合人体组织蛋白质中各种氨基酸的需要量时，生物学价值就越高，即蛋白质的营养价值越高。如全鸡蛋的蛋白质中所含必需氨基酸都较其他几种食物高，比值也很适宜，所以我们称它为完全蛋白质或优良蛋白质、理想蛋白质。而面粉中的色氨酸、赖氨酸较少；黄豆中的蛋氨酸、苏氨酸和色氨酸较少；花生中的蛋氨酸、苏氨酸也较少。

（4）蛋白质的净利用率。

蛋白质的净利用率是指摄入蛋白质在人体内的利用情况，即在一定的条件下，体内储留的蛋白质在摄入的蛋白质中所占的比例。测定蛋白质净利用率的方法很多，现介绍其中一种方法——蛋白质的生物学价值。

蛋白质的生物学价值简称生物价，是评定食物中蛋白质营养价值高低的常用方法，表示蛋白质被机体吸收后在体内的利用率，实际上也是蛋白质的营养价值，与体内代谢有更直接的关系。

蛋白质生理价值的高低，主要取决于其所含氨基酸的种类和数量。凡是含必需氨基酸种类齐全、数量充足、比例适宜的蛋白质，其生理价值就高。通常动物性食物中蛋白质的生理价值一般都比植物性食物中蛋白质的生理价值高。其中以鸡蛋最高，牛乳次之，植物性食物中蛋白质的生理价值以大米、白菜较高。

（5）蛋白质的互补作用。

在自然界中,没有任何一种单一的食物能够完全满足人体对氨基酸的需求,因为食物中一种或几种必需氨基酸缺少或数量不足,就会使食物中蛋白质在合成机体蛋白质的过程中受到限制,从而限制了这种蛋白质的营养价值。如小麦中缺乏赖氨酸,赖氨酸就是它的限制氨基酸。在我国传统膳食中,植物性蛋白质占有较大的比重。为了提高膳食中蛋白质的营养价值,人们可以增加一定比例的动物性蛋白质,还可以利用蛋白质的互补作用,提高植物性食物中蛋白质的营养价值。两种或两种以上食物中蛋白质混合食用,其中所含有的必需氨基酸可以相互补充,达到较好的比例,从而提高蛋白质的利用率,这称为蛋白质的互补作用。如北方人常吃的玉米面和黄豆面混合而成的杂合面,玉米蛋白赖氨酸、色氨酸少,所以生物价值低。

5. 膳食参考摄入量及食物来源

轻体力劳动者每日蛋白质的推荐摄入量为男性 75 g,女性 65 g;中等体力劳动者每日蛋白质的推荐摄入量为男性 80 g,女性 70 g。

蛋白质的食物来源可分为植物性蛋白质和动物性蛋白质两大类。植物性蛋白质中,谷类蛋白质含量不高,但作为主食,仍然是膳食蛋白质的主要来源,成年人每日摄入量一般在 500 g 左右。豆类含有丰富的蛋白质,特别是大豆,蛋白质含量为 22%~37%,氨基酸组成也比较合理,被人体利用的效率较高,是非常好的蛋白质来源。动物性蛋白质中,蛋类蛋白质含量为 11%~14%,是优质蛋白质的重要来源。奶类蛋白质含量一般为 3.0%~3.5%,是婴幼儿摄入蛋白质的最佳选择。肉类包括禽、畜和鱼的肌肉,新鲜肌肉蛋白质含量为 15%~22%,肉类蛋白质营养价值优于大部分植物性蛋白质,是人体蛋白质的重要来源。

为改善膳食蛋白质质量,人们应保证在膳食中有一定数量的优质蛋白质。动物性蛋白质和大豆蛋白质一般应占膳食蛋白质总量的 30%~50%。

知识拓展 ▶

蛋白质一词起源于希腊语,意思为"首要的"或"第一位的"。蛋白质是生命的基础,是构建和维持生物体正常功能的关键部分。因此,蛋白质在生物科学研究和营养学中一直受到广泛的关注和研究。

讨论探究 ▶

问题一:蛋白质对人体有什么作用? 富含蛋白质的食物有哪些?

答:蛋白质是构成人体的主要材料,分为植物蛋白和动物蛋白。人体的生长发育、组织的更新,都离不开蛋白质。没有蛋白质就没有人的生命,就好像没有砖瓦、水泥、沙子就没有房屋一样,蛋白质是构成人体的"建筑材料"。蛋白质也能为人体生命活动提供能量。蛋白质不足时,消化、吸收会出现障碍,如腹泻、肝功能下降和贫血。

蛋白质含量高的食物有肝、蛋、瘦肉、豆和豆制品、奶和奶制品等;蛋白质含量中等的食物有米、面等谷类食物;瓜、果、蔬菜等蛋白质含量很少。

问题二:乳清蛋白在老年人营养补充中的应用和益处有哪些?

答:乳清蛋白被称为蛋白之王,是从牛奶中提取的一种蛋白质,也是人乳蛋白的主要成分,具有营养价值高、易消化和吸收、含有多种活性成分等优点,是公认的人体优质蛋白质补充剂之一。老年人由于蛋白质分解代谢大于合成代谢,容易出现蛋白质的负平衡,加上老年人的日常饮食中,蛋白质摄取量通常偏低,而且消化、吸收和利用率降低,更易加重这种负平衡,这对维持老年人的肌力、免疫力等都十分不利,所以提倡老年人补充易于消化、吸收和利用的优质蛋白质。而乳清蛋白恰是一类营养价值高、易于消化和吸收的优质蛋白质。另外,乳清蛋白中富含免疫球蛋白、乳球蛋白等成分,能提高老年人的免疫力,增强体质。乳清蛋白还是良好的钙质来源,有的乳清蛋白制品中,每100 g 可提供 500~800 mg 的钙质,有助于维护老年人的骨骼健康,降低骨骼矿物质流失和骨折的风险。

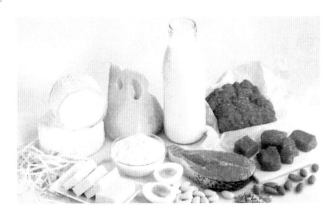

1.4.3　脂类

任务目标▶

1. 了解脂类的分类
2. 掌握脂类的生理功能
3. 熟悉食用脂肪的营养价值评价
4. 掌握脂类的膳食参考摄入量及食物来源

脂类是人体需要的重要营养素之一,供给机体所需的能量,提供机体所需的必需脂肪酸,是人体细胞组织的组成成分。脂类以多种形式存在于人体的各种组织中,其中皮下脂肪为体内的储存脂肪,人体每天需要摄取一定量的脂类物质。

1. 脂类的分类

脂类包括脂肪和类脂。营养学上重要的脂类主要有甘油三酯、磷脂和固醇类物质。食物中的脂类95%是甘油三酯,5%是其他脂类,人体储存的脂类中甘油三酯高达99%。

（1）脂肪。

脂肪又称甘油三酯,由一分子甘油和三分子脂肪酸酯化而成,也就是说脂肪的构成分子是甘油和脂肪酸。不同的脂肪只是脂肪酸不相同。构成脂肪的脂肪酸的种类很多,目前已知的存在于自然界的脂肪酸有40种。

脂肪酸根据其分子中是否含有双键分为饱和脂肪酸和不饱和脂肪酸。分子中不含双键的称饱和脂肪酸,含双键的称不饱和脂肪酸。根据所含双键的多少将不饱和脂肪酸分为单不饱和脂肪酸和多不饱和脂肪酸,脂肪酸的分类与比较见表1-5。

表1-5　脂肪酸的分类与比较

比较项目	饱和脂肪酸	单不饱和脂肪酸	多不饱和脂肪酸
化学键	只有单键	一个双键	2个或2个以上双键
主要来源	动物脂肪、椰子油、棕榈油	橄榄油、菜籽油、花生油、玉米油	葵花籽油、豆油、海洋鱼油

脂肪酸按其生理意义可分为两类,分别是必需脂肪酸和非必需脂肪酸。必需脂肪酸不能由机体合成,而又是生命活动必需的,所以必须从食物中摄取。目前人体必需的脂肪酸有亚油酸和亚麻酸。非必需脂肪酸不仅可从食物中摄取,也可以由机体合成。非必需脂肪酸对人体有非常重要的生理功能。一般认为,人体对必需脂肪酸的需要量:正常成年人每日最少需要供给亚油酸6~8 g,以占总能量1%~2%为宜。必需脂肪酸最好的来源是植物油,尤其是豆油、玉米油、芝麻油等。脂肪中必需脂肪酸的含量越高,则营养价值越高。

知识拓展 ▶

脂肪的不饱和程度越高,营养价值也就越高。动物的脂肪中,不饱和脂肪酸很少,植物油中则比较多。膳食中饱和脂肪酸太多的脂肪会引起人体动脉粥样硬化,因为脂肪和胆固醇均会在血管内壁上沉积而形成斑块,这样就会妨碍血流,产生高血压。

鱼油的主要成分是EPA和DHA,它们属于多不饱和脂肪酸。天然的EPA主要存在于浮游生物及藻类植物中,被鱼类等海洋动物采食后,在其体内进一步转化变成DHA。EPA和DHA主要储存在鱼类脂肪组织中且含量最多,所以人们称之为鱼油。鱼油的主要功能之一是可参与脑神经细胞生物膜的构成,增强中枢功能,具有促进智力发育的作用,因此被人们称之为"脑黄金"。

（2）类脂。

类脂主要由碳、氢、氧3种元素组成,有的还含有磷、氮、硫等元素。类脂包括糖脂、磷脂、固醇类和脂蛋白。在营养学上特别重要的是磷脂和固醇类两类化合物。

①磷脂。

磷脂是甘油三酯中一个或两个脂肪酸被含有磷酸的其他基团取代而形成的脂类物质。磷脂是构成细胞膜的成分,可以帮助脂类或脂溶性物质如脂溶性维生素、激素等通过细胞膜,促进细胞内外物质交换。当人体缺乏磷脂时,会引起细胞膜结构损坏,导致皮肤细胞膜对水的通透性增加,引起湿疹。磷脂有利于脂肪吸收、转运和代谢,防止脂肪肝的形成,有利于胆固醇的溶解和排泄,从而起到降血脂、防止动脉粥样硬化的作用。食物中所含的磷脂主要是卵磷脂和脑磷脂,主要从蛋黄、瘦肉,动物脑、肝、肾中获得,大豆、花生等坚果中含量也很丰富,尤其是大豆卵磷脂降血脂的作用更优于动物性食物中的卵磷脂。卵磷脂是大脑必需的营养成分,儿童和老年人都要特别注意选择富含卵磷脂的食物,以促进大脑的发育、延缓脑功能的衰老。

②固醇类。

固醇类为一些类固醇激素的前体,如7-脱氢胆固醇是维生素 D_3 的前体。胆固醇是人体中主要的固醇类化合物。人体内的部分胆固醇已酯化,形成胆固醇酯。胆固醇酯作为体内固醇类物质的一种贮存形式,是人体组织中非极性最大的脂类。胆固醇酯与游离的胆固醇不同,在细胞膜和血浆脂蛋白之间或在各种血浆脂蛋白之间,不易进行交换。在动脉粥样硬化病理中,胆固醇酯是在动脉壁堆积最多的脂类。植物中不含胆固醇,所含有的其他固醇类物质统称为植物固醇,其环状结构和胆固醇完全一样,仅侧链有所不同。

2. 脂类的生理功能

脂类是人体必需营养素之一,与蛋白质、糖同为三大产能营养素,在供给人体能量方面起重要作用。脂类也是人体细胞的重要成分,如细胞膜、神经髓鞘膜都必须有脂类参与,脂类主要生理功能如下。

(1)供给能量。

合理膳食的总能量一般有20%~30%由脂肪提供。人体储存的脂肪通常处于分解(供能)与合成(储能)的动态平衡中。哺乳类动物通常含有两种脂肪组织:一种是储存脂肪较多的白色脂肪组织,另一种是含有较多线粒体和细胞色素的褐色脂肪组织。褐色脂肪组织比白色脂肪组织更容易分解为能量供应。初生婴儿的上躯干和颈部含有较多褐色脂肪组织,因此呈现褐色。婴儿的体表面积与体脂的比值较高,导致体温散失较快,褐色脂肪组织可以迅速分解产生热量补偿体温的散失。随着体脂的增加,白色脂肪组织也逐渐增多。1 g脂肪在体内氧化可产能37.56 kJ,相当于9 kcal的能量。

(2)构成机体组织的重要成分。

正常人群体内的脂类约占体重的14%~19%,肥胖人群约为32%,过胖人群可达60%左右。绝大部分脂类以甘油三酯形式储存于脂肪组织内。脂肪组织所含的脂肪细胞主要分布于腹腔、皮下和肌肉纤维间,这部分脂肪通常被称为储存脂肪,其量会受到营养状态和身体活动的影响而增加或减少,因此也被称为可变脂。储存脂肪通常在正常体温下呈液态或半液态,皮下脂肪由于含有较多不饱和脂肪酸,其熔点较低且具有较高的流动性,在较低的体表温度下仍能保持液态,有利于机体进行各种代谢。而深处储存脂肪的熔点较高,因此通常呈半固体状态,这有助于保护内脏器官,防止体温损失。类脂约占总脂的5%,相对稳定,不易受营养和身体活动状况的影响,因此被称为定脂。定脂的组成因所在组织的不同而有所差异。

脂类,特别是磷脂和胆固醇,是生物膜的重要组成成分。根据质量计算,生物膜一般含有约20%的蛋白质,50%~70%的磷脂,20%~30%的胆固醇,很少含有或几乎不含糖脂和甘油三酯。不同类型的膜由于其功能的差异,其脂类含量也有显著差异。磷脂中的不饱和脂肪酸与膜的流动性相关,而饱和脂肪酸和胆固醇则与膜的稳定性相关。生物膜的结构和功能与所含的脂类成分密切相关,许多酶蛋白存在于膜上并通过与脂类结合发挥作用。

（3）供给必需脂肪酸。

必需脂肪酸是磷脂的重要成分,而磷脂是细胞膜的主要成分,因此必需脂肪酸与细胞的结构和功能密切相关。例如,亚油酸是合成前列腺素的前体,前列腺素在体内具有多种生理功能。此外,必需脂肪酸与胆固醇代谢也有密切关系。如果缺乏必需脂肪酸,会导致生长迟缓、生殖障碍、皮肤受损（如皮疹）等症状,并可能引发肝脏、肾脏、神经和视觉等多种疾病。

（4）促进脂溶性维生素的吸收。

维生素 A、维生素 D、维生素 E、维生素 K 及 β-胡萝卜素,不溶于水,只能溶于脂肪或脂肪溶剂,称为脂溶性维生素。膳食中的脂肪是脂溶性维生素的良好溶剂,这些维生素随着脂肪的吸收而同时被吸收。膳食中如果脂肪缺乏或出现吸收障碍,体内脂溶性维生素就会随之缺乏。

（5）维持体温,保护脏器。

脂肪是热的不良导体,可阻止身体表面散热,并能防止人体由于环境温度突然变化而受到损害,对维持人的体温和御寒起着重要作用。脂肪还可作为填充衬垫,可保护和固定内脏器官免受外力损害。

3. 脂肪的营养价值评价

食物中的各种脂肪,因其来源和组成成分不同,其营养价值也有所差异。一种脂肪营养价值的高低,主要取决于脂肪的消化、吸收率,以及必需脂肪酸的含量及脂溶性维生素的含量。

（1）脂肪的消化率。

脂肪一般不溶于水,比重也小于水,所以浮在水面上。它虽不溶于水,但经胆汁的乳化作用变成微细的颗粒,便可与水混合均匀,成为乳白色的混合液,然后被胰和肠脂肪酶水解,以便于小肠吸收和利用。

脂肪的消化率与其熔点有密切关系,熔点较低的脂肪容易被消化。熔点接近体温或低于体温的,其消化率较高,消化率越高的脂肪,其营养价值也越高;但熔点在 50 ℃以上的则较难被消化和吸收。脂肪的熔点又与其低级脂肪酸和不饱和脂肪酸的含量有关,不饱和脂肪酸和低级脂肪酸含量越高,其熔点越低,也较容易被消化和吸收。

（2）必需脂肪酸的含量。

脂肪中含必需脂肪酸越多，该脂肪的营养价值就越高。植物油（椰子油除外）中含必需脂肪酸较多，动物脂肪含量则较少，一般来说动物脂肪的营养价值不如植物油。含必需脂肪酸较多的脂肪有豆油、玉米油、芝麻油、花生油等。

（3）脂溶性维生素的含量。

动物的储备脂肪几乎不含维生素，一般器官组织中的脂肪含有少量维生素，而肝脏中的脂肪含有丰富的维生素 A、维生素 D，奶和蛋黄的脂肪中维生素 A、维生素 D 也很丰富。植物油中维生素 A、维生素 D 较为缺乏，但维生素 E 较动物脂肪高。如棉籽油维生素 E 的含量每 100 g 中为 87 mg，豆油为 93 mg，菜籽油为 61 mg，芝麻油为 69 mg，花生油为 42 mg，葵花籽油为 35 mg，猪油仅有 5 mg，黄油只有 2.1～3.5 mg。

知识拓展 ▶

反式脂肪酸——健康的隐形杀手

反式脂肪酸是植物油经加工"氢化"而成的人工合成脂肪酸，是人体不必要的物质，过多地摄入会影响身体脂肪酸代谢，使体内低密度脂蛋白升高，高密度脂蛋白降低，增加患心血管疾病的风险。当高温或长时间烹饪时，越是富含单不饱和脂肪酸或多不饱和脂肪酸的油类（如豆油）越容易产生反式脂肪酸。含反式脂肪酸的食物有人造奶油、起酥油、奶精、油炸食品、烘焙糕点等。

4. 膳食参考摄入量及食物来源

我国成年人每日脂肪摄入量应占总热量的 20%～30%，相当于每日摄入 50～60 g 脂肪。除了食用油脂，动物性食物和坚果类是含脂肪丰富的食物。动物性食物中，畜肉脂肪含量最高，多为饱和脂肪酸，猪肉脂肪含量为 30%～90%，只有腿肉和瘦肉脂肪含量约为 10%。牛肉和羊肉的脂肪含量比猪肉低得多，瘦牛肉脂肪含量仅为 2%～5%，瘦羊肉多为 2%～4%。动物内脏除了大肠以外，脂肪含量一般较低，而蛋白质含量较高。禽肉的脂肪含量一般较低，大多数在 10% 以下，但填鸭和肉鸡除外，它们的脂肪含量分别为 38.4% 和 35.4%。鱼肉的脂肪含量基本在 10% 以下，大多数在 5% 左右，而且富含不饱和脂肪酸，适合老年人食用。在蛋类中，蛋黄的脂肪含量最高，约为 30%，但整个蛋的脂肪含量只有 10% 左右，其中以单不饱和脂肪酸为主要成分。

除了动物性食物，植物性食物中的坚果类（如花生、核桃、瓜子、榛子、葵花子等）脂肪含量较高，最高可达 50% 以上，其中主要以亚油酸为主要成分，是多不饱和脂肪酸的重要来源。

讨论探究 ▶

格陵兰岛位于北冰洋，是一个冰天雪地的银色世界，岛上居住的土著居民因纽特人以捕鱼为生，他们极难吃到新鲜的蔬菜和水果。就医学常识来说，常吃动物脂肪而少食蔬菜水果易患心脑血管疾病。但事实上恰恰相反,因纽特人不但身体非常健康,而且在他们当中很难发现高血压、冠心病、脑中风、糖尿病、风湿性关节炎、癌症等疾病。

问题一:这种不可思议的现象,同样出现在日本一个岛的渔民身上,这难道仅仅是巧合吗?

问题二:高胆固醇饮食是心脑血管病诱发的罪魁祸首,严重危害现代人健康,是不是胆固醇摄入量应该越少越好?

问题三:鱼油中的不饱和脂肪酸和构成脂肪中的不饱和脂肪酸是不是一定相同?为什么?

1.4.4 糖

糖中氢和氧的比例为2:1,与水相同,故又称为糖。糖是自然界中最丰富的有机物质,是人类最主要和最经济的热能来源,约提供人体每日所需总热量的60%~70%,主要包括米、面及其制品。

1. 糖的分类

任务目标 ▶

1. 了解常见单糖
2. 了解常见双糖
3. 了解常见多糖

糖按照分子结构和组成的不同,可以分为单糖、双糖和多糖三大类。

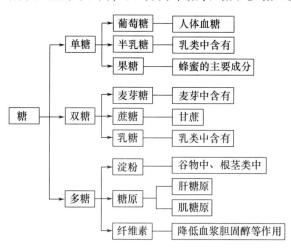

图1-2 糖类的分类

(1)单糖。

单糖分子结构最简单且是不能水解的最基本的糖分子,由3~6个碳原子或更多个碳原子组成。单糖为结晶物质,易溶于水,有甜味,不经消化就可为人体直接吸收利用。在营养学上有重要作用的单糖是葡萄糖、果糖和半乳糖。

①葡萄糖。

葡萄糖是单糖中最重要的一种,主要存在于植物性食物中,一般水果中含量最为丰富,葡萄糖不经消化可以直接被人体吸收到血液中,人体血糖主要就是葡萄糖,其在体内氧化可释放能量供机体利用。

②果糖。

果糖是所有天然糖中甜度最高的一种糖,其甜度为蔗糖的1.75倍。果糖一般存在于水果中,但以蜂蜜中含量最高。食物中的果糖不经消化可以直接被人体吸收,在人体内转变为肝糖原,然后再分解为葡萄糖供人体所用。

③半乳糖。

半乳糖是二糖类的乳糖,经消化后,一半转变为半乳糖,另一半转变为葡萄糖。半乳糖的甜度比葡萄糖低,当然更低于果糖。它在人体内可转变成肝糖原而被利用,又是神经组织的重要成分。

(2)双糖。

双糖,也称二糖,是由两分子单糖脱水缩合而成的化合物,属于低聚糖。双糖味甜,多为结晶体,易溶于水,不能直接被人体所吸收,在消化道中必须经过酶的水解作用,生成单糖以后才能被吸收利用。与生活关系密切的双糖有蔗糖、麦芽糖和乳糖(图1-3)。

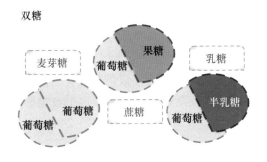

图1-3　与生活关系密切的双糖

①蔗糖。

蔗糖是由一分子葡萄糖和一分子果糖缩合而成,蔗糖几乎普遍存在于植物的根、茎、叶、花、种子及果实中,甘蔗、甜菜中含量尤为丰富。日常食用的红糖、白糖、砂糖都是蔗糖。其甜度仅次于果糖。纯净的蔗糖为白色晶体,易溶于水,熔点为185~186 ℃。蔗糖加热至200 ℃时变成焦糖,烹饪中红烧类菜肴的酱红色,就是利用这一性质将白糖炒成焦糖着色而成。

②麦芽糖。

麦芽糖是由两分子葡萄糖缩合而成,为针状品,易溶于水,它在各种谷类种子发出的芽中含量较多,尤以麦芽中含量最多,所以称为麦芽糖。甜度为蔗糖的46%,人们食用淀粉食品(米、面制品)时,在口中慢嚼能感觉到甜味,就是唾液淀粉酶将淀粉水解成芽糖的缘故。唾液、胰液中含有的淀粉酶都能将淀粉水解成麦芽糖,麦芽糖经麦芽糖酶水解形成两分子葡萄糖后,才能被人体吸收。麦芽糖也是一种被普遍应用的食用糖,人们平时吃的饴糖,其主要成分就是麦芽糖。饴糖是糕点、面包的配方原料和烹饪的常用原料,如烤鸭、烧饼等食品的制作常用饴糖。饴糖在加热时随温度的升高可产生浅黄至红黄、酱红、焦黑等不同的色泽,利用这一点可以制作出风味各异、色彩丰富的食物。

③乳糖。

乳糖是由一分子葡萄糖和一分子半乳糖缩合而成的双糖,乳糖的甜度仅为蔗糖的1/6,为白色晶体,较难溶于水,它只存在于哺乳类动物和人的乳汁中。人乳中乳糖含量为7.5%~8.5%,牛乳中为4%~6%,羊乳中为4.5%~5%。乳糖在肠道中吸收较慢,而有助于乳酸菌的生长和繁殖。乳酸菌可对抗腐败菌的生长和繁殖,可防止婴儿的某些肠道疾病的发生。

乳糖在乳酸菌的作用下可分解成乳酸,这是牛乳容易变酸的原因,也是制造酸牛乳、酸奶酪的基本原理。

(3)多糖。

多糖是由10个及以上单糖分子脱水缩合并借糖苷键彼此连接而成的高分子聚合物,构成多糖的单糖分子数量不一,可以是几百、几千,这是一类复杂的糖。多糖在性质上与单糖和双糖不同,一般不溶于水,无甜味,不形成结晶,无还原性。多糖中的淀粉、糖原、纤维素在营养上有重要作用。淀粉和糖原是能被人体消化、吸收的多糖,而纤维素是不能被人体消化、吸收的多糖。

①淀粉。

淀粉是一种十分重要的多糖,在当今世界范围内,人类膳食中最基本和最丰富的糖类是淀粉。淀粉是绿色植物光合作用所形成的植物贮藏物质,谷类、豆类、坚果类及马铃薯、甘薯、芋头、山药等块根、块茎类的植物性食物中含量都很丰富。如谷类的淀粉含量为70%~80%,干豆类为50%~60%,甘薯为23%~24%。

淀粉由葡萄糖聚合而成,因聚合方式不同分为直链淀粉和支链淀粉。能溶于热水的可溶性淀粉为直链淀粉,不溶于热水只能在热水中膨胀的为支链淀粉。淀粉经改性处理后可以获得各种各样的变性淀粉,用途很广。淀粉无甜味也不溶于冷水,但加水加热至沸时,就会形成糊精(俗称糨糊),这称为糊化作用。糊化后的淀粉有黏性,遇冷产生胶凝作用,副食加工中的粉条、粉丝、粉皮,糕点中的烫面就是利用淀粉这一特性制成的。

淀粉在酶的作用下,可依次分解为糊精、麦芽糖和葡萄糖,最后以葡萄糖形式被机体吸收利用。含淀粉的食物在高温作用下就能产生糊精,如烤饼干、面包或馒头表面那层棕黄色的硬壳,熬米粥时表面那层黏性膜都是淀粉在高温作用下分解成的糊精。糯米中含糊精较多。糊精在肠道中有利于嗜酸杆菌的生长,其可减轻肠内细菌的腐化作用。

②糖原。

糖原存在于动物体内被称为动物淀粉,其结构与支链淀粉相似,是由许多葡萄糖分子组成的,只是葡萄糖缩合时产生的分支淀粉较多。糖原在肝脏和肌肉中合成并贮存,分别称为肝糖原和肌糖原。肝糖原对维持人体血糖浓度的稳定具有重要作用,肌糖原的作用主要是在肌肉高强度和持续运动时供给能量。当人体由于进食血糖升高时,过多的葡萄糖就转变成糖原储存在肝脏和肌肉中;而当细胞内缺糖时,糖原就转变成葡萄糖供机体利用。人体内储存的糖原不多,约370 g,其中肌糖原约245 g,肝糖原约108 g,其他组织中糖原约17 g。其所提供的能量为人体全天需要量的60%,因此必须每日按餐摄入所需的糖类食品,否则就会动用体内储备的脂肪、蛋白质来满足机体对能量的消耗。

③纤维素。

纤维素是一类复杂的多糖,是构成植物细胞壁的主要成分。它存在于谷类、豆类和种子的外皮(如米糠、麦麸、干豆皮),以及蔬菜(茎、叶、果实)、海藻和水果之中。植物纤维素统称为膳食纤维或食物纤维,包括纤维素、半纤维素、木质素和果胶等。人体缺乏能水解纤维素的酶,所以纤维素不能被人体消化、吸收,但纤维素可刺激和促进胃肠道的蠕动,有利于其他食物的消化、吸收及粪便的排泄。

讨论探究 ▶

问题一:静点输液时为什么打的是葡萄糖而不是蔗糖?

答:因为葡萄糖是单糖中最重要的一种,可以被静脉吸收,人体血糖主要就是葡萄糖,其在体内氧化可释放能量供机体利用。故输液时输葡萄糖。蔗糖不可以静脉注射,它是一种双糖,人体是不能直接吸收的。一分子的蔗糖可以水解成一分子的葡萄糖和一分子的果糖。果糖是植物特有的。葡萄糖在生物学领域具有重要地位,是活细胞的主要能量来源和新陈代谢中间产物,即生物的主要供能物质。

问题二:为什么"舒化奶"要在鲜奶中加入乳糖酶?

答:"舒化奶"是一种特殊的乳制品,它在鲜奶中加入乳糖酶的原因是帮助消化分解乳糖。

乳糖是牛奶中的主要糖分,是二糖的一种,它不能直接被机体利用,需要分解成单糖才可以被吸收利用,故需要乳糖酶这种酶类来进行分解。然而,一些人体内因疾病消化能力降低或其天生身体内就缺乏或不足乳糖酶,导致他们无法有效消化乳糖,出现乳糖不耐受的症状,如腹胀、腹泻、胃部不适等。

为了解决这个问题,舒化奶在鲜奶中加入乳糖酶,使乳糖能够被分解成更容易消化的葡萄糖和半乳糖。这样,乳糖不耐受的人群就可以更好地消化和吸收牛奶中的营养物质,同时减少不适症状的发生。

知识拓展 ▶

补充葡萄糖时应注意:通常,很多人认为,葡萄糖可以在肠道直接吸收,更有益健康,许多父母为了增加宝宝的营养,在每次给孩子喝牛奶的时候,都会往牛奶里加些葡萄糖。其实,长期大量地给孩子服用葡萄糖,对孩子健康只有坏处,没有好处。能正常消化、吸收的人长期口服葡萄糖,会造成肠道淀粉酶的分泌功能低下,影响食物的消化和吸收,容易发生营养不良。吃葡萄糖还不如直接吃各种淀粉类主食,因为淀粉就是大量葡萄糖连接而成的大分子,人体又非常善于拆解这个分子,把它变成单个的葡萄糖,葡萄糖粉不含有其他的营养物质,所以,吃葡萄糖也不会有什么"滋补"的好处。其实葡萄糖是药,多被制成溶液剂型,用来注射,主要帮助那些无法正常进食的患者补充糖。如果常用葡萄糖代替其他糖,肠道中的双糖酶和消化酶就会失去作用,使胃肠懒惰起来,时间长了就会造成消化酶分泌功能低下,消化功能减退。当然,适合用葡萄糖的情况也不是没有。此外,运动员和健身者为了消除疲劳并迅速恢复身体的糖原储备,也可以用葡萄糖和电解质、维生素、氨基酸或蛋白质等成分配合,在训练后饮用。

饮用舒化奶应注意:舒化奶并不适用于乳糖过敏或乳蛋白过敏的人群,因为乳糖酶只能帮助分解乳糖,而不能解决乳蛋白引起的过敏问题。对于这些人群,应选择适合的替代产品或避免摄入乳制品。

吃月饼应遵循的 4 个原则:

(1)宜新不宜旧:月饼放置时间久容易变质,应尽快食用。

(2)宜少不宜多:月饼高油、高糖,不宜多食。

(3)宜茶不宜粥:俗话说,一碗粥一碗糖,如果月饼加粥会让血糖飞速飙升,相反茶叶尤其是绿茶有助于降糖,所以两者搭配最好,此外,茶叶可以解油腻助消化,也对月饼的高油有帮助。

(4)宜早不宜晚:吃月饼最好在上午和中午,晚上应少吃或不吃,否则容易长胖或者引起血糖过高。

2. 膳食纤维的特点及作用

任务目标 ▶

1. 了解膳食纤维及其特点
2. 了解膳食纤维对人体的作用

植物纤维统称为膳食纤维或食物纤维,包括纤维素、半纤维素和果胶。膳食纤维不能被人体所利用,因为人体中不具有分解纤维素的酶,但它们是非常重要的膳食成分。

(1)膳食纤维的特点。

①纤维素。

纤维素是植物细胞壁的主要成分,是由数千个葡萄糖通过糖苷键连接起来的直链淀粉。纤维素的特性是不被人体肠道中的酶水解,水溶性较低,一般不易进行酸水解,但有 10%～15% 的纤维素是无定形的即非晶形的粉末,易被酸水解且在特定的酸性条件下形成微晶体纤维素。纤维素因具有吸水性且不溶于水的特性,可增加食物体积,带来饱腹感。

②半纤维素。

半纤维素是由五碳糖和六碳糖连接起来的支链淀粉,即多聚糖。在谷类中,具有可溶性的半纤维素称为戊聚糖。半纤维素的分子量比纤维素小得多,由木糖、阿拉伯糖、半乳糖、葡萄糖醛酸和半乳糖醛酸组成。其物理特性是具有可溶性,近年来因其对人体健康有益而颇受关注。葡聚糖的水溶性具有黏稠性,可以降低血清中的胆固醇水平。

③果胶。

果胶是存在于水果中的一种多糖,含有许多甲基化羧基的果胶酸。果胶酸被酯化后可以形成胶,当有钙盐存在时,其凝胶性将增强。果胶是膳食纤维的重要成分,因其含有半乳糖醛酸而具有离子交换的特性和增强胶质的黏稠性。

(2)膳食纤维对人体的作用。

膳食纤维具有较大的容水量,能形成高黏度的溶液,还具有结合胆酸作用、阳离子交换能力及易被肠道内细菌酵解等物理特性。膳食纤维的生理作用与这些特性有密切关系。

①膳食纤维可降低血糖和血胆固醇。

膳食纤维可降低小肠对葡萄糖的吸收率,使血糖浓度不会因为摄食而迅速增加,对维持人体血糖的稳定具有重要的作用。同时,膳食纤维也会抑制胆固醇、脂肪酸的吸收,达到降低血脂和血胆固醇的作用。摄入富含水溶性纤维素的食物,如燕麦、大麦(含有混合键 β-葡聚糖)、荚豆类和蔬菜,一般可使血浆总胆固醇降低 10%~50%,主要降低的是低密度脂蛋白胆固醇。

②膳食纤维可改善肠道功能。

膳食纤维能缩短食物及其残渣在肠内的通过时间,增加粪便量及排便次数,稀释大肠内容物,以及为正常存在于大肠内的菌群提供可发酵的物质。膳食纤维的这种功能可使肠内细菌合成的有毒产物(如多环芳烃、亚硝酸盐、胺、氨等)快速排出,减少其与肠黏膜接触的时间。

③膳食纤维有利于控制体重。

膳食纤维含量高的食物,饱腹感一般偏强,而含有的能量并不高,同时,膳食纤维增加了肠道的蠕动,减少了食物在肠道的停留时间,也使脂肪酸、葡萄糖等产能营养素吸收不充分,从而减少了能量的摄入,发挥了控制体重的作用。

知识拓展 ▶

根据世界卫生组织的建议,成年人每天的膳食纤维摄入量为 25~30 g。膳食纤维是一种不可消化的糖,对于维持消化系统健康、预防便秘、控制血糖和胆固醇水平等方面都非常重要。

以下是一些常见的膳食纤维食物来源。

(1)水果和蔬菜:水果和蔬菜是膳食纤维的主要来源。尤其是蔬菜中的深绿色叶菜和橙色蔬菜,如菠菜、花椰菜、胡萝卜等,含有丰富的纤维。

(2)全谷物和谷类食品:全麦面包、糙米、燕麦、全麦面条等谷物和谷类食品富含膳食纤维。选择全谷物产品而不是精制谷物产品可以增加膳食纤维的摄入量。

（3）豆类和豆制品：如黑豆、红豆、黄豆、豆腐等，是优质的膳食纤维来源。可以将它们作为主食或添加到各种菜肴中。

（4）坚果和种子：如杏仁、核桃、花生、亚麻籽等，富含膳食纤维。它们可以作为零食或添加到饮食中。

（5）根茎类食物：土豆、红薯、芋头等根茎类食物也含有一定量的膳食纤维。

值得注意的是，增加膳食纤维摄入时，足量饮水非常重要。以下是需要足量饮水的几个原因。

（1）促进消化：膳食纤维在肠道中吸水膨胀，增加粪便的体积和软度，促进肠道蠕动，从而预防便秘。足量饮水有助于纤维吸水膨胀，使其发挥正常的促进消化作用。

（2）防止肠梗阻：如果摄入大量膳食纤维而不足量饮水，纤维会在肠道中形成干燥的块状物，增加肠梗阻的风险。足量饮水有助于保持肠道内的水分平衡，预防肠梗阻的发生。

（3）维持水平衡：膳食纤维吸水膨胀后，会增加粪便中的水分含量，从而导致水分的丢失。如果不足量饮水，可能会导致脱水和电解质紊乱。因此，足量饮水有助于维持水平衡，保持身体正常的生理功能。

3. 糖的生理作用及在烹饪中的作用

任务目标 ▶

1. 掌握糖的生理作用
2. 掌握糖在烹饪中的作用

（1）糖的生理作用。

①供给能量。

糖是人体进行生命活动的最主要的能源物质。每克葡萄糖在体内氧化可以产生能量约 16.7 kJ（4 kcal）。葡萄糖是获得能量的基本形式。糖原是肌肉和肝脏糖的储存形式，一旦机体需要，糖原将分解为葡萄糖从而提供能量。据生理与临床实践证明：糖是神经系统和心肌的主要能源，又是肌肉活动的主要燃料，对维持神经系统和心脏的正常功能、增强耐力、提高工作效率都是必需的，葡萄糖尤其是脑、红细胞和肾髓质的必需能源。

②构成机体组织的主要成分。

糖是构成机体组织的一种重要物质，所有神经组织、细胞和体液中都含有糖，主要以糖脂、糖蛋白和蛋白多糖的形式存在。糖蛋白是细胞膜、软骨、骨骼、眼球角膜及玻璃体的组成成分，糖脂是神经组织、细胞膜、激素和酶的重要组成成分，核糖、脱氧核糖是核酸和脱氧核糖核酸的主要组成成分。

③帮助脂肪氧化和节省蛋白质。

体内的脂肪代谢需要有足够的糖来促进氧化,糖量不足时,脂肪氧化不完全而产生酮体堆积,从而发生酸中毒,所以糖具有辅助脂肪氧化抵抗生酮的作用。糖对于蛋白质在体内的代谢也很重要,膳食中的糖来源充足,蛋白质就不必充当能量来源,对蛋白质在体内的消耗就能起保护作用。

④护肝和解毒。

糖还和肝的解毒作用有关。当摄入足量的糖时,肝糖原储存就充足,有利于肝素的合成,从而增强了肝功能及合成肝素的能力。肝素能与四氯化碳、酒精、砷、酚、重金属等有毒物质结合而使其失去毒性,对各种细菌感染所引起的毒血症也有较强的解毒作用。当肝糖原不足时,肝功能下降,肝脏解毒作用显著减弱,肝细胞也会受到损害。

⑤增强肠道功能。

非淀粉多糖类如纤维素、果胶、抗性淀粉和功能性低聚糖等,虽不能在小肠被消化、吸收,但可以刺激肠道蠕动,促进食物在结肠内的发酵,发酵产生的短链脂肪酸和肠道菌群增殖,有助于人体正常消化和增加排便量。

(2)糖在烹饪中的作用。

①调味作用。

糖可以增加食物的甜味,改善口感,提升食欲。

②着色作用。

糖在高温下会发生糖化反应,产生焦糖色素,为食物增添色彩和美观度。

③增加质地。

糖在烹饪过程中可以溶解并形成糖浆,用于增加食物的黏稠度和口感。

④保湿作用。

糖可以吸收水分,保持食物的湿润度,防止食物干燥。

讨论探究 ▶

问题一:制作鱼茸菜肴加糖能起什么作用?

答:糖不仅能够增加食物的甜味,使鱼茸菜肴更加美味可口,还能够改善食物的口感,使鱼茸菜肴更加柔软、滑嫩,这是因为糖具有帮助脂肪氧化的作用。

问题二:为什么说蜂蜜可以保肝护肝?

答:因糖有保护肝脏和解毒的功能,蜂蜜含有丰富的果糖,有助于增加肝糖原含量,保护肝细胞免受毒素的损害,促进肝细胞再生。蜂蜜营养成分丰富,富含维生素、蛋白质、铜、铁、钙等微量元素,能够补充身体所需的营养,提高机体抵抗力,改善机体状态。适当食用蜂蜜可以滋肝养肾、补血养颜、增强机体免疫力,蜂蜜中的氨基酸和葡萄糖等物质可以被机体直接吸收,减轻肝脏负担,帮助肝脏更好地代谢和解毒。

4. 添加糖的危害及摄入量标准

任务目标 ▶

1. 了解添加糖的危害
2. 了解添加糖摄入量标准

添加糖是指人工加入到食品中的糖,具有甜味特征,包括单糖和双糖。常见的添加糖有蔗糖、果糖、葡萄糖等。日常生活中的白砂糖、绵白糖、冰糖和红糖都是蔗糖。各类人群均应减少添加糖的摄入,但不包括天然水果中的糖和主食中的天然糖类。

(1)添加糖的危害。

糖是诱发龋齿的重要危险因素,也是肥胖和慢性疾病的危险因素。摄入添加糖,尤其是通过饮用含糖饮料摄入添加糖会增加总能量摄入,可能会降低其他营养食品的摄入,造成膳食不平衡,导致体重增加,并加剧慢性疾病风险。

(2)添加糖摄入量标准。

我国居民膳食指南推荐,成年人每人每日添加糖摄入量不超过 50 g,最好控制在 25 g 以下,糖摄入量控制在总能量摄入的 10% 以下。

讨论探究 ▶

问题:作为未来的烹饪行业从业者如何在烹饪中有效避免添加糖过量?

答:作为未来的烹饪行业从业者,可以采取以下措施来有效避免添加糖过量。

(1)了解食材的天然甜味:许多食材本身就含有天然的甜味,如新鲜水果、蔬菜和坚果。尝试使用这些食材来增加菜肴的甜味,而不是依赖于添加糖。

(2)使用香料和调味料:香料和调味料可以为菜肴增添丰富的味道,而无须过多依赖糖。例如,你可以使用肉桂、姜、香草等香料来增加菜肴的甜味。

(3)选择低糖食谱:在研究和选择食谱时,特别关注糖的含量。选择低糖或无糖的食谱,这样你就可以减少或避免添加糖。

(4)逐渐减少糖的使用量:如果你习惯在菜肴中添加大量糖,可以逐渐减少使用量。逐步减少糖的使用量可以让你的味蕾适应更少的甜味,并逐渐降低对糖的依赖。

(5)提供多样选择:在菜单中提供多样的选择,包括低糖或无糖的选项,以满足不同人群的需求和偏好。

知识拓展 ▶

日常减糖小窍门。

(1)选择有一定营养的甜食:当你想吃甜食时,选择水果、低脂的巧克力或牛奶、低糖的谷类食品或含新鲜水果的酸奶。

(2)用健康的零食代替糖果:如坚果、水果等。

（3）自制甜品：可以自己做，控制糖的量。

（4）不喝或少喝含糖饮料，用白开水代替饮料。

（5）减少食用高糖类食品，如饼干、冰淇淋、巧克力、糖果、糕点、蜜饯、果酱等。

（6）家庭在烹饪过程中少加糖，尝试用辣椒、大蒜等改善食物风味。

（7）外出就餐时，适量选择糖醋排骨、鱼香肉丝、红烧肉、甜汤等含糖较多的菜品。

1.4.5　矿物质

任务目标 ▶

1. 了解矿物质的分类
2. 掌握矿物质的生理作用
3. 掌握常量元素与微量元素

人体内的元素有60多种，除以有机物形式存在的碳、氢、氧、氮外，其余元素称为矿物质，也称无机盐。人体内矿物质的总量虽然约占人体重量的4%，需要量也不像蛋白质、脂类、糖那样多，但它们也是人体需要的一类重要营养素。矿物质在构成人体组织、参与机体代谢、维持生理功能等方面极为重要，若摄入不足可引起缺乏症。但人体对它们的需求量很少，过量摄入它们会产生毒性作用。

1. 矿物质的分类

从营养角度来看，矿物质元素可以分为3类：必需矿物质元素、非必需矿物质元素和有毒矿物质元素。必需矿物质元素指的是这些元素存在于机体健康组织中，含量相对恒定，对于机体的正常生理生化功能至关重要。缺乏这些元素会导致组织结构或生理功能异常，但补充这些元素可以恢复正常或预防异常发生。然而，即使是必需矿物质元素，摄入过量也会产生毒性作用。从人体内的含量来看，矿物质元素可以分为两类（表1-6）：含量占人体重量0.01%以上的元素称为常量元素，如钙、镁、钾、钠、磷、氯和硫。含量占人体重量0.01%以下的元素称为微量元素，目前已确认有14种必需微量元素，包括铁、碘、铜、锌、钴、锰、钼、硒、铬、镍、锡、硅、氟和钒。然而，与人体所需的三大营养素糖、脂类和蛋白质相比，这些矿物质元素的需求量都非常小。

表1-6　人体内矿物质的分类

分类	含量占人体重量的比例	种类
常量元素	0.01%以上	钙、镁、钾、钠、磷、氯和硫
微量元素	0.01%以下	铁、碘、铜、锌、钴、锰、钼、硒、铬、镍、锡、硅、氟和钒

2. 矿物质的生理作用

矿物质的生理功能主要表现在构成机体组织与调节生理机能两个方面。矿物质是构成机体组织的重要成分,如钙、镁、磷是骨骼和牙齿的主要成分;铁是血红蛋白的主要成分;碘是合成甲状腺素的重要成分;磷是神经、大脑磷脂的重要成分等。有些矿物质能调节多种生理功能,如维持组织细胞的渗透压,钾、钠、钙、镁离子能调节体液的酸碱平衡,维持神经、肌肉的兴奋性,心脏的节律性。矿物质又是体内多种酶的激活剂,如钙是凝血酶的激活剂,氯是胃蛋白酶的激活剂。

人体由于新陈代谢,每天都有一定数量的矿物质通过各种途径排出体外,而矿物质与产热营养素不同,在体内不能合成,因此必须通过膳食补充。由于矿物质广泛存在于动物性、植物性食物中,人体需要量又少,只要注意荤素调配,粮菜混食、粗粮、细粮搭配,膳食多样化,避免偏食,一般不易造成缺乏,但在特殊的生理条件下(如孕妇、哺乳期女性、婴幼儿和老年人)或膳食调配不当,或生活环境特殊等情况下则易引起缺乏。

知识拓展 ▶

矿物质的特点:
(1)体内不能合成,必须从食物和饮用水中摄取。
(2)矿物质在体内组织器官中的分布是很不均匀的。
(3)矿物质元素相互之间存在协同或拮抗作用。
(4)部分矿物质需要量很少,生理需要量与中毒剂量较接近,过量摄入易引起中毒。

3. 常量元素

(1)钙。

①钙在人体内的分布。

钙是人体内含量最多的一类矿物质,正常成年人体内含有 1 200~1 300 g 的钙。其中 99.3% 集中于骨、齿组织,0.1% 的钙存在于细胞外液,全身软组织中的含钙量为0.6%~0.9%,大部分被隔绝在细胞内的钙储存于小囊内。骨骼和牙齿中的钙以矿物质形式存在;软组织和体液中的钙以游离或结合形式存在,这部分钙统称为混溶钙池。

②钙的生理功能。

机体内的钙,一方面构成骨骼和牙齿,另一方面参与各种生理功能和代谢过程。钙能维持神经、肌肉的正常兴奋和心跳规律,血钙增高可抑制神经、肌肉的兴奋,血钙降低会引起神经、肌肉兴奋增强,产生抽搐。除此之外,钙对体内多种酶有激活作用,还能参与血凝过程和抑制毒物的吸收。

③影响机体对钙吸收的因素。

钙是人体含量最多的矿物质,但也是人体最容易缺乏的矿物质。从营养学的角度看,人体缺钙的原因,一是膳食中缺乏富含钙的食物,二是机体在特殊生理阶段对钙的需要量增加,三是膳食或机体中存在影响钙吸收的因素。

促进钙离子吸收的因素:a.维生素 D。维生素 D 是一种脂溶性维生素,主要功能是促进钙的吸收。b.乳糖及氨基酸。乳糖及氨基酸能与钙结合,形成可溶性钙盐,促进钙的吸收。c.食物呈酸性环境。酸性环境可使钙保持在溶解状态,促进钙的吸收。

干扰钙离子吸收的因素:a.膳食纤维。膳食纤维本身不能被人体消化、吸收,若钙离子与之结合,或膳食纤维包裹着钙离子,会阻止钙离子与消化液和肠黏膜接触,从而影响吸收。b.草酸、植酸。草酸和植酸接触到钙,会形成不溶性钙盐,降低食物中钙的吸收率。草酸和植酸存在于植物性食物中,比如菠菜、苋菜、竹笋等。c.脂肪消化、吸收不良。脂肪在肠道中的含量增加,会引起脂肪泻,或与钙离子结合成不溶性钙盐。脂肪泻会引起脂溶性维生素 D 的损失,进一步增加钙离子吸收的难度。

④预防钙缺乏的措施。

为了预防钙的缺乏,可以调整膳食结构,增加膳食中钙的供给,提高膳食中钙的消化、吸收率。

选择钙离子含量丰富,并易被人体消化、吸收的食物。天然食物中,乳类和乳制品是钙含量最丰富,消化、吸收率最高的食物。许多动物性食物特别是水产品中钙的含量都比较高,如鱼类、小虾,各种家禽、家畜的带骨肉也含有较丰富的钙。此外,大豆含钙也比较丰富,特别是豆制品,在加工的过程中除去了部分植酸和膳食纤维,使钙的吸收率明显提高。

采用合理的烹饪方法,提高食物中钙的吸收率。烹饪菠菜、茭白、冬笋等含草酸较多的蔬菜前,可用开水先焯一下,部分草酸会溶解在水中,增加钙的吸收率。小虾皮和小鱼的骨骼里含有较多的钙,炸酥后连皮带骨一起食用,可以补钙。煮骨头汤或煨鱼汤时加点醋,可以使钙离子从骨头中游离出来,便于人体吸收。采用糖、醋的烹饪手法可使钙离子在酸性条件下溶解到汤液中,便于人体吸收。

⑤钙的食物来源。

钙的食物来源以乳制品为最好,不仅含量丰富,而且易于吸收利用,是婴幼儿的良好钙源,如每 100 g 人乳含钙 30 mg,100 g 牛乳含钙 104 mg。我国膳食中钙的主要来源是蔬菜和豆类,如甘蓝、大白菜、小白菜及豆类制品。虾皮、芝麻酱、骨头汤、核桃仁、海带、紫菜等含钙也很丰富。

(2)磷。

①磷在人体内的分布。

正常人体内含磷 600~900 g,约占人体重量的 1%,除钙外,磷是人体内含量最多的矿物质。人体内 85%~90% 的磷以不溶性磷酸钙晶体的形式出现,其余分布于全身各组织(尤其是肌肉组织)及体液中。

②磷的生理功能。

构成骨骼和牙齿。磷在骨及牙齿中的存在形式主要是无机磷酸盐,主要成分是羟磷灰石,具有构成机体支架和承担负重的作用,并作为磷的储存库,其重要性与骨、牙齿中的钙盐相同。

组成生命的重要物质。磷是核酸、磷蛋白、磷脂、环腺苷酸和多种酶的组成成分。

参与能量代谢。高能磷酸化合物如三磷酸腺苷及磷酸肌酸等是能量载体,作为能源物质在细胞内能量的转换、代谢及生命活动中起重要作用。

参与酸碱平衡的调节。磷参与组成体内磷酸盐缓冲体系,磷酸盐可与氢离子结合为磷酸氢二钠和磷酸二氢钠,并从尿中排出,从而调节体液的酸碱平衡。

③磷的吸收与利用。

人体内磷的平衡取决于体内、体外环境间磷的交换,即磷的摄入、吸收和排泄三者间的相对平衡。磷的吸收部位在小肠,其中以十二指肠及空肠部位吸收最快,在回肠中吸收较差。维生素 D 和植酸影响磷的吸收。足量的维生素 D 可以促进磷的吸收,当维生素 D 缺乏时,血液中的无机磷酸盐浓度下降,所以佝偻病患者往往血钙正常,而血清磷含量低。人体对谷类中植酸磷利用率很低,谷粒用热水浸泡、面食经过发酵可降低植酸的浓度,提高磷的吸收率。

④膳食参考摄入量及食物来源。

食物中普遍含有丰富的磷元素,因此营养学很少研究磷的需要量,而是将其与钙的需要量联系起来,考虑钙磷比值。人体对磷的需要量比钙更高,成年人通常每天需要摄入 1.3~1.5 g 磷,儿童每天需要摄入 1.0~1.5 g 磷,而妊娠期和哺乳期妇女每天需要摄入 2.5~2.8 g 磷。

无论是动物性食物还是植物性食物,都含有丰富的磷,磷与蛋白质同时存在。瘦肉、蛋、奶、动物肝肾、海带、紫菜、芝麻酱、花生、干豆类、坚果和粗粮中都含有丰富的磷。然而,粮谷中的磷为植酸磷,如果不经过加工处理,其吸收利用率会较低。

(3)钠。

①钠在人体内的分布。

钠是人体中一种重要的矿物质。一般情况下,成年人体内的钠含量为 3 200~4 170 mmol(相当于 77~100 g),大约占体重的 0.15%。人体内的钠主要存在于细胞外液中,约占总体钠的 44%~50%。此外,骨骼中的钠含量也很高,约占总体钠的 40%~47%。相比之下,细胞内液中的钠含量较低,仅为总体钠的 9%~10%。食盐是人体获取钠的主要来源。

②钠的生理功能。

调节体内水分与渗透压。钠主要存在于细胞外液中,是细胞外液中的主要阳离子,约占阳离子总量的 90%。它与对应的阴离子一起构成了渗透压。钠对细胞外液的渗透压调节和维持体内水分的恒定非常重要。同样,细胞内液中的钾也起着维持细胞内水分稳定的作用。细胞内外液中钠、钾含量的平衡是维持细胞内外水量恒定的基本条件。

维持酸碱平衡。在肾小管中,钠与氢离子进行交换,清除体内的酸性代谢产物,从而保持体液的酸碱平衡。体内钠离子总量影响缓冲系统中碳酸氢盐的比例,因此对体液的酸碱平衡也起着重要作用。

参与物质代谢。钠与三磷酸腺苷的生成和利用、肌肉运动、心血管功能和能量代谢等都有关系。缺乏钠会影响这些功能。此外,糖代谢和氧的利用也需要钠的参与。

增强神经、肌肉兴奋性。钠、钾、钙、镁等离子的浓度平衡对于维持神经肌肉的应激性至关重要。适当的钠浓度可以增强神经肌肉的兴奋性。

③钠摄入过量的危害。

摄入过多的钠会增加尿液中的 Na^+/K^+ 比值，研究显示，Na^+/K^+ 比值与血压呈正相关，而尿液中钾的水平与血压呈负相关。在高血压家族中，对盐敏感的现象较为普遍，而对盐不敏感或耐盐性较强的人则在无高血压家族史的人中较为常见。

通常情况下，摄入过多的钠不会导致积聚，但在某些情况下，比如将食盐错误地加入婴儿奶粉中喂食，可能会引发中毒甚至死亡。急性中毒症状包括水肿、血压升高、血浆胆固醇水平上升、脂肪清除率降低及胃黏膜上皮细胞受损等。

④膳食参考摄入量及食物来源。

钠普遍存在于各种食物中，一般动物性食物的钠含量高于植物性食物，但人体钠来源主要为食盐，以及加工、制备食物过程中加入的钠或含钠的复合物（如谷氨酸、小苏打等），以及酱油、盐渍或腌制肉或烟熏食品、酱咸菜类、发酵豆制品、咸味休闲食品等。

我国推荐每日食盐摄入量不要超过 6 g。

知识拓展 ▶

在正常情况下，人体内的钠通常不容易缺乏。但在某些情况下，如禁食、摄入钠过低、高温、重体力劳动、过度出汗、胃肠疾病、频繁呕吐、腹泻（使用泻药）导致钠大量丢失，或者某些疾病（如使用利尿剂导致肾小管无法重吸收钠），都可能引起钠缺乏。

钠缺乏的早期症状不太明显，人可能会出现疲倦、冷漠、无精打采，甚至站立时晕倒等情况。当失钠量达到体重的 0.5 g/kg 以上时，可能出现恶心、呕吐、血压下降、肌肉痉挛，并且尿液中无氯化物。当失钠量达到体重的 0.75~1.2 g/kg 时，可能出现恶心、呕吐、视力模糊、心率加快、脉搏弱、血压下降、肌肉痉挛、疼痛反射消失，甚至可能出现冷漠、僵木、昏迷、外周循环衰竭、休克，最终可能因急性肾功能衰竭而导致死亡。

（4）钾。

①钾在人体内的分布。

钾是人体生长发育代谢中不可缺少的重要矿物质元素，是人体细胞内液重要的阳离子。

②钾的生理功能。

钾参与体内糖和蛋白质的代谢，与钠元素互相协调，维持体内水和电解质的平衡。钾还具有减小血浆容积、阻断血管紧张素代偿性升高，从而降低血压的作用。

③钾摄入过量的危害。

钾、钠元素在日常膳食中应保持平衡，平衡的比例大概是 2:1，倘若钠量超过与钾的正常比例，就会导致机体缺钾。

④膳食参考摄入量及食物来源。

医学专家的研究证实，摄入富含钾的食物对身体非常有益。新鲜水果和蔬菜富含钾，尤其是香蕉、橙子、甜瓜、辣椒、苋菜、菠菜、油菜、马铃薯、蘑菇、紫菜、海带、花生、豆类和粗粮等。摄入过多的食盐会导致钾缺乏。此外，多食豆类、新鲜水果和蔬菜是补充钾的最佳途径。

4. 微量元素

（1）铁。

①铁在人体内的分布。

人体内含铁总量约为 4~5 g，铁在人体内以两种形式存在，一种是"功能性铁"。其中，血红蛋白含铁量占总量的 60%~75%，肌红蛋白含铁量占总量的 3%，含铁酶类（如细胞色素、细胞色素氧化酶、过氧化物酶和过氧化氢酶等）含铁量占总量的 1%。功能性铁发挥着铁的功能作用，参与氧气的转运和利用。另一种是"贮备铁"，以铁蛋白和含铁血黄素的形式存在于血液、肝脏、脾脏和骨髓中，约占总量的 25%~30%。在人体的器官组织中，肝脏和脾脏含铁量最高，其次是肾脏、心脏、骨骼肌和大脑。人体内的铁含量因年龄、性别、营养状况和健康状况的不同而存在很大的个体差异。

②铁的生理功能。

铁是血红蛋白、肌红蛋白、细胞色素和一些呼吸酶的主要成分，参与体内氧气和二氧化碳的转运、交换及组织呼吸过程。铁也与红细胞的形成和成熟密切相关。当缺少铁时，新生红细胞中的血红蛋白量不足，影响 DNA 的合成及巨幼红细胞的分裂增殖，导致红细胞寿命缩短和自身溶血增加。铁还对人体免疫系统产生影响，它与许多具有杀菌能力的酶成分、淋巴细胞转化率、吞噬细胞移动抑制因子和中性粒细胞的吞噬功能等密切相关。过多的铁会在机体感染时促进细菌生长，影响免疫功能。

③铁的吸收与利用。

铁主要在小肠的上段进行吸收，受多种因素的影响。一般认为，动物性食物与植物性食物混合食用可以提高植物性食物中铁的吸收率。

食物中的铁主要分为非血红素铁和血红素铁。非血红素铁主要来源于植物性食物，血红素铁主要来源于动物性食物。非血红素铁在消化、吸收过程中容易受到其他膳食因素的影响，因此其吸收率较低。食物中的草酸、植酸和磷酸等物质会抑制非血红素铁的吸收。一般来说，植物性食物中铁的消化率、吸收率不超过 5%。然而，增加食物中维生素 C 的摄入量可以提高非血红素铁的消化率、吸收率。当膳食中铁与维生素 C 的比例达到 1:5 或 1:10 时，非血红素铁的消化、吸收率可以提高 3~6 倍。此外，烹饪前将植物性食物焯水可以去除部分草酸、植酸和磷酸，增加非血红素铁的消化、吸收。茶水中含有较高量的鞣酸，会干扰人体对铁的消化和吸收，因此不宜饮浓茶。同时摄入非血红素含量较高的植物性食物与动物肝脏、鱼肉、禽肉等，可以明显提高非血红素铁的消化、吸收率。

人体对铁的利用非常高效，损耗很少。例如，红细胞衰老解体后释放的血红素铁可以被反复利用。人体对铁的实际利用量远远超过同一时间段内食物供给的铁。

④膳食参考摄入量及食物来源。

铁广泛存在于各种食物中，但分布极不均衡，吸收率相差极大，一般动物性食物中铁的含量和吸收率较高，如动物肝脏、动物全血、畜禽肉类、鱼类。蔬菜的含铁量不高，油菜、苋菜、菠菜、韭菜等所含铁的利用率不高。我国推荐的铁每日供给量为成年男性 12 mg、成年女性 18 mg、孕妇和哺乳期女性 28 mg、婴幼儿 10 mg。

知识拓展 ▶

当人体缺乏铁时，会导致生理功能和代谢功能的紊乱。其中，缺铁性贫血是最常见的铁缺乏症。患有缺铁性贫血的人由于血液中血红蛋白含量不足，供氧能力受到影响，从而导致工作效率降低、学习能力下降。相关症状包括心慌、气短、头晕、眼花和注意力不集中等。

（2）碘。

①碘在人体内的分布。

碘在人体内含量极少，是一种必需的微量元素。健康的成年人体内含碘 20～50 mg，其中 20% 存在于甲状腺内，其余存在于肌肉、血浆等组织中。

②碘的生理功能。

碘主要用于机体甲状腺素的合成。甲状腺素是一种激素，能调节体内的新陈代谢，特别是能量代谢。同时，对蛋白质、脂肪与糖代谢、水盐代谢等都有重要影响。碘能维持生长，促进发育，维持健康。

③碘缺乏对人体的影响。

妇女在怀孕前和整个怀孕期间缺碘或甲状腺激素缺乏会导致胎儿脑蛋白合成障碍，从而减少脑蛋白质含量，细胞体积缩小，脑重量减轻，直接影响胎儿的智力发育。胚胎期和婴儿期缺碘的儿童，尽管改善了缺碘状态，也只能防止进一步损害大脑和碘缺乏病发生，但不能明显改善智力发育。缺碘对大脑神经的损害是不可逆的。在胎儿期，母体保证合理的营养摄取，特别是充分摄取微量营养素，对胎儿和母体都非常重要。成年人体内缺碘会导致甲状腺素合成量减少，刺激脑垂体促进甲状腺激素分泌增加，进一步刺激甲状腺肿大。这种情况伴随着心慌、气短、头痛、眩晕等症状，劳动时症状更加明显，严重时全身出现黏液性水肿。

④膳食参考摄入量及食物来源。

人体通常通过饮水、食物和食盐摄入所需的碘。富含碘的食物主要是海产品，如海带、紫菜、海蜇、海虾和海蟹等。在内陆地区，使用加碘盐预防甲状腺肿最为有效，建议的比例是每 10 万份食盐中加入 1 份碘化钾，即每 1 000 kg 食盐中加入 10 g 碘化钾。推荐的碘摄入量为：婴儿 1~6 个月 40 μg，7~12 个月 50 μg；成年人 150 μg；孕妇 170 μg，哺乳期女性 200 μg。

（3）锌。

①锌在人体内的分布。

锌是人体必需的微量元素，广泛存在于人体的各个组织和器官中。成年人体内的锌含量约为 2.0～2.5 g，其中肝脏、肾脏、肌肉、视网膜和前列腺的含量较高。血液中约有 75%~85% 的锌分布在红细胞中，约有 3%~5% 分布在白细胞中，剩余的分布在血浆中。

②锌的生理功能。

锌能促进人体的生长发育,维持人体正常的食欲,提高人体免疫力,维持男性正常的生殖功能,促进伤口或创伤的愈合。

③锌缺乏对人体的影响。

人体锌缺乏常表现为生长缓慢、皮肤伤口愈合不良、味觉障碍、胃肠道疾病、免疫功能减退等。儿童缺锌,则多发异食癖。

④锌的吸收和利用。

影响锌吸收的主要物质是植物酸,它在肠道内能和锌形成不溶性的盐。大量的食物纤维素对锌的利用也有影响。锌缺乏时全身各系统都会受到不良影响,尤其对青春期性腺成熟的影响更为直接。

⑤膳食参考摄入量及食物来源。

动物性食物是锌的可靠来源,如肉类、海产品和禽类均含锌较高,尤以海产品中蚝的锌含量最高,乳类和蛋类中锌含量次之。植物性食物中锌含量较低,蔬菜和水果中锌含量很少。我国推荐的锌每日参考摄入量为成年男性 15 mg,女性 11.5 mg。

讨论探究 ▶

问题一:喜欢吃油腻食物的人为什么容易缺钙?

答:脂肪供给过多会影响钙的吸收。因为脂肪分解产生的脂肪酸在肠道未被吸收时与钙结合,形成皂苷,使钙吸收率降低。

问题二:菠菜豆腐是家庭常吃的菜,但从营养学的角度来讲,是否科学?

答:不科学。某些蔬菜中的草酸和谷类中的植酸分别能与钙形成不溶性的草酸钙和植酸钙,影响钙的吸收。含草酸较多的蔬菜有菠菜、茭白、竹笋等,含植酸较多的谷类有荞麦、燕麦等。

1.4.6 维生素

任务目标 ▶

1. 了解维生素的分类
2. 掌握脂溶性维生素的种类、生理功能、膳食参考摄入量及食物来源
3. 掌握水溶性维生素的种类、生理功能、膳食纤维摄入量及食物来源

维生素是维持人体正常生命活动所必需的一类有机化合物。其含量虽然极微,但在机体的代谢、生长发育等过程中起重要作用。它们的化学结构与性质虽然各异,但有共同特点:①维生素均以化合物或可被机体利用的前体化合物(维生素原)的形式存在于天然食物中。②维生素非机体结构成分,不提供能量,但担负着特殊的代谢功能。

③维生素一般不能在体内合成(维生素 D 例外)或合成量太少,必须由食物提供。④人体对维生素需求量不大,但绝不能缺少,否则会引起维生素缺乏症。

人类对维生素的认识是从维生素缺乏症开始的,因此许多维生素是以对应的缺乏症而命名的,如抗坏血酸、抗脚气病维生素等;现在可以通过检测食物中各种维生素的种类、结构和含量,并根据发现的先后顺序进行命名,如维生素 A、维生素 C、维生素 E 等;维生素也可以根据化学结构来命名,如维生素 B_1。

1. 维生素的分类

维生素根据其溶解性,可以分为脂溶性维生素和水溶性维生素两大类。

(1)脂溶性维生素。

脂溶性维生素溶于脂肪或脂溶性溶剂(如苯、乙醚、氯仿等)而不溶于水,在食物中常与脂类共存,其吸收与脂肪的存在有密切关系,吸收后在体内储存。这类维生素,主要有维生素 A、维生素 D、维生素 E、维生素 K 等。

(2)水溶性维生素。

水溶性维生素溶于水而不溶于脂肪或脂溶性溶剂,量多时从尿中排出。此类维生素有维生素 B_1、维生素 B_2、维生素 PP、维生素 B_6、维生素 B_3、维生素 H、叶酸、维生素 B_{12}、维生素 C 等。

2. 脂溶性维生素

(1)维生素 A。

维生素 A 在高温和碱性环境中相对稳定,因此在烹饪和加工过程中通常不会被破坏。然而,维生素 A 很容易氧化,在高温条件下暴露在紫外线下会加速氧化破坏。因此,维生素 A 或含有维生素 A 的食物应在低温下避光储存。如果能在储存容器中充入氮气以隔绝氧气,则储存效果更好。当食物中含有磷脂、维生素 E、维生素 C 和其他抗氧化剂时,其中的维生素 A 和胡萝卜素(维生素 A 的前体)相对稳定。维生素 A 主要储存在动物的肝脏中,占总量的 90%~95%,少量储存在脂肪组织中,而植物性食物中只含有胡萝卜素。

①维生素 A 的生理功能。

维生素 A 在人体的代谢功能中扮演着非常重要的角色。维生素 A 摄入不足、膳食脂肪含量不足或患有慢性消化道疾病等情况会导致维生素 A 缺乏症,影响多个生理功能,甚至引起病理变化。

维持皮肤和黏膜层的完整性。维生素 A 对上皮细胞的细胞膜起到稳定作用,保持上皮细胞的形态完整和功能健全。维生素 A 缺乏的早期表现包括上皮组织的干燥。最早受影响的是眼睛的结膜和角膜,表现为结膜或角膜的干燥、软化甚至穿孔,以及泪腺分泌减少。皮肤表现为毛囊角化、皮脂腺和汗腺的萎缩。消化道表现为舌味蕾上皮角化、肠道黏膜分泌减少和食欲减退等。呼吸道表现为黏膜上皮的萎缩、干燥、纤毛的减少,抗病能力下降。同时,消化道和呼吸道感染性疾病的风险增加,且感染常常迁延不愈。泌尿系统和生殖系统的上皮细胞也受到影响,影响其功能。

构成视觉细胞内的感光物质。视网膜上对暗光敏感的杆状细胞含有一种感光物质叫作视紫红质,它由维生素 A 和视蛋白结合而成,具有感受弱光的作用,使人们能够在昏暗的光线下看清事物。维生素 A 缺乏会影响视紫红质的合成,导致夜盲症,使人眼暗适应能力减弱,当从明亮处进入暗处时,无法快速适应并看清事物。然而,只要摄入足够的维生素 A,症状就可以消失。

促进生长发育和维护生殖功能。维生素 A 参与细胞内 RNA 和 DNA 的合成,对细胞分化和组织更新有一定影响。维生素 A 参与软骨内的成骨过程,缺乏时会影响长骨的形成和牙齿的发育。维生素 A 缺乏还会导致男性睾丸萎缩、精子数量减少和活力降低;孕期妇女缺乏维生素 A 会影响胎盘发育。

维持和促进免疫功能。维生素 A 通过其在细胞核内的特异性受体——视黄酸受体,对许多细胞功能活动起维持和促进作用。它通过调控基因,提高免疫细胞产生抗体的能力,改善细胞免疫功能,促进 T 淋巴细胞产生某些淋巴因子。

②膳食参考摄入量及食物来源。

维生素 A 在动物肝脏、奶油、牛奶及禽蛋中的含量比较高,尤其是动物肝脏,是人体获取维生素 A 的最佳来源。而 β-胡萝卜素主要存在于植物性食物中,如绿色蔬菜、黄色蔬菜和水果,其中菠菜、苜蓿、豌豆苗、胡萝卜、青椒和韭菜等含量较为丰富。虽然 β-胡萝卜素的消化、吸收率不高,但脂肪可以促进维生素 A 和 β-胡萝卜素的消化、吸收,因此在烹饪时,将富含 β-胡萝卜素的植物性食物与油或动物性食物一起食用,可以提高吸收率。

我国膳食中维生素 A 的来源主要是胡萝卜素,为了避免维生素 A 和 β-胡萝卜素在供给量中含混不清,膳食中营养素的供给量用维生素 A 当量计,折算方法如下:1 μg 维生素 A 当量=1 μg 维生素 A=6 μgβ-胡萝卜素。

知识拓展 ▶

维生素 A 缺乏时,可导致夜盲症和眼干燥症。维生素 A 是脂溶性维生素,在体内有蓄积性,长期或一次摄入过量维生素 A 可引起中毒。维生素 A 中毒的症状主要有骨和关节疼痛,摄入过量维生素 A 会出现皮肤干燥和瘙痒、脱发、鳞片样脱皮、恶心呕吐、头痛眩晕、视觉模糊、肌肉失调、食欲消失等症状。

(2)维生素 D。

维生素 D 是类固醇衍生物,溶于脂肪和脂肪性溶剂中,化学性质较稳定,耐热,对氧、碱较为稳定,在酸性溶液中则易分解。食品在通常的加工、加热、熟制过程中不会引起维生素 D 的损失,但脂肪酸败时,可破坏维生素 D。

①维生素 D 的种类。

维生素 D 有多种类型,其中维生素 D_2(麦角钙化醇)和维生素 D_3(胆钙化醇)是最重要的。植物油和酵母中含有麦角固醇,经过紫外线照射后可以转变为维生素 D_2。市售的维生素 D_2 药品就是通过照射麦角固醇制成的,因此麦角固醇被称为维生素 D_2 的前体。鱼肝油、牛奶、鸡蛋等动物性食物中含有维生素 D_3。人体皮肤内含有 7-脱氢胆固醇,经过紫外线或阳光照射后可以转变为维生素 D_3。因此,7-脱氢胆固醇被称为维生素 D_3 的前体。维生素 D_2 和维生素 D_3 在肝脏和肾脏内转化为具有生理活性的 1,25-$(OH)_2D_3$ 后才能发挥其生理作用。

②维生素 D 的生理功能。

维生素 D 的主要功能是调节体内钙和磷的正常代谢,促进它们的吸收和利用,以维持儿童和成年人的骨骼钙化,并促进儿童的骨骼生长和牙齿的正常发育。当维生素 D 缺乏时,儿童会出现佝偻病,而成年人则可能患上骨质软化病。特别是孕妇和哺乳期的妇女缺乏维生素 D 时,更容易面临患骨质软化病的风险。

③膳食参考摄入量及食物来源。

维生素 D 在天然食物中含量并不丰富,植物性食物中蘑菇等蕈类、动物性食物中鱼肝和鱼油含量最高,其次在鸡蛋、牛肉、黄油和咸水鱼(如鲱鱼、鲑鱼、沙丁鱼)中含量相对较高,牛乳和人乳中的维生素 D 含量较低,蔬菜、谷物和水果中几乎不含维生素 D。

维生素 D 既可由膳食提供,又可由人体合成,而合成量的多少受纬度、暴露面积、阳光照射时间、紫外线强度、皮肤颜色等因素影响。维生素 D 的成年人每天推荐摄入量为 10 μg,未成年人、妊娠期和哺乳期妇女及 50 岁以上人群每天的参考摄入量为 15 μg。

知识拓展 ▶

　　婴幼儿维生素 D 缺乏可引起以钙、磷代谢障碍和骨样组织钙化障碍为特征的疾病,即佝偻病,严重者出现骨骼畸形,如方颅、鸡胸、漏斗胸、"O"形腿和"X"形腿等。成年人维生素 D 缺乏会使成熟骨矿化不全,出现骨质软化症,妊娠期、哺乳期妇女及老年人是高发群体,常见症状是骨痛、肌无力,活动时加剧,严重时骨骼脱钙引起骨质疏松,发生自发性或多发性骨折。维生素 D 缺乏造成钙吸收率降低,如果影响血钙水平,还会引起肌肉抽搐。

(3)维生素 E。

维生素 E,又称为生育酚或抗不育维生素,是一种淡黄色的油状物。它不溶于水,但能溶于有机溶剂。维生素 E 对氧气很敏感,容易被氧化,也容易被碱性物质和紫外线破坏。在无氧条件下,维生素 E 相对稳定,但脂肪氧化会导致其损失。食物中维生素 E 在烹饪时损失不大,但油炸可使其活性明显降低,在食品工业中常用作抗氧化剂。

①维生素 E 的生理功能。

维生素 E 是人体内一种强效的抗氧化剂和自由基清除剂,它能保护细胞膜中的多不饱和脂肪酸、含有巯基的蛋白质成分及细胞骨架和核酸免受自由基或氧化剂的损伤,从而维持细胞膜的正常脂质结构和生理功能。当维生素 E 缺乏时,不饱和脂肪酸容易被氧化破坏,导致红细胞受损,进而引发贫血。维生素 E 能促进毛细血管增生,改善微循环。长期缺乏维生素 E 会导致过早衰老。

②膳食参考摄入量及食物来源。

维生素 E 只能在植物中合成,植物的叶子和其他绿色部分都含有维生素 E。相比黄色植物,绿色植物中的维生素 E 含量更高。维生素 E 主要存在于植物油中,如麦胚油、豆油、棉籽油、玉米油、花生油和芝麻油都是良好的维生素 E 来源。此外,菠菜、莴苣叶、甘蓝等绿色蔬菜中的维生素 E 含量也很丰富。相比之下,畜类、鱼类动物的脂肪及其他水果和蔬菜中的维生素 E 含量较少。

维生素 E 的参考摄入量:婴儿初生至 6 个月为 3 mg,7~12 个月为 4 mg,成年男女为 10 mg,孕妇及哺乳期妇女为 12 mg。

知识拓展 ▶

维生素 E 几乎贮存于人体所有的组织中,又可在体内保留比较长的时间,正常情况下很少出现维生素 E 缺乏症。长期缺乏者血浆中维生素 E 浓度下降,引起红细胞寿命缩短,发生溶血性贫血,补充维生素 E 后会显著好转。

(4)维生素 K。

维生素 K 是一种脂溶性维生素,又称凝血维生素,是一种黄色结晶物质,耐热,在潮湿、富氧环境中稳定,但易被光和碱破坏。

①维生素 K 的生理功能。

维生素 K 在医学上有"止血功臣"之称,常作为止血药使用。维生素 K 不仅是凝血酶原的主要成分,还能促使肝脏凝血酶的合成。人体一旦缺乏维生素 K,将导致血中的凝血酶原含量降低,出血凝固时间延长,还会导致皮下肌肉和胃肠道出血。

②膳食参考摄入量及食物来源。

维生素 K 主要存在于绿色蔬菜中,如菠菜、苜蓿、白菜中含量最为丰富,肝脏、瘦肉中也含有维生素 K,它还可以由大肠内的细菌合成。维生素 K 的摄入量我国尚无规定,一般认为,成人每人每日供给量为 20~100 μg,婴儿不得少于 10 μg。

知识拓展 ▶

维生素 K 一般不会缺乏。维生素 K 缺乏时,可使血液凝固发生障碍,轻者凝血时间延长,重者有出血现象。过量补充维生素 K,孕妇会产生溶血性贫血,且其新生儿会出现高胆红素血症,甚至核黄疸。有特异性体质的老人,过量服用维生素 K 后,可诱发溶血性贫血、过敏性皮炎等。

3. 水溶性维生素

(1)维生素 B_1。

维生素 B_1,也称抗脚气病维生素,为白色针状晶体,微带酵母气味。维生素 B_1 在空气和酸性环境中较稳定,在中性和碱性环境中遇热容易被破坏,因此在烹饪食物时,如果加碱过多就会造成维生素 B_1 的损失。因维生素 B_1 易溶于水,故在淘米或蒸煮时,常溶于水而流失。食物的精加工也容易减少维生素 B_1 的含量,因此人体易缺乏维生素 B_1。

①维生素 B_1 的生理功能。

维生素 B_1 作为酶的组成部分,参与人体能量的代谢过程,可预防和治疗脚气病,保护乙酰胆碱免受破坏并促进其合成,有利于胃肠蠕动和消化腺分泌,还能促进人体生长发育和糖的代谢。

②维生素 B_1 缺乏的原因及饮食纠正。

维生素 B_1 主要存在于谷类食物的胚芽部分,在精加工过程中,胚芽部分丢失得最多,加工程度越高,维生素 B_1 的含量就越少。此外,食物加工方法不合理也会导致维生素 B_1 含量下降。一些地区的煮稀饭、煮豆习惯加入碱增加黏度,然而加碱和加热对维生素 B_1 的稳定性不利。另外,个别地区有食用生鱼片的习惯,其中一些鱼类的肉中含有能分解维生素 B_1 的酶,经常食用生鱼片可能导致维生素 B_1 缺乏症的发生。

③膳食参考摄入量及食物来源。

维生素 B_1 存在于天然食物中,但不同种类的食物中含量各异,并受到收获、贮存、烹饪和加工等条件的影响。瓜子、花生、大豆粉和瘦猪肉是维生素 B_1 最丰富的来源;其次是小麦粉、小米、玉米、大米等谷类食物;而鱼类、蔬菜和水果中的维生素 B_1 含量较少。

维生素 B_1 每日推荐摄入量为成年男性 1.2 mg,女性 1.1 mg,妊娠期妇女 1.8 mg,哺乳期妇女 2.1 mg。

知识拓展 ▶

维生素 B_1 缺乏症,又称为脚气病,主要表现在以下几个方面:首先是情绪方面,早期症状包括烦躁、健忘、精神不集中和多梦等,睡眠质量下降。随着病情的发展,可能出现感觉功能障碍,如手指或脚趾的麻木,甚至肌肉疼痛等症状。其次是消化道方面,维生素 B_1 缺乏会导致胃肠道蠕动减弱、消化液分泌减少、食欲不振、腹胀和便秘等现象。此外,心脏功能也会受到影响,患者可能出现心律不齐、心动过速或过缓,出现心慌和气喘等症状。由于心脏无法正常工作,血液循环受到影响,一些患者可能出现下肢水肿,这称为湿性脚气病,而没有下肢水肿的则称为干性脚气病。

(2)维生素 B_2。

维生素 B_2 因分子结构中的核糖醇呈黄色,又称维生素 B_2,溶于水但不溶于脂肪,在中性或酸性环境中相对稳定,在酸性溶液中加热到 100 ℃时仍能保持稳定,但在碱性溶液中和紫外线照射下容易被破坏。如果将牛奶储存在白色玻璃瓶中,在阳光下照射 2 h,维生素 B_2 的含量可能会减少一半以上。

①维生素 B_2 的生理功能。

维生素 B_2 在人体内参与许多种酶系统构成,从而维持蛋白质、脂肪、糖类的正常代谢,促进人体正常的生长发育,维持皮肤和黏膜的完整性。维生素 B_2 参与维生素 B_6 和维生素 B_3 的代谢,主要是把色氨酸转变为维生素 B_3,维生素 B_6 转变为磷酸吡哆醛。维

生素 B_2 还参与体内的抗氧化防御系统和药物代谢。

②膳食参考摄入量及食物来源。

维生素 B_2 存在于乳制品、禽蛋类、肉类、动物内脏、谷物、蔬菜和水果等食物中。在谷物中,维生素 B_2 主要分布在谷皮和胚芽中,加工过程中会有一部分丢失,如精白米只能保留 11% 的维生素 B_2,标准小麦粉只能保留 35% 的维生素 B_2。因此,谷物加工不宜过于精细。绿叶蔬菜中的维生素 B_2 含量相对较高。

维生素 B_2 的推荐供给量:成年男性 1.2 mg/d,女性 1.1 mg/d,孕妇 1.8 mg/d,哺乳期女性 2.1 mg/d。

知识拓展 ▶

维生素 B_2 缺乏症通常与其他营养素缺乏症同时存在。当维生素 B_2 缺乏严重时,口腔、皮肤、眼睛等部位会出现病变。在口腔方面,可能出现口角炎,表现为口角乳白、开裂、渗血和结痂;唇炎,下唇微肿、脱屑和色素沉着;舌炎,舌部出现红斑、肿胀、舌两侧有齿痕和舌苔厚等;口腔黏膜可能出现炎症和溃疡等症状。皮肤方面,可能出现脂溢性皮炎,常见于鼻翼两侧、眉间等皮肤脂肪分泌旺盛的部位。患处皮肤会出现皮脂增多、轻度红斑和脂状黄色鳞片。眼睛方面,可能出现视力模糊、怕光、流泪、视力减退和易疲劳等症状。

(3)维生素 B_6。

维生素 B_6 是一组含氮化合物,主要以天然形式存在,包括吡哆醛、吡哆醇和吡哆胺。维生素 B_6 为白色晶状体,略带苦味,易溶于水,耐热,对光敏感,碱性环境中易被破坏。

①维生素 B_6 的生理功能。

维生素 B_6 是体内多种酶的辅酶,包括转氨酶、脱羧酶、消旋酶和脱氢酶等。它能促进糖类、脂肪和氨基酸的分解和利用,同时也能促进肝脏和肌肉中糖原的分解,释放热能,因此被称为"主力维生素"。维生素 B_6 参与氨基酸脱羧、氨基转移、色氨酸合成和不饱和脂肪酸代谢等生理过程。它还可以促进维生素 B_{12}、铁和锌的吸收,防止过量维生素 C 转化为草酸。

②膳食参考摄入量及食物来源。

维生素 B_6 广泛存在于各种食物中,如谷物、豆类、肉类、肝脏、牛奶、蛋黄、酵母、鱼和白菜等。大多数维生素 B_6 的生物利用率较低。植物性食物中,维生素 B_6 的存在形式通常比动物组织中更复杂,所以动物性食物中维生素 B_6 的生物利用率优于植物性食物。目前,我国尚未设定维生素 B_6 的推荐摄入量标准。维生素 B_6 与氨基酸代谢有关,所以需要的摄入量应随着蛋白质摄入量的增加而增加。有人建议,每摄入 1 g 蛋白质需要供给 0.02 mg 的维生素 B_6。例如,一个每天摄入 100 g 蛋白质的成年人,维生素 B_6 的推荐摄入量应为 0.2 mg。

知识拓展 ▶

单纯维生素 B_6 缺乏比较少见,通常还伴有其他 B 族维生素的缺乏。维生素 B_6 缺乏可能导致眼部、鼻部和口腔周围的脂溢性皮炎,并可能扩展到面部、额头、耳后、阴囊和会阴区域。临床上常见口炎、舌炎、唇干裂,个别情况下可能出现神经和精神症状,包括抑郁和人格改变。此外,维生素 B_6 缺乏可能导致体液和细胞的免疫功能受损,出现高半胱氨酸血症,偶尔也会出现小细胞低色素贫血。

(4)维生素 PP。

维生素 PP,烟酸和烟酰胺的总称。维生素 PP 是一种白色针状结晶,易溶于水,并且不易被酸、碱、热和光所破坏。它是维生素中最稳定的一种,即使经过食物烹煮也能保留其营养价值。维生素 PP 在肠道中被吸收,体内储存量很少,过量的维生素 PP 会通过尿液排出体外。

①维生素 PP 的生理功能及缺乏症。

当人体缺乏维生素 PP 时,会导致代谢物无法正常进行氧化,引发代谢障碍。早期症状包括食欲减退、消化不良和全身乏力。随后,双手、两颊及其他暴露部位会出现对称性皮炎,双颊会有色素沉着。同时还伴随着胃肠功能失调、口舌炎症,甚至出现严重腹泻。有些患者还可能出现明显的精神失常和痴呆症状。因此,维生素 PP 对于维持皮肤和神经的健康,以及保持消化系统正常功能具有重要作用。

②膳食参考摄入量及食物来源。

维生素 PP 广泛存在于动植物性食物中。其中,酵母、花生、全谷类、豆类、肉类和肝脏中的维生素 PP 含量最丰富。绿叶蔬菜也含有相当数量的维生素 PP。口蘑中的维生素 PP 含量可高达 44.3 mg/100 g。除了食物是维生素 PP 的主要来源外,人体也可以通过将体内的色氨酸转化为维生素 PP 来满足需求。然而,由于玉米中色氨酸的含量较少,在以玉米为主食且副食供应不足的地区,容易发生维生素 PP 缺乏的情况。

维生素 PP 的推荐供给量:成年人 11~17 mg/d,孕妇、乳母、体力劳动者 18~21 mg/d。

(5)叶酸。

叶酸因最初从菠菜叶中提取而得名。它是一种暗黄色结晶粉末,微溶于水,在水中的溶解度较高,但在酸性溶液中不稳定,受光照射容易被破坏。当食物在室温下长时间储存时,叶酸容易损失。食物经过加工后,叶酸的损失率可高达 50%~90%。

①叶酸的生理功能及缺乏症。

叶酸缺乏会导致血红蛋白合成减少,表现为巨幼红细胞性贫血。叶酸缺乏还会引发高同型半胱氨酸血症,被认为是动脉粥样硬化和心脑血管疾病的重要致病因素。孕妇在早期缺乏叶酸是导致胎儿神经管畸形的主要原因。神经管闭合发生在胚胎发育的第 3~4 周,叶酸缺乏会导致神经管未能正常闭合,从而导致脊椎裂和无脑畸形等神经管畸形。儿童缺乏叶酸可能会出现生长发育不良的情况。一般人群叶酸缺乏的表现主要包括精神萎靡、健忘、失眠、胃肠功能紊乱和舌炎等症状。

②食物来源。

叶酸主要存在于新鲜绿叶蔬菜、动物肝和肾及酵母中,其次在牛肉、豆类、花椰菜、乳类、鱼类中。人体肠道微生物也可以合成叶酸,故一般不易缺乏。

(6)生物素。

生物素又名维生素 H,为无色长针状结晶,溶于热水,在常温下性质稳定,高温和氧化剂可使其丧失生理活性。

①生物素的生理功能及缺乏症。

在正常情况下,生物素的缺乏症很少出现,因为生物素的来源非常广泛。然而,如果经常食用生鸡蛋,可能会导致生物素缺乏。这是因为生鸡蛋中含有一种抗生物素蛋白,它能与生物素结合形成一种稳定、无活性且难以吸收的复合物,从而阻碍了生物素的吸收。然而,当鸡蛋被煮熟后,其中的抗生物素蛋白就会被破坏。生物素缺乏的主要表现是早期皮肤病变,如眼睛周围出现皮炎,随后会有头发脱落和肌肉萎缩。其他症状与缺乏维生素 B_1 的情况相似。

②食物来源。

生物素以动物肝和肾、牛奶、蛋黄和酵母中含量最丰富;其次为花椰菜、坚果、豆类;而肉类、奶制品和谷物中含量较少。人奶中的生物素只有牛奶含量的 1/10。

(7)维生素 C。

维生素 C 又称抗坏血酸,是一种白色结晶状的有机酸,易溶于水,不溶于脂肪,在酸性条件下稳定,但在热、碱、氧环境下不稳定,特别是和铜、铁元素接触时被破坏得更快,维生素 C 是所有维生素中最不稳定的一种。因此在烹饪时宜短时间高温,并切忌加碱,烹饪后立即食用,以免维生素 C 被破坏。

①维生素 C 的生理功能。

维生素 C 对人体的生理功能,表现为保护人体内各种生物酶的活性,并有一定的调节作用,它是一种抗氧化剂,可以防止各种生物酶被氧化。

保护细胞膜的完整性。维生素 C 是一种抗氧化剂,可以减少过氧化物对细胞膜的毒性作用,维持细胞的正常功能。

维持血管的弹性,促进伤口的愈合。血管弹性与血管壁的胶原蛋白密切相关,而胶原蛋白的合成需要维生素 C 的参与。维生素 C 不足时,血管胶原蛋白的新陈代谢受影响,血管弹性下降,可能导致血压波动和其他严重后果。此外,胶原蛋白在皮肤、牙龈、骨骼等组织中也起着重要作用,在伤口愈合时更需要大量胶原蛋白。维生素 C 不足时,组织中的胶原蛋白代谢会受到影响,导致伤口愈合不全或延长愈合时间。

促进胆固醇代谢。维生素 C 能促进胆固醇转化为胆汁酸和激素,减少胆固醇在组织中的含量,特别是可以减少胆固醇在血液中的含量。

增加人体对铁的吸收。维生素 C 作为还原剂,能将食物中的三价铁转化为二价铁,促进铁在肠道中的消化、吸收,并促进铁在肝脏和骨髓中的储存与利用。

②维生素 C 缺乏的原因及饮食纠正。

缺乏足量的新鲜蔬菜和水果。一些人偏食或挑食,尤其是青少年,他们可能更喜欢动物性食物而不爱吃新鲜的蔬菜和水果,这会导致他们膳食中维生素 C 的摄入不足。

不合理的加工方式导致维生素 C 严重损失。维生素 C 是一种水溶性维生素,在碱性环境中容易被破坏,在高温下也不稳定,不能长时间加热。

③膳食参考摄入量及食物来源。

人体不能合成维生素 C,所需维生素 C 要靠食物提供。维生素 C 的主要食物来源是新鲜蔬菜与水果。蔬菜中,辣椒、茼蒿、苦瓜、豆角、菠菜、土豆、韭菜等含量丰富;水果中,酸枣、鲜枣、草莓、柑橘、柠檬等含量最多;动物内脏中也含有少量的维生素 C。

因维生素 C 易溶于水,加热过程中又易被破坏,再加之需要的摄入量高,并有益于健康和增强对疾病的抵抗力,因此其供给量应当充裕才能满足机体需要。我国维生素 C 每日推荐摄入量:成年男女 60 mg,孕妇 80 mg,哺乳期女性 100 mg,婴儿 30 mg。

知识拓展 ▶

维生素 C 的故事

哥伦布是 16 世纪意大利伟大的航海家,他常常带领船队在大西洋上乘风破浪,远航探险。那时,航海生活不仅非常艰苦,而且充满危险。船员们在船上只能吃到黑面包和咸鱼。最可怕的是在航海期间很容易得一种怪病,患者先是感到浑身无力,走不动路,接着就会全身出血,然后慢慢地死去。船员们都把这种怪病叫作"海上凶神"。

有一次,船队又出发了。不久,"海上凶神"就悄悄地降临了。船队才航行不到一半的路程,已经有十几个船员病倒了。望着四周一片茫茫的海水,哥伦布的心情十分沉重。那些病重的船员为了不拖累大家,对哥伦布说:"船长,您就把我们送到附近的荒岛上吧。等你们返航归来的时候,再把我们的尸体运回家乡。"哥伦布噙着眼泪点了点头……

几个月过去了,哥伦布的船队终于胜利返航了。船离那些重病船员所在的荒岛越来越近,哥伦布的心情也越来越沉重。这次探险的成功,是用十几个船员的生命换来的呀!哥伦布这么想着,船不知不觉已经靠岸。正在这时,十几个蓬头垢面的人从岛上向大海狂奔过来。这不是那些船员吗?他们还活着!哥伦布又惊又喜地问道:"你们是怎么活下来的?""我们来到岛上以后,很快就把你们留下的食物吃完了。后来,肚子饿的时候,我们只好采些野果子吃。这样,我们才一天天活下来。"

"难道秘密在野果子里面?"哥伦布回去以后,就把这些船员起死回生的奇迹讲给医生们听,后来经过研究,人们发现野果子和其他一些水果、蔬菜都含有一种名叫维生素 C 的物质,正是维生素 C 救了那些船员的生命。

原来,所谓的"海上凶神"就是坏血病,它是由于人体内长期缺乏维生素 C 引起的。当身体内补充了适量的维生素 C,坏血病就不治而愈了。

讨论探究 ▶

比较各种维生素。

种类	生理功能	缺乏病症	食物来源
维生素 A	构成视紫红质;维持上皮组织结构健全与完整;参与糖蛋白合成;促进生长发育,增强机体免疫力	夜盲症、眼球干燥,皮肤干燥	肝、蛋黄、鱼肝油、绿叶蔬菜、胡萝卜、玉米等
维生素 D	促进钙和磷的吸收,坚固骨骼和牙齿	骨软化症、骨质疏松症	鱼肝油、肝、蛋黄、日光照射皮肤可制造维生素 D_3
维生素 E	极强的抗氧化作用;保护身体不受活性氧的危害	极低可能出现神经障碍	植物油、莴苣、豆类及蔬菜
维生素 K	出血时凝固血液,防止骨骼钙质流失	血液凝固缓慢	肝、鱼、肉、苜蓿、菠菜等
维生素 B_1	糖分转化为能量时的辅助酵素	情绪低落、肠胃不适、手脚麻木,脚气病	酵母、豆、瘦肉、谷类外皮及胚芽
维生素 B_2	促进脂肪代谢,促进皮肤、头发、指甲再生	口腔溃疡、口角炎、舌炎、皮肤皲裂、脱发,影响儿童成长和发育	酵母、蛋黄、绿叶蔬菜等
维生素 B_6	帮助蛋白质和脂肪代谢	过敏症状,眼、鼻、口、耳周围的湿疹,神经系统异常,脚抽筋	米糠、大豆、蛋黄、肉、鱼、酵母
维生素 PP	维持皮肤和神经的健康,防治癞皮病,保持消化系统正常功能	癞皮病	肉、酵母、谷类及花生等
叶酸	帮助细胞新生,胎儿正常发育必不可少的营养元素,妊娠和哺乳期间特别需要	口腔炎症、皮肤皲裂、疲劳感,通常不会缺乏,过量摄取会妨碍锌的吸收	肝、酵母、绿叶蔬菜等
维生素 C	抗氧化作用,促进副肾皮质激素合成,合成胶原蛋白	坏血病	新鲜水果、蔬菜,特别是柑橘、番茄、鲜枣含量较高

1.4.7 水

水是人体最重要的营养物,也是人体含量最多的化合物。对人体而言,水的重要性超过食物,生理学家通过动物实验得知:禁食可维持生命 7~9 d,甚至几周,禁水却只能维持生命 3 d。

1. 水在人体内的分布

水是人体中含量最多的成分。体液是指体内所含有的液体的总和,包括水和溶解于其中的电解质、低分子有机化合物及蛋白质等成分。人体的全身体液质量约占总质量的 60%,体液可分为两部分:细胞内液和细胞外液。细胞内液约占全身体液的 2/3,细胞外液约占全身体液的 1/3。不同组织器官的含水量差异很大,血液中含水量最多,而脂肪组织中含水量较少。总体水含量也会受到年龄、性别和体型的影响。新生儿的总体水含量最高,约占总质量的 75%~80%;婴幼儿次之,约占总质量的 70%;随着年龄增长,总体水含量逐渐减少,到 10~16 岁之后减至成年人水平,成年男性的总体水含量约占总质量的 55%~60%,女性为 50%~55%;40 岁以后,随着肌肉组织的减少,总体水含量进一步减少。总体水含量的比例还会随着人体脂肪含量的增加而减少,因为脂肪组织的含水量较少,仅有 10%~30%,而肌肉组织的含水量较多,可达 75%~80%。

2. 水的生理功能

(1)水是细胞和体液的重要组成部分。

在成年人体内,水分含量约占体重的 2/3。血液、淋巴、脑脊液中的含水量超过 90%;肌肉、神经组织,以及内脏器官、细胞等的含水量约为 60%~80%;而脂肪组织和骨骼的含水量则低于 30%。

(2)水具有良好的溶解性,能促进营养物质的运输。

在消化、吸收、循环和排泄过程中,水协助运输营养物质和排泄废物,使人体内的新陈代谢和生理化学反应能够顺利进行。

(3)水能够调节体温。

由于水的比热容较大,每克水升高或降低 1 ℃需要约 4.18 J 的热量,因此大量的水可以吸收代谢过程中产生的能量,维持体温的正常。此外,水的蒸发潜热较大,每克水在 37 ℃环境下完全蒸发需要吸收 2 204 J 的热量。因此,即使少量的汗液蒸发,也能带走大量的热量,从而在高温下通过皮肤蒸发散热,维持体温的恒定。

(4)水具有润滑作用。

在关节、胸腔、腹腔和胃肠道等部位,存在适量的水分,起到缓冲、润滑和保护器官、关节、肌肉和组织的作用。

(5)水为物质代谢提供适宜的环境,促进营养物质的消化和吸收。

许多化学反应和生理过程都需要水的参与,人体内的所有代谢活动都离不开水。水也是许多有机和无机物质的良好溶剂,即使是不溶于水的物质(如脂肪),也可以在适当条件下分散于水中,形成乳浊液或胶体溶液,从而有利于相应营养物质的消化和吸收。

3. 水的代谢与平衡

人体在正常的情况下,经皮肤、呼吸道、尿道和粪便都有一定数量的水排出体外。因此,应当补充相应的水,每人每天排出的水和摄入的水必须保持基本相等,这称为"水平衡"。影响人体需水量的因素很多,如年龄、体重、气温、劳动及其持续时间等都会使人的需水量产生差异。一个健康的人每天至少要喝 7~8 杯水,总量约为 2 500 ml。当有口渴感时,需及时补充水分,即可维持体内代谢的正常进行。

知识拓展 ▶ ─────────────────────────────────

人体对水的需要量存在个体差异,一般随年龄、体重、气候和劳动强度而有所不同。正常情况下,儿童每日水需要量高于成人。人体每日水的需要量见表1-7。

表1-7 中国居民水适宜摄入量[a]

年龄/阶段	饮水量/(ml·d^{-1})		总摄入量[b]/(ml·d^{-1})	
	男性	女性	男性	女性
<0.5 岁	—		700[c]	
0.5~1 岁	—		900	
2~3 岁	—		1 300	
4~6 岁	800		1 600	
7~11 岁	1 000		1 800	
12~14 岁	1 300	1 100	2 300	2 000
15~17 岁	1 400	1 200	2 500	2 200
18~64 岁	1 700	1 500	3 000	2 700
>64 岁	1 700	1 500	3 000	2 700
孕早期	—	+0	—	+0
孕中期	—	+200	—	+300
孕晚期	—	+200	—	+300
乳母	—	+600	—	+1 000

注:a 表示温和气候条件下,低强度身体活动水平时的摄入量。在不同温湿度和/或不同强度身体活动水平时,
  应进行相应调整。
  b 表示包括食物中的水和饮水中的水。
  c 表示纯母乳喂养婴儿无须额外补充水分。
  "—"表示未涉及。
  "+"表示在相应年龄阶段的成年女性需要量基础上增加的需要量。

4. 水在烹饪中的作用

作为传热介质,水具有良好的导热性能,较低的沸点,易蒸发,以及强大的渗透力,因此在烹饪中被广泛用作传热介质。水通常通过对流的方式传热,即通过水分子的运动、扩散、渗透及对原料的撞击来传递热量。在煮汤时,通常会使用含有丰富蛋白质和脂肪的材料,如母鸡、猪骨和猪肘,并用高温煮沸。由于水分子的运动速度加快,渗透和扩散作用增强,使原料中的营养物质析出。此外,油脂和骨髓中的磷脂析出后,能够充分乳化,使汤汁变得色白如奶。

作为溶剂和浸涨剂,水具有溶解多种物质的能力。烹饪过程中的大部分物理和化

学变化发生在水溶液中。例如,在煮肉时,细胞破裂、结构变松散,水溶性营养物质溶解出来,再与调味品中的水溶性物质混合,形成独特的肉香味道。水在此起到了综合调味的作用。黄花菜中含有对人体有害的秋水仙碱,它可以溶于水。将黄花菜浸泡在水中2 h以上,或用热水烫后挤去水分,漂洗干净,即可除去秋水仙碱。一些食材吸水后,高分子物质的分子体积增大,无法形成水溶液,而是以凝胶或溶胶状态存在。例如,支链淀粉在加热后能够形成黏性很大的胶体溶液,可用于勾芡或浓缩汤汁。

优化原料性状,水对原料的色泽有一定的影响。例如,绿叶类蔬菜在经过沸水烫后,其色彩会更加鲜艳。这是因为蔬菜中的叶绿素在活细胞中与蛋白体结合存在,当受热后,细胞会死亡,导致叶绿素从叶绿体中分离出来。

5. 水与食物品质的一些关系

食材中用水的改变,能激发食材潜在的优越性,增添菜肴的色、香、味,让食材在原有的基础上品质得到提升。

(1)软水与硬水的运用。

水分为硬水和软水两种类型。硬水指含有较多水溶性钙镁化合物的水,而软水则是含有较少水溶性钙镁化合物的水。不同水质环境下的原料产出品质也会有所差异。例如,洞庭湖产出的莲藕淀粉含量高并具有黏性,适合用于煲汤;而大明湖产出的莲藕则口感鲜脆,适合凉拌。

长期饮用软水由于缺乏矿物质可能对人体健康不利。高硬度的水在加热后容易产生水垢。钙镁离子能与硫酸根结合,可能产生苦涩味,并导致胃肠功能紊乱。

在烹制肉类及豆制品时,不宜使用硬水。因为肉类和豆制品中含有许多重金属离子,它们会形成过氧化物,导致脂肪氧化酸败和影响菜肴的颜色。此外,重金属离子还会降低磷酸盐的功能特性,使肉类和豆制品较难煮熟。

腌制品宜使用硬水。硬水中含有钙盐,可以增加腌制品的脆度,尤其在制作泡菜时更为重要。某些地区的水质较软,为增加腌制品的脆度,常在腌制液中添加氯化钙、碳酸钙、磷酸钙等物质,以增加水的硬度。

蒸馒头和发酵面包宜使用中等硬度的水。这类水中含有一定数量的矿物质,通常以盐类形式被酵母利用,使面包等发酵得更好,增强面团的筋力。然而,过硬的水会降低蛋白质的溶解性,导致面筋过度硬化,从而延缓发酵作用。过于软的水会使面筋过度柔软,面团黏性过强,导致面团塌陷。

(2)自由水和结合水的运用。

食物中的水以两种形式存在:结合水和自由水。结合水与食物内的其他物质结合在一起,无法自由移动;自由水则以自由形式存在。两种水并没有绝对的分界线。食物的口感和风味除了与其本身的组织结构和成分有关外,水是其中主要的影响因素之一。

结合水的多少对食物的口感和风味有重要影响。当外力强迫将结合水与食物分离时,食物的品质就会下降。

鲜肉的蛋白质呈胶凝状,具有高持水力和弹性。为了保持肉类的柔嫩口感,除了传统的挂糊上浆外,通常还需要添加水。例如,将肉片或肉丝浸泡在小苏打溶液中,然后利用调料的剧烈运动(搅拌)使其渗透到原料内部,增加水分含量。

在制作茸泥类半成品时,由于快速搅拌会升高温度,导致水的结合能力降低,因此最好加入雪花状的冰屑(不要使用大块冰)或冰水,以提高盐溶性蛋白质的可溶性,增加肉的保水能力。

新鲜的鱼虾、仔鸡等含水量较高,组织结构较松散,如果长时间加热,会破坏组织纤维,导致自由水流失,使肉质变干。因此,应该采用高温短时间的加热方法,以保持肉质的鲜嫩口感。对于肉质较老的鸡、鸭等,由于含有较多的结缔组织,水分相对较少,应采用小火长时间的炖煮方法,使成菜酥烂。如果使用不恰当的加热方法,会使原料中的自由水丧失,导致肉质变干。

(3)烹饪过程中的保水方法。

北京烤鸭是一道驰名中外的美食,它的制作过程与水密不可分。在烤制前,鸭子的腹腔要用开水灌满,增加含水量,防止鸭肉过度烤制导致变老。烤制过程中,还需要在鸭皮上涂抹吸水性强的饴糖汁,这样可以避免皮部过度烤焦,使鸭皮呈现红润光亮的色泽,口感酥脆,鲜嫩可口。

上海的"小绍兴"白斩鸡选用嫩仔鸡,有着特殊的烹饪方法。首先,将洗净的鸡放入沸水锅中,迅速关火,这样突然受热能使鸡皮表面的蛋白质凝固,阻止内部水分渗出。然后焖煮 15 min 后,将鸡捞出,趁热剁成块,再迅速放回锅中浸泡 30 min,以保证鸡皮紧绷脆爽,鸡肉柔嫩多汁。

一些菜肴为了追求脆嫩爽口的口感,利用不同温度的水来达到不同的效果。例如,生鱼片在切好后需要用常温的流动水冲洗一段时间,使其松软脆嫩。凉拌海蜇则需要将海蜇放入冰水中稍微冰镇,以获得更加脆爽的口感。而脆皮黄瓜和冰水苦瓜则是将腌制好的黄瓜卷和生的苦瓜皮直接放入冰箱冷藏,上菜时取出,这样可以提升成菜的口感。

项目 1.5　人体消化系统

任务目标 ▶

1. 了解消化系统的组成
2. 了解人体消化道活动的特点
3. 掌握营养素的消化与吸收

1.5.1　人体消化系统的组成

人体的消化系统为身体担负着收集能量、转化动力的重要任务,它将人体摄入体内的食物,经过消化、吸收后,将其中对人体有用的营养成分保留、转化,而将食物残渣排出体外。

　　人体消化系统由消化道和消化腺两部分组成。消化道既是食物的通道,又是食物消化、吸收的场所。根据位置、形态和功能的不同,消化道可分为口腔、咽、食管、胃、小肠(十二指肠、空肠、回肠)、大肠(盲肠、阑尾、结肠、直肠)和肛门等,全长 8～10 m。消化腺是分泌消化液的器官,主要有唾液腺、胃腺、胰腺、肝和小肠腺,其中,胃腺和小肠腺存在于消化道的管壁内,其分泌液直接进入消化道内;唾液腺和胰腺则存在于消化道外,有专门的腺管将消化液送入消化道。消化系统解剖图如图 1-4 所示。

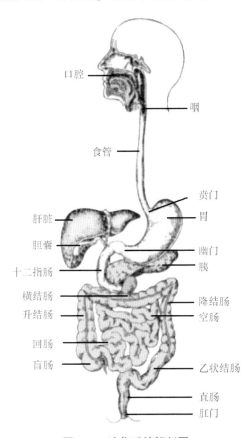

图 1-4　消化系统解剖图

1. 口腔

　　口腔是消化系统的入口,食物要在这里经过初加工后才会送入食道。这些初加工程序包括:牙齿的咀嚼、唾液(由腮腺、舌下腺、颌下腺所分泌)的混合、舌头的搅拌等。在口腔的腭弓处还有扁桃体,左右各一只,其作用为阻止细菌侵入机体。

2. 咽腔

　　咽腔在口腔与颈椎之间,是食物通向食管、空气通向气管的必经之路。

3. 食道

　　食道又称食管,它位于气管之后,就像一根管子一样,食物借助重力作用和食道肌肉的收缩作用从咽部输送到胃中。

4. 胃

胃是一个暂时贮存食物的场所,食物在其中要接受胃液的分解,然后才被送入小肠内。胃在正常情况下会以有规律的蠕动将食物磨碎并将其转运到小肠中。这种蠕动就像拉磨一样,可以将食物的体积变小。胃排空时间指的是食物在胃中停留的时间,这个时间与食物的性质和成分有关。含有高淀粉的食物在胃中停留的时间相对较短,而含有高脂肪和蛋白质的食物则需要更长时间才能排空。另外,水几乎不会停留在胃中,而是直接进入小肠,因此食物中水的含量越高,胃排空速度就越快。由于中国人的膳食是混合膳食,通常需要 4~6 h 才能完全排空胃中的食物。因此,为了满足身体的需求,每天通常需要进食 2~3 次。

5. 小肠

小肠位于腹腔的中下部,是消化管最长的一部分。它上接胃的幽门,下接大肠。其主要功能就是继续消化由胃而来的食物,并且吸收其中的营养成分,同时将食物残渣运送至大肠。小肠分为十二指肠、空肠和回肠 3 个部分。小肠中各种营养素的吸收位置如图 1-5 所示。十二指肠呈马蹄形,它的开端称为十二指肠球部,也是溃疡病的常发部位,中间部分连接着肝脏和胰腺的导管开口,末端接空肠。空肠和回肠在腹腔内,相当于腹壁,在脐的周围。小肠内因为有胰液、肠液和胆汁,所以食物在这里能被进一步地分解和消化。小肠黏膜中有丰富的毛细血管,用来吸收已消化的营养物质,同时也吸收水分和无机盐类,以供机体需要。

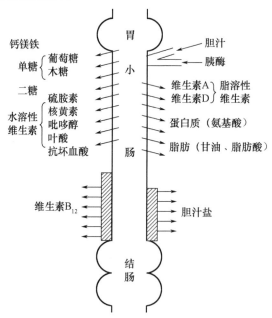

图 1-5 小肠中各种营养素的吸收位置

6. 大肠

大肠长约 1.5 m,它围绕空肠和回肠形成一个方框。根据大肠的位置和特点,大肠分为盲肠、阑尾、结肠、直肠、肛管。大肠在外形上与小肠有明显的不同,一般大肠口径较粗,肠壁较薄。食物从胃移动到小肠末端需要 30~90 min。而通过大肠则需 1~7 d。在结肠中有 3 种类型的运动。

(1)收缩:为食物提供混合作用,促进水分吸收。

(2)蠕动:通过缓慢而强有力的蠕动推动食物通过结肠。

(3)排便:当强烈的蠕动将粪便推入直肠时,产生排便运动。

大肠中含有大量细菌,主要是大肠杆菌,这些细菌会影响粪便的颜色和气味。在消化道中没有被充分消化、吸收的物质可以通过细菌作用进一步改变。例如,大豆和豆制品中含有一定量的水苏糖或棉籽糖,人体没有相应的酶来消化它们,但它们可以被肠道微生物发酵产生气体,转化为氢气、二氧化碳和短链脂肪酸等,被称为胀气因子。在制作豆腐和豆浆等豆制品时,胀气因子会被去除。没有消化的蛋白质残渣也可以被细菌转化为有气味的化合物。此外,大肠内的细菌还可以合成维生素 K、生物素和叶酸等营养素。

7. 肝

肝脏分为左右二叶,呈楔形,较大的部分位于右上腹部,是人体内最大的消化腺。肝的叶片由许许多多的肝小叶组成,每个肝小叶又由许多呈放射状排列的肝细胞所构成。肝的功能很复杂,主要有以下 3 点。

(1)参与物质代谢。

肝几乎参与体内的一切代谢过程,人们称为物质代谢的"中枢"。它是体内糖、脂类、蛋白质等有机物合成与分解、转化与运输、贮存与释放的重要场所,也与激素和维生素的代谢密切相关。

(2)分泌胆汁。

肝细胞分泌胆汁,帮助肠道内脂肪的消化和吸收,并促进脂溶性维生素的吸收。成年人的肝每日可分泌胆汁 500~1 000 ml。

(3)排泄、吞噬功能。

肝脏可以通过生物转化作用对非营养性物质(包括有毒物质)进行排泄;对进入人体内的细菌、异物进行吞噬,以保护机体。

8. 胆

胆包括肝内胆管、肝外胆管、胆囊和胆总管等部分,它的末端与胰腺的导管共用一个出口,处于十二指肠腔内。胆囊,位于肝的下面,呈鸭梨形,具有浓缩和暂时贮存胆汁的功能。

9. 胰腺

胰腺呈长叶形,它位于胃的后壁,也就是腹上部稍偏左位置。胰腺可以分泌胰液,通过胰腺管将其排到肠内。胰液中含有胰脂肪酶和胰淀粉酶,可以分解大量的脂肪和淀粉,促进肠内食物的消化。

1.5.2 人体消化道活动的特点

消化道的运动主要靠消化道肌肉层的活动来完成,消化道中除了咽、食管上端和肛门的肌肉是骨骼肌外,其余均由平滑肌组成。消化道平滑肌具有肌肉组织的共同特性,如兴奋性、伸展性、紧张性、节律性、敏感性等。

1. 兴奋性

消化道平滑肌收缩的潜伏期、收缩期和舒张期所占的时间一般较长,而且变异很大。所以消化道兴奋性低、收缩缓慢。

2. 伸展性

消化道平滑肌能适应实际的需要而做很大的伸展。作为容纳器官,这一特点具有重要的生理意义,如消化道中的胃,可容纳几倍于自己初始体积的食物。

3. 紧张性

消化道的平滑肌通常会保持一种微弱的持续收缩状态,这被称为紧张性。这种紧张性对于维持消化道各部分(如胃、肠等)的形状和位置非常重要,并且还使消化道的管腔内保持一定的基础压力。平滑肌的各种收缩活动都是在紧张性的基础上发生的,如胃壁平滑肌通常会处于持续性缓慢收缩状态,也被称为紧张性收缩。

4. 节律性

消化道平滑肌在离体后,在适宜的环境中仍能表现出良好的节律性运动,但其收缩速度较缓慢,节律性远不如心肌的规则性。当食物进入消化道后,依靠肠壁和胃壁肌肉的有节律运动,以及消化液、酶和胆碱的分泌,食物能够充分混合和消化,并被肠壁细胞吸收。如果缺乏这种蠕动运动,食物将无法被正常消化和吸收。当体内缺乏钾、纤维素等营养素时,肠道的收缩明显减慢,导致消化废物在肠道内滞留时间过长,水分会被大肠重新吸收,从而引发便秘、痔疮等问题。

5. 敏感性

消化道的平滑肌对电刺激不敏感,但对于机械牵张、温度和化学刺激则特别敏感。这种特点与消化道所处的生理环境密不可分。消化道内容物本身就是引起肌肉收缩以推进或排空消化道内容物的自然刺激因素。机械性刺激可以增加消化道黏膜的损伤,并破坏黏膜屏障。化学性刺激会增加胃酸的分泌,过高的胃酸对胃和十二指肠黏膜都具有侵蚀作用,是溃疡病发病的重要原因之一。因此,在饮食过程中应减少对消化道产生刺激的食物,如生冷食物、辛辣食物和容易产生气体的食物。

1.5.3 营养素的消化与吸收

食物中的各种营养素被充分地消化后,便开始被小肠黏膜吸收,最后这些营养素通过血液循环,被运输到全身各个组织细胞。消化道不同部位的吸收能力和吸收速度是不同的,这主要取决于各部分消化道的组织结构,以及食物在不同部位的消化程度和停留时间。在口腔和食管内,食物实际上是不被吸收的。在胃内,食物的吸收也很少,胃只能吸收酒精、某些药物(阿司匹林)和少量水分。小肠是吸收的主要部位,糖类、蛋白质和脂肪的消化产物大部分是在十二指肠和空肠内被吸收的,回肠有其独特的功能,即主动吸收胆盐和维生素 B_{12}。小肠内容物进入大肠时,可被吸收的物质已经很少了。大肠主要吸收水分和盐类,一般认为,结肠可吸收进入其内的 80% 的水及 90% 的钠离子和氯离子。

1. 蛋白质的消化与吸收

(1)蛋白质的消化。

唾液中虽含有少量的唾液蛋白酶能够分解蛋白质,但在整个消化过程中,其发挥的作用相对较小。蛋白质主要在胃和小肠中被消化,经过多种蛋白水解酶的催化,蛋白质被水解成氨基酸和少量寡肽,然后被吸收。

在胃中,胃黏膜分泌胃蛋白酶原,通过胃液中的盐酸或已有活性的胃蛋白作用和自我催化,经过 N 端切除几个多肽片段后,被转化为胃蛋白酶。胃蛋白酶能够催化芳香族氨基酸、蛋氨酸和亮氨酸的羧基侧肽键的水解,使食物蛋白质水解成朊、蛋白胨及少量的多肽和氨基酸。

在小肠中,胰腺分泌的胰液含有多种能够水解蛋白质的酶原。经过肠道内的致活酶的激活,这些酶原转化为具有活性的胰蛋白酶、糜蛋白酶、弹性蛋白酶和羧肽酶。胰蛋白酶、糜蛋白酶和弹性蛋白酶催化断裂肽链内部的肽键,被称为内肽酶,而羧肽酶和氨肽酶则分别催化断裂羧基末端和氨基末端的肽键,被称为外肽酶。

胰蛋白酶能够催化碱性氨基酸,如精氨酸和赖氨酸残基羧基侧肽键。糜蛋白酶能够催化芳香族氨基酸,如苯丙氨酸、酪氨酸和色氨酸残基羧基侧肽键。弹性蛋白酶的特异性较差,可以作用于各种脂肪族氨基酸,如缬氨酸、亮氨酸和丝氨酸等残基所参与组成的肽键。羧肽酶 A 和羧肽酶 B 分别作用于带有游离羧基的中性氨基酸和碱性氨基酸残基所形成的肽键。胰蛋白酶作用后产生的肽可以进一步被羧肽酶 B 水解,而糜蛋白酶和弹性蛋白酶水解产生的肽可以进一步被羧肽酶 A 水解。

大豆、棉籽、花生、油菜籽和菜豆等食物中含有能够抑制胰蛋白酶和糜蛋白酶等多种蛋白酶的物质,这些物质被统称为蛋白酶抑制剂,它们的存在会妨碍蛋白质的消化和吸收。然而,这些蛋白酶抑制剂可以通过加热来去除,常压蒸汽加热 0.5 h 即可破坏它们的活性。

胰液水解蛋白质后,只有 1/3 的产物变成了氨基酸,其余的是寡肽。在肠黏膜细胞中存在寡肽酶,这些酶从肽链的氨基末端或羧基末端逐步水解,生成二肽化合物。然后,经过二肽酶的催化水解,最终完全水解为氨基酸。食物中的蛋白质在消化道内会经历这样的水解过程,蛋白质的消化示意图如图 1-6 所示。

知识拓展 ▶

　　大豆及豆制品中含有一定量的棉子糖和水苏糖等,人体消化道内没有分解它们的酶,故它们不能被消化,但它们可以被肠道内的一些微生物发酵产气。大豆加工成豆腐时,此胀气因子可被除掉。

食物中的纤维素尽管也是由葡萄糖分子组成的,但是这些葡萄糖是以 β-1,4-1 糖苷键的形式相连的。人体消化道内不含水解 β-1,4-糖苷键的酶,所以纤维素、果胶、海藻胶等多糖类物质都不能被人体消化和吸收,但可被肠道内的微生物分解。

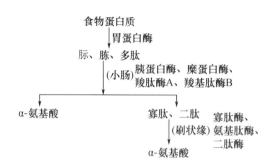

图1-6 蛋白质的消化示意图

(2)蛋白质消化产物的吸收。

食物中的蛋白质在被水解成氨基酸后,会立即被小肠黏膜吸收。和单糖的吸收一样,氨基酸的吸收也是一种主动转运过程,需要特定的转运载体和能量消耗。在正常情况下,只有氨基酸和少量的二肽、三肽可以被小肠绒毛内的毛细血管吸收,进入血液循环。四肽以上的氨基酸需要进一步水解才能被吸收。

不同种类的氨基酸具有不同的吸收速度,这取决于不同转运系统的主动转运过程。中性转运系统可以转运芳香族氨基酸、脂肪族氨基酸、含硫氨基酸、组氨酸、谷氨酰胺等,它的转运速度最快。碱性转运系统主要转运赖氨酸和精氨酸,其转运速度较慢,只有中性转运系统转运速度的10%。酸性转运系统转运天门冬氨酸和谷氨酸,转运速度最慢。

由于氨基酸是动物蛋白质和植物蛋白质的基本组成单位,它们可以被人体吸收并重新合成人体蛋白质。然而,天然蛋白质具有其自身的特异性,不能直接被身体利用,甚至可能引起过敏反应。

2. 脂类的消化与吸收

(1)脂类的消化。

脂类的消化主要发生在小肠中。虽然胃中也含有少量的脂肪酶,但是这种酶的最适 pH 值为 6.3~7。然而,胃是一个酸性环境,pH 值为 1~2,不利于脂肪酶的作用。因此,一般认为脂肪在胃里不易被消化。

当脂肪进入小肠后,通过小肠的蠕动及胆汁中的胆汁酸盐的作用,食物中的脂类被乳化。乳化使不溶于水的脂肪分散成水包油的小胶体颗粒,提高了脂肪的溶解度,并增加了酶与脂肪的接触面积,有利于脂肪的消化和吸收。

在形成的水油界面上,小肠分泌的胰液中含有多种酶(如胰脂肪酶、辅脂酶、胆固醇酯酶和磷脂酶),开始对食物中的脂类进行消化。这些酶会将脂肪分解,产生甘油二酯、甘油一酯、脂肪酸和甘油等消化产物。

(2)脂类的吸收。

脂类的吸收主要发生在十二指肠的下部和空肠的上部。低于 12 个碳原子的中、短链脂肪酸和甘油分子可以直接被小肠黏膜内壁吸收,经过血液循环进入肝脏,这些脂类通过血液循环静脉进入肝脏。牛奶中富含短链脂肪酸,因此奶油的消化率最高,而长链脂肪酸的吸收是通过小肠黏膜进入肠壁末端的淋巴管的。在淋巴管中,长链脂肪酸与甘油再次结合,形成具有机体特性的甘油三酯。这些甘油三酯与胆固醇、蛋白质、磷脂等结合,形成乳糜微粒。乳糜微粒是一种颗粒最大、密度最低的脂蛋白,是食物脂肪的主要运输形式。乳糜微粒随着血液流动遍布全身,以满足机体对脂肪和能量的需求,最终被肝脏吸收。在肝脏中,脂类进一步被裂解和再合成,并储存于脂肪组织中,作为能量和合成材料的储备。

(3)影响脂类消化、吸收的因素。

①脂肪的熔点。

如不饱和脂肪酸双键含量越多,熔点较低时,其消化、吸收率也越高。常温下为液态的植物性油脂能很好地被消化、吸收,利用率也高,而且不易产生饱腹感;动物性油脂由于其熔点较高,消化率较低。另外,当脂肪乳化剂不足时,可降低其吸收率。

②脂肪摄取量。

大部分油脂都可完全被吸收与利用,但是当大量进食脂肪或过于油腻的食物时,油脂来不及消化,吸收也会减慢,并有部分从粪便中排出。

③脂肪酸的组成。

一般来说,含短链脂肪酸的脂肪比长链的吸收快;含奇数碳链脂肪酸的脂肪比含偶数碳链脂肪酸的吸收慢。

④钙。

摄入过量的钙会影响高熔点脂肪的吸收,但不影响多不饱和脂肪酸的吸收,可能是钙离子与饱和脂肪酸形成不溶性的钙盐所致。

⑤年龄。

婴儿对脂肪的吸收率比较低,老年人对脂肪的吸收和代谢都比年轻人慢。

3. 糖类的消化与吸收

(1)糖类的消化。

人体从外界摄入的糖类主要是淀粉,淀粉的消化从口腔开始,口腔内有 3 对大唾液腺及无数散在的小唾液腺,它们可以分泌唾液。唾液内含有唾液淀粉酶,可使淀粉水解成糊精和麦芽糖,因为食物在口腔中停留的时间较短,所以淀粉的水解程度不大。食物进入胃后因胃酸的作用,唾液淀粉酶很快失去活性,淀粉的消化也立即停止。

淀粉的消化主要在小肠进行。来自胰液的 α-淀粉酶可将淀粉的 α-1,4-糖苷水解成 α-糊精及麦芽糖,肠黏膜上皮细胞也有同样的酶,以进一步消化,将 α-糊精中的 α-1,6-糖苷键及 α-1,4-糖苷键水解,最后将糊精和麦芽糖等水解为葡萄糖。糖类的消化示意图如图 1-7 所示。此外,蔗糖酶、乳糖酶也可将食品中的蔗糖、乳糖水解为果糖、葡萄糖和半乳糖。总之食物中的糖类在小肠上段几乎全部被消化成单糖。

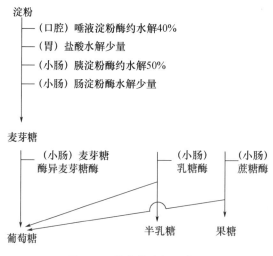

图1-7 糖类的消化示意图

(2)糖类消化产物的吸收。

食物中的糖类被消化成单糖后,在小肠几乎全部被吸收。各种单糖的吸收速率不同,己糖的吸收速率比戊糖快,若葡萄糖的吸收速率为100,则各种单糖的吸收速率依次为:D-半乳糖(110)>D-葡萄糖(100)>D-果糖(70)>木糖醇(36)>山梨醇(29)。半乳糖和葡萄糖的吸收是主动转运,戊糖和多元醇则以单纯扩散的方式吸收,果糖以易化扩散的方式吸收。

4. 维生素和矿物质的消化与吸收

(1)维生素的消化与吸收。

人体消化道没有分解维生素的酶。胃液的酸性、肠液的碱性及氧气的存在都会影响维生素的稳定性。水溶性维生素在动植物型食品的细胞中以结合蛋白质的形式存在。在细胞崩解和蛋白质消化过程中,这些结合物被分解,释放出维生素。水溶性维生素通常通过简单扩散方式被充分吸收,尤其是分子量较小的维生素更容易被吸收。然而,分子量较大的维生素 B_{12} 必须与胃分泌的内因子结合形成复合物后才能被吸收,而且吸收发生在回肠。

脂溶性维生素溶解于脂肪中,可随脂肪的乳化与分散同时被消化。其吸收机制可能与油脂相同,属于被动转运的扩散,吸收部位仍在小肠上端。因此,脂溶性维生素的消化、吸收受脂肪消化、吸收的影响。当脂肪消化、吸收不良时,脂溶性维生素的消化、吸收也会受到影响。此外,由于脂溶性维生素能在体内积聚,长期过量摄入可能导致中毒。

维生素只有在一定的 pH 值范围内,而且往往是在无氧的条件下才具有最大的稳定性,故易氧化的维生素在消化过程中也可能被破坏。

(2)矿物质的消化与吸收。

许多矿物质在食物中以溶解状态存在时,如钾、钠、氯等,可以直接被机体吸收。然而,当它们以结合状态存在时,如钙结合在乳酪蛋白中的磷酸根上,铁存在于血红蛋白中,许多微量元素存在于酶内部时,胃肠道中缺乏酶能够分解这些化合物中的矿物质。在上述食物有机成分的消化过程中,这些结合的矿物质通常会被释放出来。矿物质可以通过简单扩散被动吸收,也可以通过特殊的转运途径主动吸收。

知识拓展 ▶

营养素的吸收方式主要有以下 3 种:

(1)被动扩散:物质透过细胞膜时,从浓度高的一侧向浓度低的一侧透过(顺浓度梯度)。这个过程不需要消耗能量,也不需要载体蛋白质的协助。被动扩散的速度取决于物质与细胞膜脂双层分子的溶解度和自身分子的大小。

(2)主动运输:物质逆浓度梯度通过细胞膜时,需要载体蛋白质的协助,是一个耗能过程。例如,即使在血液和肠腔中葡萄糖比例为 200:1 时,葡萄糖的吸收仍然可以进行,并且速度很快。

(3)载体介导的扩散(易化扩散):这是被动扩散的一种形式,也是顺浓度梯度透过细胞膜的过程,不需要消耗能量。然而,对于非脂溶性物质或亲水物质(如钾离子、钠离子、氨基酸等),它们不能直接通过细胞膜的脂双层,需要膜上特殊的蛋白质载体。这些载体与进入细胞的离子或物质有特殊的亲和力,当它们结合后,可以改变载体蛋白质的空间构型,形成离子通道,使物质得以通过细胞膜。

【模块 1　测验】

1. 下列属于必需氨基酸的是　　　　　　　　　　　　　　　　　　(　)

A. 苏氨酸、苯丙氨酸、色氨酸、缬氨酸

B. 丙氨酸、苏氨酸、甘氨酸、缬氨酸

C. 蛋氨酸、丙氨酸、精氨酸、赖氨酸

D. 异亮氨酸、亮氨酸、蛋氨酸、谷氨酸

E. 丙氨酸、精氨酸、蛋氨酸、甘氨酸

2. 下列属于供能营养素的是　　　　　　　　　　　　　　　　　　(　)

A. 维生素、脂肪、蛋白质、碳水化合物

B. 蛋白质、维生素、糖类

C. 蛋白质、脂肪、维生素

D. 矿物质、维生素、糖类

E. 蛋白质、脂肪、糖类

3. 下列属于单糖的是　　　　　　　　　　　　　　　　　　　　　(　)

A. 蔗糖

B. 果糖

C. 乳糖

D. 麦芽糖

E. 海藻糖

4. 下列营养素中为人体提供能量最多的是 （　　）

A. 糖类

B. 油脂

C. 蛋白质

D. 维生素

E. 纤维素

5. 人体唯一的氮来源是 （　　）

A. 蛋白质

B. 矿物质

C. 脂类

D. 糖

E. 维生素

6. 下列哪个酶与蛋白质的水解有关 （　　）

A. 淀粉酶

B. 脂肪酶

C. 蛋白酶

D. 核酸酶

E. 纤维素酶

7. 消化系统的起始点是 （　　）

A. 口腔

B. 食道

C. 胃

D. 十二指肠

E. 肠道

8. 淀粉能够在人的口腔中转变为麦芽糖,是因为人的唾液中含有 （　　）

A. 水

B. 酶

C. 淀粉

D. 麦芽糖

E. 盐

9. 如果胃的结构发生了病变,首先影响哪种食物成分的消化 （　　）

A. 糖类

B. 脂肪

C. 蛋白质

D. 维生素

E. 纤维素

10. 消化食物和吸收营养物质的主要场所是 　　　　　　　　　　　　（　　　）

A. 小肠

B. 胃

C. 口腔

D. 食道

E. 胆

模块 2 常见烹饪原料的营养价值

学习目标 ▶ —————————————————————————

烹饪原料是指可以用各种烹饪加工方法制作各种菜点的原材料。烹饪原料的营养价值是指烹饪原料中所含营养素的种类、数量、质量及可被人体利用的程度。一般来说，由于各种食物所含能量、营养素的种类和数量不同，故营养价值有高低之分。营养素种类齐全、数量及比例适宜、易被人体消化、吸收的食物，营养价值相对较高；营养素种类不全、数量欠缺或比例不佳、不易被机体消化、吸收利用的食物，营养价值相对较低。各类食物的可食部位、形态物性、营养价值不同，在赋予它们各有特色的搭配需求和烹饪方式上，合格的烹饪营养师一定不仅仅是会纸上谈兵的人，同时还更应该是可以下得厨房、物尽所用的美食家，这是爱生活的具体表现，爱生活是其他一切情怀的基础。党的二十大也提出要强化食品药品安全监管，烹饪原料是制作一切菜点的物质基础，因此要求无毒、无害、有营养价值。

通过本模块的学习，应达到以下目标：

1. 思政目标

通过合理选用原料，让学生明白和谐共生的道理；通过原料可能存在的安全隐患问题，让学生树立食以安为先的道理，并且树立生命至上的理念；通过人与自然和谐相处规律的渗透，让学生明白要尊重每个物种。

2. 知识目标

了解食物营养价值的评价及意义；了解植物性烹饪原料的营养价值；了解动物性烹饪原料的营养价值；了解调味品及其他食品的营养价值。

3. 能力目标

引导学生合理利用烹饪原料的营养，使原料在烹饪中得到合理的使用，有效地发挥其使用价值和食用价值。为菜点制作提供合适的原料，保证基本质量。

项目 2.1 植物性烹饪原料的营养价值

植物性烹饪原料是指可供食用的粮食、蔬菜、果品及加工性制品的总称。为了方便原料的归类，我们把食用菌藻类列入蔬菜的范围。

2.1.1　谷类

任务目标 ▶

1. 了解谷类的结构和营养素分布
2. 掌握谷类的营养成分
3. 掌握常见谷类的营养价值
4. 加工、烹饪对谷类营养价值的影响

谷类是重要的烹饪原料,在我国膳食结构中占有重要地位。谷类食物主要包括稻谷、小麦、玉米、高粱、小米、大麦、燕麦、荞麦等。谷类经过加工、烹饪可制成各式主食制品,主要给人类提供糖类、蛋白质、膳食纤维肌及 B 族维生素等。人体每天所需的能量有 60%~70% 来源于谷类,所需的蛋白质也有相当数量是来自谷类及其制品。谷类的营养成分随种类、品种、地区、气候、土壤及施肥、灌溉等耕作措施的不同而不同,也与加工方法和精度有密切关系。

1. 谷类的结构和营养素分布

谷类种子的大小、形状有所差异,但是其结构基本相似(荞麦除外),一般由谷壳、谷皮、糊粉层、胚乳和谷胚(胚芽)组成,如图 2-1 所示。

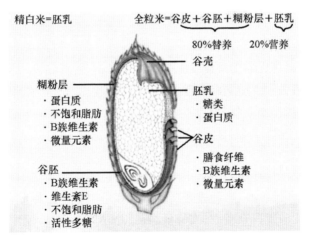

图 2-1　谷类的结构

(1)谷皮。

谷皮是谷类的最外层,主要由纤维素、半纤维素等组成,含有一定量的蛋白质、脂肪和维生素,含有较多的矿物质。谷皮在加工过程中作为糠麸被除去,因此相当数量的 B 族维生素和矿物质随糠麸一同流失。

(2)糊粉层。

糊粉层位于谷皮与胚乳之间,由厚壁细胞组成,纤维素含量较多,并含有较多的蛋白质、脂肪、维生素和矿物质,有较高的营养价值。加工碾磨时若过细,易与谷皮同时脱落,而混入糠麸中。

(3)胚乳。

胚乳是谷类的主要部分,含有大量的淀粉、较多的蛋白质、少量的脂肪和矿物质。

(4)谷胚。

谷胚位于谷粒的一端,富含脂肪、蛋白质、B族维生素和维生素E。谷胚质地比较软而有韧性,不易碎,加工时易与胚乳分离进入糠麸中。

2. 谷类的营养成分

(1)糖类。

谷类中的糖类主要为淀粉,集中在胚乳的淀粉细胞中,含量在70%以上,是膳食能量的主要来源。谷类淀粉有直链淀粉和支链淀粉两种,前者易溶于水,较黏稠,易消化;后者则相反。研究认为直链淀粉使血糖升高的幅度较小,目前高科技农业已培育出直链淀粉达70%的玉米品种。

(2)蛋白质。

谷类中的蛋白质主要由谷蛋白、白蛋白、醇溶蛋白和球蛋白组成。谷类因品种和种植地点不同,蛋白质含量也不同,谷类蛋白质含量一般为7%~12%,但谷类蛋白质氨基酸组成不平衡,赖氨酸含量相对较低,苏氨酸、色氨酸、苯丙氨酸和蛋氨酸含量偏低,因此谷类食物蛋白质营养价值低于动物性食品。

知识拓展 ▶ ─────────────────────────────

目前采用赖氨酸强化谷类来提高其蛋白质营养价值,或谷类与大豆或薯类、动物性食品混合食用,利用蛋白质的互补作用,可明显提高其生物价。另外,在育种过程中,可利用控制基因的方法改良品种来弥补谷类蛋白质的缺陷,提高其营养价值。

(3)脂肪。

谷类中的脂肪含量较低,约2%,玉米和小米可达3%,主要集中在糊粉层和谷胚中,谷类脂肪富含不饱和脂肪酸,质量较好。从玉米和小麦胚芽中提取的胚芽油,80%为不饱和脂肪酸,其中亚油酸占60%,具有降低血清胆固醇、防止动脉粥样硬化的作用。

知识拓展 ▶ ─────────────────────────────

谷类粮食经长期储存后,脂肪会发生氧化酸败现象,产生令人不快的脂肪氧化味。因此,游离脂肪酸值可作为粮食陈化的一个指标。

(4)矿物质。

谷类中矿物质占1.5%~3%,主要分布在谷皮和糊粉层中,以磷、钙为主,多以植酸盐的形式存在。铁含量较低,如每100 g大米中含铁1.5~3 mg,面粉含铁4.2 mg左右。

此外还含有一些微量元素。由于一般谷类中都含有植酸,能和钙、铁等生成人体无法吸收的植酸盐,对钙、铁等元素的吸收有不利影响,所以人体对谷类中的矿物质吸收利用率较低。

知识拓展 ▶

植酸是磷的一种储藏形式,在种子发芽时由植酸酶水解,可被幼芽利用。小麦粉在发酵过程中,其中的植酸可被水解消除,因此,小麦粉发酵制成馒头、面包后可提高铁、锌等矿物质的吸收率。

（5）维生素。

谷类是 B 族维生素的重要来源,如维生素 B_1、维生素 B_2、维生素 PP、泛酸、吡哆醇等,主要分布在糊粉层和谷胚中。因此,出粉率越低、谷类加工越细,上述维生素损失就越多。玉米所含维生素 PP 较多,但主要为结合型,不易被人体吸收与利用,故以玉米为主食的地区容易出现维生素 PP 缺乏病(癞皮病)。

3. 常见谷类的营养价值

（1）糙米和大米。

①糙米。

去了种皮的稻谷称之为糙米,糙米中含有胚芽、米糠层、胚乳。胚芽是未来水稻的小生命,胚芽和米糠层是米粒的营养宝库。

现代人将糙米经过多道加工后,留下的仅仅是占米粒质量 92% 的胚乳部分,而胚乳的主要成分是淀粉,所以人们在不断追求精白米的同时也使米粒中的营养成分不断被流失。

如果将糙米经生物活性技术萌动发芽变成发芽糙米,其营养就会发生急剧的变化,不仅含丰富的维生素、膳食纤维、肌醇六磷酸盐、谷胱甘肽、γ-氨基丁酸等活性功能因子,而且还有各种活性酶及游离态的微量元素,所以,发芽糙米及其系列产品、食品已成为备受人们关注和追求的"绿色米食"。

将发芽糙米与精白米按 1:3 的比例混煮,能有效提高精白米的营养价值。

知识拓展 ▶

国内对发芽糙米（图 2-2）的研究起步于2001 年,2003 年国家对"发芽糙米产业化项目"进行评审,专家认为,开发生产发芽糙米,符合我国食品工业"营养、卫生、方便"的发展趋势,对提高稻米的生物利用度,开发功能性食品提供了良好的途径。

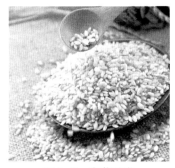

图 2-2 发芽糙米

②大米。

大米是糙米经多道加工而制得的,主要是稻谷的胚乳部分。大米中含 75% 淀粉,蛋白质 7%~8%,脂肪 1.3%~1.8%,并含有丰富的 B 族维生素等。中医认为大米味甘性平,具有补中益气、健脾养胃、益精强志、和五脏、通血脉、聪耳明目、止烦、止渴、止泻的功效,被誉为"五谷之首"。大米可分为灿米、粳米、糯米,其区别见表 2-1。

表 2-1 灿米、粳米、糯米的区别

种类	外形特点	营养价值	烹饪举例
灿米	米粒细长,灰白色,半透明,米质疏松	含淀粉、蛋白质、脂肪、维生素 B_1、维生素 B_2、钙、磷等。灿米淀粉中含直链淀粉多,米饭胀性大而黏性小,较易被人体消化和吸收	扬州炒饭
粳米	米粒短圆,色泽白,透明或半透明,质地硬	蛋白质占 7%,是蛋白质的重要来源。含人体必需的氨基酸比较全面,还含有脂肪、钙、磷、铁及 B 族维生素等多种营养成分	瘦肉粳米粥
糯米	色泽乳白,生米不透明,熟米光泽透明	含有蛋白质、脂肪、糖类、钙、磷、铁、维生素 B_1、维生素 B_2、维生素 PP 及淀粉等,营养丰富	一般不作为主食,更多的是作为小吃食品、地方风味食品的原料,如元宵、粽子、年糕等

知识拓展 ▶

稻米可加工成各种食物,其中大米煮成的粥具有很大的食疗价值,被誉为"世界第一补物"。我国食粥历史可谓源远流长,"皇帝炊谷为饭,烹谷为粥",粥历来受到人们的喜爱。《本草纲目》记载:"粳米粥利小便,止烦渴,养肠胃。"宋代文人张耒在《粥记》中云:"每晨起,食粥一大碗,空腹胃虚,谷气便作,所补不细,又极柔腻,与肠腑相得,最为饮食之良。"

（2）小麦。

小麦的成分与大米相似，主要是淀粉，每 100 g 小麦的能量大约有 1 400 kJ①；蛋白质含量较高，达到 7% ~ 12%，维生素含量比大米要多一些，矿物质也是磷多钙少。

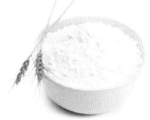

图 2-3　面粉

小麦经磨制加工后即成为面粉（图 2-3），主要成分是淀粉、蛋白质，含量高于大米，还含有维生素、钙、铁、磷、钾、镁等矿物质。按加工精度的不同，可分为特制粉、标准粉和普通粉 3 个等级，特制粉加工精度高，色白，含麸量少，标准粉颜色稍黄，含麸量多于特制粉，普通粉含麸量多于标准粉。根据使用目的不同，小麦可加工成高筋粉、中筋粉和低筋粉，其区别见表 2-2。

表 2-2　高筋粉、中筋粉、低筋粉的区别

种类	外形特点	烹饪举例
高筋粉	颜色较深，本身较有活性且光滑，手抓不易成团，蛋白质含量在 12.5% 以上，筋性强	面包、面条等
中筋粉	颜色乳白，介于高筋粉、低筋粉之间，体质半松散，蛋白质含量为 9% ~ 12%	包子、馒头、饺子、饼等
低筋粉	颜色较白，用手抓易成团，蛋白质含量为 7% ~ 9%	各种蛋糕、饼干、酥皮类点心

（3）玉米。

玉米（图 2-4）又称苞米、苞谷、棒子等。玉米按颜色可分为黄玉米、白玉米、紫玉米等；按性质可分为硬粒型、糯质型、甜质型、爆裂型等。玉米所含的淀粉略低于稻米，而蛋白质、脂肪却高于稻米。玉米中的维生素含量也非常高，如维生素 B_1、维生素 B_2、维生素 E、维生素 PP、胡萝卜素等，是稻米、小麦的 5 ~ 10 倍。经测定，每 100 g 玉米可以提供近 300 mg 的钙，几乎与乳制品中的钙差不多。但玉米中的蛋白质缺乏

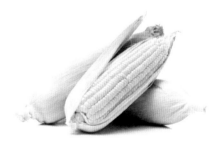

图 2-4　玉米

赖氨酸和色氨酸，所以蛋白质的生物价低。玉米胚中，脂肪含量丰富，出油率达 97% 以上，其不饱和脂肪酸含量占 85% 左右，其中，亚油酸占 47.8%，经常食用可降低人体血液中胆固醇的含量。玉米油中还含有丰富的维生素 E，有抗脂肪氧化的作用，对延缓衰老

①　这一数值会因小麦的具体品种和加工方式略有变化，具体数值会有所不同。

有功效。

(4)小米。

小米(图2-5)又称粟、粟米,分为粳性小米、糯性小米和混合小米,一般以色黄、粒大、油润、味佳为好。小米中糖类和蛋白质的含量与稻米近似,脂肪含量略高于大米。蛋白质中有谷蛋白、醇溶蛋白、球蛋白等,还含有丰富的谷氨酸、脯氨酸、丙氨酸和蛋氨酸等。由于小米在碾制过程中只是碾去外皮,可以保留下较多的维生素,因此小米中维生素 B_1 和维生素 B_2 的含量很丰富,比大米、白面高好几倍。此外,小米还含有少量的胡萝卜素,钙、磷、铁的含量也比大米丰富。

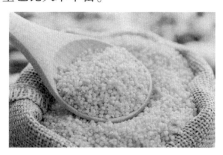

图 2-5　小米

小米营养优势十分突出,具有促进食欲、健脾胃、滋养肾气、补虚清热的功效,且一般人皆可食用。小米粥表面漂浮的一层形如油膏的黏稠物为"米油",营养极为丰富,可代参汤。焖小米饭的锅巴,有补气健脾、消积止泻的功效,对脾虚久泻、食积腹痛、小儿消化不良有显著食疗作用。

(5)燕麦。

燕麦(图2-6)又称雀麦,可分为裸粒燕麦和带壳燕麦两种,裸粒燕麦可食用,带壳燕麦多作饲料。燕麦的蛋白质和脂肪的含量明显高于一般谷类食物。燕麦蛋白质含有人体所需的氨基酸,特别是赖氨酸。燕麦中含丰富的膳食纤维。可溶性的燕麦纤维,容易被人体吸收,有降血脂的作用,特别是裸粒燕麦中有对人体有益的亚油酸等不饱和脂肪酸,并含有皂苷,可抑制胆固醇水平升高,对降脂有效。燕麦中还含有类酯酶、磷酸酶、糖苷酶、脂肪氧化酶等多种酶类,并具有较强的活力,有抗衰老的作用,常食燕麦能抑制老年斑的形成。

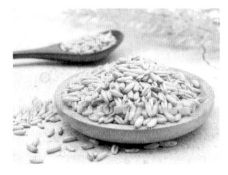

图 2-6　燕麦

4. 谷类加工、烹调对营养价值的影响

(1)加工。

谷类加工的目的是通过适当碾磨除去谷皮,使谷物更易于烹饪和有利于人体消化与吸收,由于谷粒的营养素分布不均,在加工时会因加工程度不同,产物的营养素含量也会有所不同。精细加工的谷类出粉(米)率低,口感好,消化、吸收率高,但有些维生素和矿物质等重要的营养素会进入糠麸中;粗糙加工的谷类出粉(米)率高,营养素损失少,但口感差,且消化、吸收率也相应降低,由于含有较多的植酸和纤维素,还会影响其他营养素的吸收,如植酸与钙、铁、锌等螯合成植酸盐,不能被机体利用,也不易储存。近 20 年来,随经济水平快速发展,我国居民对精米、精面的食用比例增加,因而在有些人群中出现 B 族维生素缺乏的情况。为了保障人民的健康,应采取一些措施来强化米面的营养,比如提倡粗细粮混合食用等方法来克服精细米和面的营养缺陷。同时,也可以研究改良谷类加工工艺和设备,在保持良好口感的同时尽可能多地保留糊粉层,以最大限度地防止营养素的流失。

(2)烹饪。

谷类在烹饪前必须经过淘洗,在淘洗过程中即可使水溶性维生素和无机盐发生损失。淘米时水温高,搓洗次数多,浸泡时间长,营养素的损失就大。谷类烹饪的目的是让谷类更易于人体消化、吸收、利用,不同的烹饪方式营养素损失的程度不同,主要是对 B 族维生素的影响,因蛋白质和矿物质在烹饪中损失不大,但用高温油炸时损失较大。如油条制作,因加碱及高温油炸会使维生素 B_1 全部损失,维生素 B_2 和维生素 PP 仅保留一半。面食在焙烤时,还原糖与氨基化合物发生褐变反应(又称美拉德反应)产生的褐色物质,在消化道中不能水解,故无营养价值,而且使赖氨酸失去效能。因此焙烤温度和糖的用量是影响焙烤食品营养价值的因素之一。

2.1.2　豆类

任务目标 ▶

1. 掌握豆类的营养价值
2. 掌握豆制品的营养价值
3. 掌握加工、烹饪对豆类营养价值的影响

豆类泛指所有能产生豆荚的豆科植物,是以收获籽粒兼作蔬菜供人们食用的豆科作物的统称。

豆类的品种很多,据其营养成分的不同,豆类可分为大豆类和其他豆类。大豆类按种皮的颜色可分为黄豆、青豆、黑豆、褐豆和双色豆 5 种。其他豆类包括蚕豆、豌豆、绿豆、赤豆等。豆制品是以大豆、绿豆、豌豆等豆类为主要原料,经加工而成的半成品食物,包括豆浆、豆腐、豆腐皮等。大多数豆制品是由大豆的豆浆凝固而成的豆腐及其再制品。

1. 大豆类的营养价值

（1）大豆的营养成分。

①蛋白质。

大豆是蛋白质含量最高的天然植物食品，其蛋白质含量高达 35%~40%。大豆蛋白质是优质的，其氨基酸组成与人体所需相近，而且其赖氨酸含量是谷物蛋白质的 2 倍以上，蛋氨酸含量相对较低。如果我们将其与缺乏赖氨酸的谷物一同食用，就能实现蛋白质的互补效果，使混合后的蛋白质生物价等同于肉类蛋白。因此，我们应大力推广食用豆类。

②脂肪等。

大豆含有 20%左右的脂肪，其中 80.7%为不饱和脂肪酸，亚油酸含量为 50.8%，亚油酸为人体必需脂肪酸，含有丰富的磷脂，具有较强抗氧化能力的维生素 E、固醇类物质、类胡萝卜素和叶绿素，所以豆油具有较高的营养价值。

③糖类。

大豆中几乎不含淀粉，约含 10%的可溶性糖类，其中一半是蔗糖，另一半是棉籽糖、水苏糖等。棉籽糖、水苏糖在人体消化道中无法被分解和利用，但在肠道中能被细菌发酵，产生二氧化碳和氨，可引起腹胀，但同时也是双歧杆菌生长的促进因子。此外，大豆中约含 24%的不溶性糖类，是膳食纤维的重要来源。

④维生素。

大豆中各种 B 族维生素的含量都比较高，如维生素 B_1、维生素 B_2 的含量是面粉的 2 倍以上。大豆含有少量胡萝卜素。但是，干大豆中不含维生素 C 和维生素 D。

⑤矿物质。

大豆（图 2-7）中含有丰富的矿物质，总含量为 4.5%~5.0%。其中钙的含量高于普通谷类食品，铁、锰、锌、铜、硒等微量元素的含量也较高。此外，豆类是一类高钾、高镁、低钠的碱性食品，有利于维持体液的酸碱平衡。但是，大豆中的矿物质生物利用率较低，如铁的生物利用率仅有 3%左右。

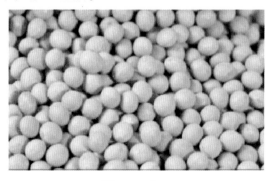

图 2-7　大豆

知识拓展 ▶

我国是大豆的发源地，大豆在我国的栽培历史已经长达约五千年。同时，我国也是最早研究并生产豆制品的国家。在西周到春秋时期，人们将大豆（也称为菽）作为主要的粮食来源。《清稗类钞》中记载："豆腐,以黄豆为之。造法:水浸磨浆,去渣滓,煎成,淀以盐卤汁,就釜收之,又有入缸以石膏末收之者。"意思是将大豆浸泡在水中,磨成浆,去掉渣滓,然后煮成淀粉,加入盐和卤汁。之后,将其放入锅中烹煮,也有的人会在豆腐缸里加入石膏。据传豆腐的这种制作方法是由汉代的淮南王刘安发明的。

(2)大豆中的抗营养因子。

大豆中含有一些可能对人体不利的成分,这些成分通常被称为抗营养因子,因为它们可能阻碍我们从食物中吸收营养。在食用大豆时,我们需要注意这些因素并采取适当的处理方法。

①蛋白酶抑制剂。

大豆和其他豆类中含有一种称为蛋白酶抑制剂的特殊蛋白质。它可以影响我们体内的消化酶,如胰蛋白酶和胃蛋白酶,从而阻碍我们消化和吸收食物中的蛋白质。但是,经过蒸汽或高压蒸煮后,这种蛋白质可以被破坏,所以生大豆的消化利用率相对较低。

②植物红细胞凝集素。

大豆中含有一种名为植物红细胞凝集素的糖蛋白,它可以与人体红细胞结合,导致红细胞凝聚,对人体有一定毒性。不过,适当的湿热处理和蛋白酶处理可以破坏其活性,防止它在人体内引发凝血。

③植酸。

豆类尤其是大豆中含有大量的植酸。植酸是一种含有磷的化合物,大豆中的磷大部分以植酸的形式存在。植酸可以与蛋白质、钙、磷、铁、锌等结合,妨碍这些营养素的吸收。通过发芽等方式,我们可以分解植酸,从而提高大豆中铁、锌、钙、镁等的吸收率。

④皂苷及其生理功能。

大豆皂苷有苦味,被视为抗营养因子。所以在加工大豆制品时,人们总是千方百计地想把它除去,但是近几年,越来越多的研究发现,大豆皂苷具有特殊的生理活性:a.降低血中胆固醇和甘油三酯的含量;b.消除自由基;c.抗氧化;d.抑制肿瘤细胞生长;e.抗血栓;f.抗病毒。

⑤豆腥味。

大豆中富含脂肪氧化酶,这不仅是导致豆腥味的主要原因之一,还容易造成脂肪酸的氧化酸败和胡萝卜素的减少。95 ℃以上加热 10~15 min 的方法可去除部分豆腥味。

⑥胀气因子。

胀气因子是在制作浓缩和分离大豆蛋白时产生的副产品。它主要由大豆低聚糖,如棉子糖和水苏糖等组成。这些糖是人体无法消化的,但在大肠中可以被细菌发酵分解,产生大量的二氧化碳等气体,因此吃大豆容易引起胀气。这些低聚糖被统称为胀气因子。

在过去,胀气因子常被视为抗营养因素,但实际上,它们并不会阻碍营养素的吸收。另外,这些低聚糖还可以被肠道中的双歧杆菌所利用,能增进双歧杆菌的繁殖,对人体有益。

（3）大豆中的生物活性成分。

大豆异黄酮是黄酮类化合物中的一种,主要存在于豆科植物中,由于是从植物中提取的,又与雌激素有相似结构,因此大豆异黄酮又称类植物雌激素,能够改善皮肤水分及弹性状况,缓解更年期综合征和改善骨质疏松。大豆异黄酮的雌激素作用影响到激素分泌、代谢生物学活性、蛋白质合成、生长因子活性。

2. 其他豆类的营养价值

蚕豆、豌豆、绿豆、赤豆、豇豆、芸豆、扁豆等也具有较高的营养价值,它们的脂肪含量低而淀粉含量高,被称为淀粉类干豆。其淀粉含量达 55%～60%,而脂肪含量低于2%,所以常被列入粮食类。蛋白质含量一般都在 20%以上,其蛋白质的质量较好,富含赖氨酸,但是蛋氨酸不足,因此也可以很好地与谷类食品发挥营养互补作用。B 族维生素和矿物质含量也比较高,与大豆相当。鲜豆类和豆芽中其维生素 B_1 和维生素 C 的含量较高,常被列入蔬菜类中。

3. 豆制品的营养价值

豆制品不仅指以大豆为原料的制品,还包括用其他豆类原料生产的制品,如豆浆、豆腐、豆腐干、豆腐皮、腐竹等;发酵豆制品,如腐乳、豆瓣酱等。下面介绍几种经常食用的豆制品。

（1）豆腐。

豆腐（图 2-8）是我国人民发明并喜爱的一种豆制品,豆腐的原料为大豆,制成的成品含水量为 80%以上,蛋白质含量为 6%～10%,脂肪含量一般为 3%左右,还含有一些糖类。

豆腐在加工的过程中除去了大量的膳食纤维,各种营养素的利用率都有所增加,以蛋白质为例,整粒大豆蛋白质的消化率为 65%左右,加工为豆腐后,蛋白质的消化率提高 92%～96%。此外,钙、铁、锌等矿物质的消化率也有所提高。

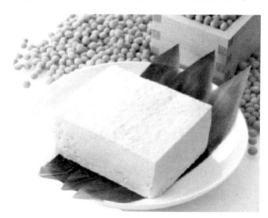

图 2-8　豆腐

（2）豆浆。

豆浆（图 2-9）是我国人民经常饮用的一种豆制品,含蛋白质 1.5%～5%,主要与原料使用的量和加水量有关;其脂肪含量不高,为 0.5%~1.5%;其糖类的含量为 1.5%~ 3.7%。豆浆的营养素结构与含量比较适合老年人及高血脂者饮用,因为豆浆中的脂肪含量低。

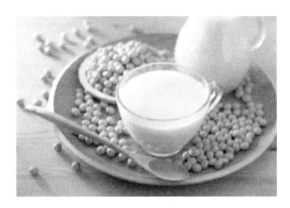

图 2-9　豆浆

(3)豆腐干与豆腐皮。

与豆腐相比,豆腐干中水分的含量明显降低,为 65%~78%,因而,各种营养素的含量都有所增加。豆腐皮(图 2-10)即千张,又称百叶,水分含量更低,只有 50%~65%,蛋白质的含量可达 20%~35%,其他营养素含量都有不同程度的增加。

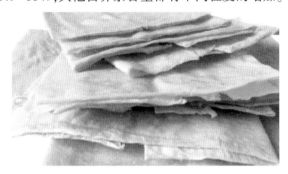

图 2-10　豆腐皮

(4)发酵豆制品。

发酵豆制品包括豆豉、豆瓣酱、豆腐乳、臭豆腐等。大豆经过发酵工艺后,蛋白质部分分解,较易消化和吸收,其中某些营养素的含量增加,特别是维生素 B_2,由于微生物在发酵过程中可以合成,因而,以豆豉为例,每 100 g 中维生素 B_2 的含量约为 0.61 mg,明显高于其他豆制品。

(5)豆芽。

黄豆与绿豆都可以制作成豆芽(图 2-11)。豆芽除含有豆类的营养素外,其显著的特点是豆类在发芽的过程中能产生维生素 C,100 g 黄豆芽的维生素 C 含量可高达 25 mg,每 100 g 绿豆芽的维生素含量可达 30 mg 左右。尽管豆芽在烹饪时会损失 60%~ 70%的维生素 C,但在新鲜蔬菜缺乏的地区或季节,豆芽仍然是维生素 C 的较好来源。

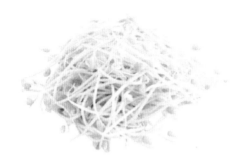

图 2-11　豆芽

讨论探究 ▶

问题一：为什么吃大豆会导致胃部胀气呢？

答：胀气因子是在制作浓缩和分离大豆蛋白时产生的副产品。它主要由大豆低聚糖，如棉子糖和水苏糖等组成。这些糖是人体无法消化的，但在大肠中可以被细菌发酵分解，产生大量的二氧化碳等气体，因此吃大豆容易引起胀气。

问题二：坊间传言，豆制品里含有雌激素，食用后容易患乳腺癌，所以最好少吃。这种说法正确吗？

答：这种说法不正确。雌激素是一种正常的生理激素，它的主要功能是加速蛋白质的合成，推动女性乳腺和生殖器官的发育，以及促进骨骼的闭合。然而，任何事物都需要平衡，雌激素水平过低可能会导致女性皮肤变得干燥和皱纹增多。同时，如果体内的雌激素水平持续过高，可能会引起卵巢功能亢进，增加患乳腺癌的风险。而在大豆和豆制品中，所含有的大豆异黄酮是一种植物雌激素，它与人体的雌激素是不同的。大豆异黄酮的活性只有人体雌激素的 0.1%~1%。更为重要的是，这种植物雌激素其实相当于人体雌激素的调节器。当人体内的雌激素水平不足时，植物雌激素可以发挥补充的作用；当人体内的雌激素水平过高时，植物雌激素又可以发挥抑制作用，从而帮助降低体内的雌激素水平。因此，豆制品并不会增加乳腺癌的患病风险。

问题三：豆浆加热时看见泡沫上涌是否为煮沸？

答：当豆浆加热时，我们常常会看到泡沫冒出来，误认为豆浆已经煮沸。然而，这其实是豆浆中的有机物质在受热后膨胀形成气泡所导致的现象，并不是真正的沸腾，也就是说豆浆还没有煮熟。未煮熟的豆浆对人体是有害的，因为它含有两种有毒物质，可能会导致蛋白质代谢障碍，并对胃肠道产生刺激，从而引发中毒症状。要防止豆浆中毒，我们应该将豆浆在 100 ℃的高温下煮沸，这样才能安全食用。如果饮用豆浆后出现头痛、呼吸困难等症状，应立刻就医，切不可耽误，否则可能会危及生命。

问题四：有人认为豆芽比原豆更有营养，你同意这小观点吗？为什么？

答：同意。尽管黄豆的蛋白质含量较高，但由于存在胰蛋白酶抑制剂，其营养价值受到限制。因此，人们推荐食用豆制品来替代黄豆。在黄豆发芽过程中，大部分胰蛋白酶抑制剂会被降解破坏。黄豆芽的蛋白质利用率比黄豆提高了约 10%。此外，黄豆中含有棉籽糖、水苏糖等寡糖,这些无法被人体吸收且容易引起腹胀。然而,在发芽过程中,这些物质会急剧下降甚至消失。黄豆发芽后,酶的作用会释放更多的钙、磷、铁、锌等矿物质元素,提高了黄豆中矿物质的人体利用率。同时,黄豆发芽后,除了维生素 C 外,胡萝卜素增加了 1~2 倍,维生素 B_2 是原来的 2~4 倍,维生素 PP 是原来的 2 倍以上,叶酸也倍增。

知识拓展 ▶

豆腐按质地可分为南豆腐和北豆腐,南豆腐的质地非常细腻,而北豆腐的质地要稍显粗糙一些。豆腐可以被加工成各种豆腐产品,主要包括半脱水产品如百叶、千张、素鸡卷和白豆干;油炸产品如豆腐泡和炸金丝;卤制产品如五香豆腐干和五香豆腐丝;熏制产品如熏素肠和熏素肚;冻制产品如冻豆腐;干制产品如豆腐皮和油腐竹;发酵产品如豆腐乳和臭豆腐。现代的科学技术已经对传统的豆腐生产工艺进行了改进,因此出现了许多新型的豆腐产品,如液体豆腐、球形豆腐、蔬菜豆腐、肉松豆腐、维生素强化豆腐和彩色豆腐等。

4. 加工、烹饪对豆类营养价值的影响

豆类的加工方法包括浸泡、磨浆、发酵、粉碎、煮沸、保温发芽和减盐等。因为豆类在天然状态下,其植物细胞壁较厚,含有难以消化的糖类和抗营养因子,这些都会影响人体对豆类营养的吸收和消化。因此,豆类的加工方法对于其营养价值的提升至关重要。

经过加工处理的豆类,其蛋白质的消化、吸收率会有明显提升。豆类通过浸泡、磨浆、加热和凝固等步骤,可以有效地去除其中的纤维素和抗营养因子。例如,炒过的大豆其蛋白质消化、吸收率仅为 50%,而整粒煮熟的大豆蛋白质消化、吸收率为 65%,加工成豆浆后可以提高至 85%,而制成豆腐后则可以达到 92%~96%,这对提升大豆的营养价值起到了很大的作用。

此外,大豆经过浸泡和保温发芽处理后,可以制成豆芽,其维生素 C 的含量从零增加到每 100 g 豆芽含有 5~10 mg。酶的作用还可以使大豆中的植酸降解,释放出更多的钙、磷、铁等矿物质,从而提高大豆中矿物质的消化、吸收率。

但在豆制品的加工过程中,也会有一部分的 B 族维生素溶解在水中,加热时会损失。例如,在豆腐加工过程中,大部分的维生素和大豆异黄酮会随着水分在凝固过程中流失。

2.1.3　蔬菜类

任务目标 ▶

1. 了解蔬菜的分类

2.掌握蔬菜和常见蔬菜的营养价值

3.掌握蔬菜在烹饪中的合理运用

蔬菜是指可以用来制作菜肴的草本植物,包括少数木本植物和部分菌藻类。蔬菜是膳食的重要组成部分,是烹饪原料的重要组成部分。我国疆土辽阔、物产丰富,蔬菜种类繁多,据不完全统计,蔬菜种类有数百种,是世界上食用蔬菜种类最多的国家。蔬菜含有丰富的糖类、维生素、矿物质等成分,有增进食欲、促进消化、维持体内酸碱平衡的作用。

1. 蔬菜的分类

蔬菜种类繁多,一般按食用部位可分为叶菜类、花菜类、根茎类、果菜类、菌藻类蔬菜。蔬菜分类见表2-3。

表2-3　蔬菜分类

分类	概念	举例
叶菜类蔬菜	叶菜类蔬菜是指以植物肥嫩的叶片和叶柄作为食用部位的蔬菜。该类蔬菜富含维生素和无机盐,而且品种多、用途广,其中既有生长期短的快熟菜,又有高产耐贮存的品种,还有起调味作用的品种,因而在蔬菜的全年供应中占有很重要的地位	普通叶菜、结球叶菜和香辛叶菜,常见的叶菜有:小白菜、荠菜、苋菜、菠菜、蕹菜、大白菜、结球甘蓝、芹菜、芫荽、韭菜、葱等
花菜类蔬菜	花菜类蔬菜是指以植物的幼嫩花部器官作为食用部位的蔬菜,该类蔬菜品种不多,但经济价值和食用价值较高	花椰菜、西蓝花、黄花菜、食用菊、朝鲜蓟等
根茎类蔬菜	根菜类蔬菜是指以植物膨大变态根、嫩茎或变态茎作为食用部位的蔬菜	最常见的品种有萝卜、马铃薯、芋艿、山药、藕、竹笋、慈姑、荸荠、洋葱、蒜头、生姜等
果菜类蔬菜	果菜类蔬菜包括瓜茄类蔬菜、豆类蔬菜	如黄瓜、西瓜、南瓜、番茄、茄子、辣椒等
菌藻类蔬菜	菌藻类蔬菜包括食用菌和藻类	常见的品种有蘑菇、香菇、平菇、木耳、银耳、紫菜、海带等

知识拓展 ▶

随着人们对饮食营养、口感的追求,以及对健康饮食需求的提升,野菜日渐成为大家餐桌上的"常客"。经过对野菜营养价值的研究,我们发现野菜富含维生素C、胡萝卜素、维生素B$_2$等维生素,其含量往往高于一般蔬菜。此外,野菜的蛋白质含量也略高于普通蔬菜,而且其氨基酸组成均衡,有利于人体消化和吸收。

然而,野菜与普通蔬菜不同,一些野菜本身具有一定的毒性,或者在烹饪过程中可能产生有毒有害物质。因此,在烹饪野菜前,我们需要了解其食用性和安全性,并采用适当的烹饪方法。常见的可以直接烹饪的野菜有荠菜、蕨菜、香椿、马齿苋、鱼腥草、地皮菜、南苜蓿、马兰头等,这些野菜无须进行脱毒处理。

2. 蔬菜的营养价值

蔬菜是维生素和矿物质的主要来源。蔬菜还含有较多的纤维素、果胶和有机酸,能刺激胃肠蠕动和消化液的分泌,因此它们还能促进食欲和帮助消化。蔬菜在体内的最终代谢产物呈碱性,故称碱性食品,对维持体内的酸碱平衡起重要作用。

(1)维生素。

蔬菜中含有多种维生素,如维生素 C、维生素 B_2 和胡萝卜素。维生素 C 主要分布在代谢旺盛的茎、叶、花等组织结构中,与叶绿素的分布相平行,即绿色越深处维生素 C 的含量越丰富。例如,青椒、花椰菜、雪里蕻等蔬菜的维生素 C 含量非常高。虽然大多数根茎类和果实类蔬菜的维生素 C 含量相对较低,但是由于它们可以生吃,比如黄瓜和番茄,所以在烹饪过程中不会破坏维生素 C,因此其利用率实际上并不低。

β-胡萝卜素在人体内可转化成维生素 A,因此也被认为是补充维生素 A 的良好替代品。胡萝卜素与蔬菜中的其他色素共存,各种绿色、红色、橙色和紫色蔬菜都含有胡萝卜素;深色的叶菜类蔬菜,如韭菜、油菜、芹菜叶、萝卜缨、菠菜、苋菜、莴苣叶、紫苏叶、西兰花、荠菜、胡萝卜等,含有更多的胡萝卜素,每 100 g 叶菜类蔬菜约含 3 mg 胡萝卜素。相比之下,花椰菜、白萝卜等浅色蔬菜的胡萝卜素含量较低,每 100 g 只含有大约 0.02 mg,因此在膳食搭配时应注意平衡膳食,合理进行蔬菜色泽搭配。

(2)矿物质。

蔬菜的矿物质含量十分丰富,包括钾、钠、钙、镁、磷、氯、氟等。除此之外,蔬菜类还含有铜、铁、锌、碘、钴、钼、锰等微量元素。其中含钙较多的蔬菜有豇豆、菠菜、油菜、小白菜、雪里蕻、冬菜、芫荽、马铃薯、荠菜、芹菜、韭菜、嫩豌豆等;含钠比较多的蔬菜有芹菜、马兰头、榨菜、茼蒿等;含钾比较多的蔬菜有鲜豆类、辣椒、榨菜、香菇等;含铁量比较丰富的蔬菜主要有荠菜、芹菜、芫荽、荸荠、小白菜等;含铜比较多的蔬菜主要有芋头、菠菜、茄子、茴香、大白菜、荠菜、葱等;含锌比较多的蔬菜主要有大白菜、萝卜、茄子、南瓜、马铃薯等。

需要注意的是,许多蔬菜中含有较高的草酸和膳食纤维,这可能会影响人体对矿物质的吸收。草酸含量较高的蔬菜包括菠菜、空心菜、苋菜、茭白、鲜竹笋、洋葱等。

(3)蛋白质和脂肪。

蔬菜中的蛋白质含量较低,但野菜的蛋白质含量稍高于蔬菜,豆类中含植物蛋白较多,且易被人体消化和吸收。

蔬菜中的脂肪含量很低,主要存在于一些蔬菜的果实中,如油菜籽。蔬菜的不饱和脂肪酸较多,人体较容易吸收。

(4)糖类。

蔬菜中所含有的糖类主要包含淀粉、果胶、纤维素和半纤维素等。一般来说,根茎类蔬菜如马铃薯、红薯、山药、莲藕等,其淀粉含量较高,可以达到 10%~25%。在某些地区,人们将这些蔬菜作为主食或副食,因此它们在饮食中占据了相当大的比例,成为人体重要的能量来源。而其他常见的蔬菜,其淀粉含量通常只有 2%~3%。另外,一些带有甜味的蔬菜,如红薯、胡萝卜、番茄等,也含有少量的葡萄糖和蔗糖。在膳食结构中,蔬菜是膳食纤维(纤维素、半纤维素、果胶)的重要来源。纤维素和半纤维素含量较多的蔬菜主要是茎叶类蔬菜,如竹笋、茭白、莴苣、蒜薹、蕨菜等。

3. 常见蔬菜的营养价值

(1)叶菜类。

叶菜类蔬菜中尤以绿色叶菜为代表,如油菜、小白菜、雪里蕻、荠菜、韭菜等富含胡萝卜素和维生素 C,并含有一定量的维生素 B_2。绿叶菜还含有大量的钙、磷、钾、镁等微量元素,而且人体对这些维生素和微量元素的吸收与利用效率较高,因此绿叶菜是钙和铁的主要来源之一。然而,有些蔬菜,如菠菜、苋菜、空心菜等,由于含有较多的草酸,这种物质会与钙结合,形成不易溶解的草酸钙,从而影响人体对钙的吸收。为了解决这个问题,我们可以在炒菜前先用水烫一下菜,这样可以去除草酸,同时也能去掉菜的涩味。

(2)花菜类。

①花椰菜。

花椰菜(图 2-12)又称花菜、菜花。花椰菜营养丰富,含有较多的维生素 A、B 族维生素、维生素 C、维生素 E、维生素 U,以及钙、磷、铁等矿物质。

②西蓝花。

西蓝花(图 2-13)又称青花菜、绿花菜、茎椰菜。西蓝花含有较多的维生素 C 和叶绿素等营养成分。

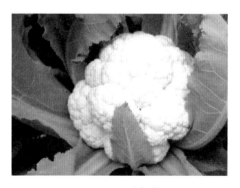

图 2-12 花椰菜

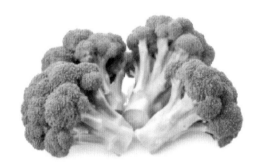

图 2-13 西蓝花

③黄花菜。

黄花菜(图 2-14)也称萱草、忘忧草、金针菜,百合科多年生草本植物,细长的枝顶端开出橘红色或橘黄色的花,十分艳丽,花蕾叫金针,它不仅可供人观赏,也可作蔬菜供人食用。黄花菜干制较多,含有丰富的花粉、糖分、蛋白质、维生素 C、钙、脂肪、胡萝卜素、氨基酸等人体必需的营养成分,具有清热、利湿、利尿、健胃消食、明目、安神、止血、通乳、消肿等功能。

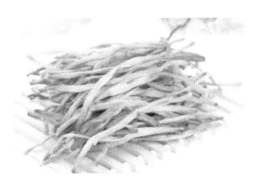

图 2-14　黄花菜

④食用菊。

食用菊又称甘菊、臭菊,以花瓣供食,含有较多的挥发性物质,能增进食欲,有清热解毒的功效。

⑤朝鲜蓟。

朝鲜蓟(图 2-15)又称洋蓟、法国百合、荷花百合,以其肥大而嫩的花托和肉质鳞片状花苞供食。朝鲜蓟营养丰富,含有糖类、蛋白质、脂肪、维生素 B_1、维生素 B_2、钙、磷、钾、铁、锌等营养成分,有增强肝肾功能、降低胆固醇之功效。

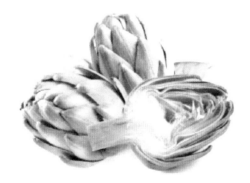

图 2-15　朝鲜蓟

知识拓展 ▶

鲜黄花菜中含有一种名为秋水仙碱的物质,这是一种有毒的成分。当我们摄入后,它会在我们的体内转化为二秋水仙碱,这种物质的毒性更大。因此,我们在食用鲜黄花菜时,每次的分量不宜过多。不过大家不用太担心,因为秋水仙碱在 60 ℃的高温下,毒性就会减弱或者消失。所以我们在食用鲜黄花菜时,应该先用开水将其焯一下,然后用清水浸泡至少 2 h,再用水将其洗净,这样就能够破坏掉秋水仙碱,食用鲜黄花菜时变得安全。

(3)根茎类。

根茎类蔬菜蛋白质含量为 1%~2%,脂肪含量不足 0.5%,糖类含量相差较大,低者

5%左右,高者可达20%以上。膳食纤维的含量较叶菜类低,约1%。胡萝卜中胡萝卜素含量最高,每100 g中可达4 130 μg。硒的含量以大蒜、芋芨、洋葱、马铃薯含量最高。

（4）果菜类。

①瓜茄类蔬菜。

瓜茄类蔬菜包括冬瓜、南瓜、丝瓜、黄瓜、茄子、番茄、辣椒等。瓜茄类蔬菜水分含量高,所以营养素含量相对较低。蛋白质含量为0.4%~1.3%,脂肪微量,糖类占0.5%~3.0%。膳食纤维含量一般,南瓜、番茄和辣椒的胡萝卜素含量最高,番茄是维生素C的良好来源。辣椒中含有丰富的硒、铁和锌,营养价值较高。

②鲜豆类蔬菜。

鲜豆类蔬菜包括毛豆、豇豆、四季豆、扁豆、豌豆等。与其他蔬菜相比,其营养素含量相对较高:蛋白质含量为2%~14%,大多在4%左右,其中毛豆可达12%以上;脂肪含量不高,除毛豆外,均在0.5%以下;糖类为4%左右;膳食纤维为1%~3%。鲜豆类蔬菜中胡萝卜素含量普遍较高,每100 g鲜豆类蔬菜中的胡萝卜素含量大多在200 μg左右,其中甘肃龙豆和广东玉豆可达500 μg/100 g以上。此外,鲜豆类蔬菜中还含有丰富的钾、钙、铁、锌、硒等。铁的含量以刀豆、蚕豆、毛豆较高,每100 g中铁的含量在3 mg以上;锌的含量以蚕豆、豌豆和芸豆中较高,每100 g中锌含量均超过1 mg;硒的含量以玉豆、龙豆、毛豆、豆角和蚕豆较高,每100 g中的含量在2 μg以上。维生素B₂的含量与绿叶蔬菜相近。

（5）菌藻类。

菌藻类蔬菜包括食用菌和藻类。食用菌是指供人类食用的真菌,有500多个品种,常见的有香菇、银耳、木耳等品种。可供人类食用的藻类有海带、紫菜、发菜等。菌藻类蔬菜富含蛋白质、膳食纤维、糖类、维生素和微量元素。发菜、香菇中的蛋白质含量最为丰富,在20%以上,且氨基酸组成比较均衡,必需氨基酸含量占蛋白质总量的60%以上。脂肪含量低,约1.0%。糖类含量为20%~35%,银耳和发菜中的含量较高,在35%左右。胡萝卜素含量差别较大,在紫菜和蘑菇中含量丰富,其他菌藻含量较低。维生素B₁和维生素B₂含量较高。微量元素含量丰富,尤其是铁、锌和硒,其含量约是其他食物的数倍。在海产植物如海带、紫菜中还含丰富的碘,每100 g干海带中碘含量可达36 mg。

知识拓展 ▶

你知道"狐狸的果实"是什么吗?其实就是我们常见的西红柿,又叫番茄,洋柿子。它原产于秘鲁和墨西哥,最初被称为"狼桃"。西红柿的果实富含营养,风味独特,可以直接吃,也可以烹饪或加工成番茄酱、果汁或罐头。西红柿最初在南美洲生长,由于其鲜艳的颜色,人们对它非常警惕,尊其为"狐狸的果实",仅供欣赏,不敢品尝。然而,一次一个画家在画西红柿时感到饥渴难耐,忍不住尝了一个,从那以后,西红柿才开始走上人们的餐桌。在西方,它被称为番茄,传入中国后,因为其外形与柿子相似,我们就叫它"西红柿"。如今,西红柿已经成为人们日常生活中必不可少的美食。

4. 蔬菜在烹饪中的合理利用

（1）合理选择。

蔬菜含有丰富的维生素，除维生素 C 外，叶部的维生素含量一般比根茎部高，嫩叶比枯叶高，深色的菜叶比浅色的高。因此在选择时，以新鲜、色泽深的蔬菜为佳。

（2）合理加工与烹饪。

蔬菜所含的维生素和矿物质易溶于水，所以宜先洗后切，减少蔬菜与水和空气的接触，避免营养损失。洗好的蔬菜放置时间不宜过长，避免维生素氧化，更不要把蔬菜长时间地浸泡在水中，烹饪时尽可能急火快炒。急火快炒不仅可以减少水溶性维生素的损失，还能促进胡萝卜素的吸收。因为蔬菜煮 3 min，维生素 C 就会损失 5%，10 min 时损失达 30%。为了最大限度地保留维生素 C，烹饪时可以加入少量淀粉。

（3）菌藻类蔬菜的合理利用。

菌藻类蔬菜既富含营养，又具备显著的保健作用。例如，香菇和银耳含有的多糖物质可以提高人体的免疫功能。香菇中的嘌呤有助于抑制胆固醇的形成和吸收，促进胆固醇的分解和排泄，从而降低血脂。黑木耳含有丰富的蛋白质、脂肪、糖类，以及多种维生素、钙、磷、铁等，其中以铁的含量最为丰富。除此之外，黑木耳还含有一种植物胶质，可清除人体消化道的有害物质，减少环境污染对人体的损害。现代营养学家称赞黑木耳为"素中之荤"，这是因为它具有荤菜的营养成分，如含蛋白质、糖类、维生素、脂肪、多种微量元素、磷脂、甾醇及腺苷等，是补血食品。海带含有大量的碘，可为人体补充碘。

在食用菌藻类食物时，应注意食品卫生，防止食物中毒。如银耳易被酵米面黄杆菌污染，食用被污染的银耳，将引起食物中毒；食用海带时，应注意用水洗泡，海带中砷含量较高，每 1 kg 可达 35～50 mg，大大超过国家食品卫生标准（0.5 mg/kg）。

讨论探究 ▶

问题一：有人说蔬菜类原料的营养价值与蔬菜的颜色有关，你同意这个观点吗？为什么？

答：同意。蔬菜中含有丰富的维生素，尤其是有色蔬菜。所谓的有色蔬菜就是按照由浅到深的颜色，把蔬菜分为白色蔬菜、黄色蔬菜、红色蔬菜、绿色蔬菜、紫色蔬菜和黑色蔬菜。一般来说，蔬菜的颜色深浅与它的营养含量成正比，即颜色越深营养价值越高。

（1）白色蔬菜。虽然白色蔬菜的糖分、胡萝卜素含量比不上深色蔬菜，但维生素含量却很高。它们有助于调节视觉平衡和安定情绪。常见的白色蔬菜代表有莲藕、平菇、花菜、卷心菜、土豆和白萝卜等。

（2）黄色蔬菜。黄色蔬菜富含维生素 E、维生素 A 和维生素 D，不仅可以减少皮肤色斑，延缓皮肤衰老，而且对肝脏、胰腺有益。常见的黄色蔬菜有南瓜、韭黄、胡萝卜、金针菜等。

（3）红色蔬菜。所有红色的蔬菜都含有维生素 A，除了维生素 A 以外，它们还富含维生素 C，既能提高人的食欲，又能刺激神经系统。常见的红色蔬菜有番茄、红辣椒、红心甜薯等。

（4）紫色蔬菜。在欧洲国家，人们把紫色蔬菜当成"综合维生素"。这类蔬菜富含维生素 B_3 和维生素 C。同时，紫色蔬菜中含有丰富的钾、磷及容易消化、吸收的糖，可促进肠胃的蠕动；丰富的维生素 B_{12} 及铁质，是妇女与素食者补血的最佳天然营养品。常见的紫色蔬菜代表有紫茄子、紫菜、紫豆等。

（5）黑色蔬菜。黑色蔬菜含有 17 种氨基酸、14 种人体必需的微量元素及各类维生素。这类蔬菜能促进唾液的分泌，有益胃肠的消化和增强造血功能。尤其是海带富含藻胶酸、甘露醇、蛋白质、脂肪、糖类、粗纤维、胡萝卜素、维生素 B_2、维生素 C、维生素 B_3、碘、钙、磷、铁等多种成分。常见的黑色蔬菜代表有发菜、豆豉、海带、黑木耳、黑芝麻等。

问题二：如何合理烹饪以减少食物中的叶酸流失？

答：叶酸不怕碱，但是怕酸、怕长时间高温，煲汤等烹饪方法会使食物中的叶酸损失 50%~95%；盐水浸泡过的蔬菜，叶酸也会损失很大。因此，要改变烹制习惯，不宜对绿色蔬菜烹煮过久、过烂，以尽可能减少叶酸流失。

问题三：先切后洗会使蔬菜的营养素流失吗？

答：有些人在洗菜时喜欢先将蔬菜切成块再洗，认为这样能洗得更干净，但这种做法是不科学的。将蔬菜切碎后，与水的接触面积会大大增加，导致水溶性维生素（如维生素 B 族、维生素 C）和一些能溶解在水中的矿物质及糖类溶解在水里而流失。同时，切碎后的蔬菜也会增加被表面细菌污染的风险，可能带来健康隐患。另外，切碎后的蔬菜使营养素更容易与空气接触，导致营养素氧化而流失。

2.1.4 水果类

任务目标 ▶

1. 了解水果的分类
2. 掌握水果的营养成分和特点
3. 了解常见水果及制品和合理利用

水果是对部分可以直接食用的植物果实和种子的统称，多数为木本植物的果实，也包括少数草本植物的果实。它们的共同特点是有甜味，可以不经烹饪直接食用，为人体提供糖类、钾、维生素 C、胡萝卜素、膳食纤维等营养成分和多种植物化学物。

1. 水果的分类

水果可分为鲜果、干果、坚果。

（1）鲜果。

①仁果类。

仁果类鲜果包括苹果、梨、山楂、刺梨、榅桲等。它们的主要食用部分由植物学上的花和子房壁发育而来，其中心有多数种子，由种皮包裹。仁果的果实结构示意图如图 2-

16 所示。

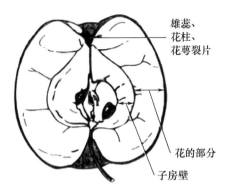

图 2-16　仁果的果实结构示意图

②核果类。

核果类鲜果包括桃、杏、李、梅、樱桃、枣等水果。它们的食用部分主要是变态茎,中间的核是外层木质化的瘦果,其中核仁为种子。核果的果实结构示意图如图 2-17 所示。

③浆果类。

浆果类鲜果包括葡萄、柿子、无花果、石榴、猕猴桃、桑葚、草莓、蔓越莓等,这里不包括热带水果。浆果属于聚合果,可食部分主要为花托膨大发育而成,表面或中间着生多数瘦果类种子。浆果的果实结构示意图如图 2-18 所示。

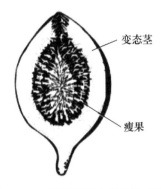

图 2-17　核果的果实结构示意图

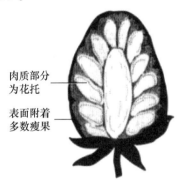

图 2-18　浆果的果实结构示意图

④柑橘类。

柑橘类鲜果包括橘、柑、橙、柚、金橘、柠檬等。其外果皮含有芳香油,中果皮疏松,内果皮成薄膜状合成囊瓣,其中有肉质化的汁胞和种子。除金橘的主要食用部分是果皮外,柑橘类水果的主要食用部分是汁胞。

⑤亚热带水果。

亚热带水果包括杧果、杨梅、橄榄、榴梿、阳桃、椰子、枣椰、毛叶枣、番木瓜、番荔枝、番石榴、波罗蜜、红毛丹、黄皮、西番莲、人心果、蛋黄果、山竹、莲雾等,其形态和特性各异。热带草本水果包括菠萝、香蕉、甘蔗、火龙果等。

⑥瓜类。

瓜类包括西瓜、甜瓜等。西瓜的主要食用部分是胎座组织(瓜瓤),而甜瓜的主要食用部分是中果皮。它们都有很多种子。瓜类从植物学角度不属于果实,但由于它们具有甜味,日常消费中将它们和其他水果一起购买食用,因此这里将它们归于广义的水果中。

⑦其他。

有一部分水果在我国属于半野生状态,但其营养价值较高,正在逐渐开发栽培或普及中。野生和半野生水果包括刺梨、酸枣、沙棘、树莓、越橘、醋栗、野生蓝莓、金灯果等。还有一些其他植物的茎、叶柄、根等部位,因为有甜味,在超市的水果区销售,也被纳入广义的水果中,如甘蔗、大黄叶柄、雪莲果等。一些甜味较浓的樱桃、番茄也被当作水果销售。

(2)干果。

干果是水果经晒干、烘干、红外干燥或真空干燥等工艺脱水加工而成的干制品,其中不加入油脂、精制糖、糖浆等任何其他配料。常见的干果有:葡萄干(包括提子干)、干枣、杏干、无花果干、苹果干、柿饼、桂圆干、龙眼干、西梅干、蔓越莓干等,桑葚干和枸杞干也可纳入其中。

(3)坚果。

坚果以种仁为食用部分,因外覆木质或革质硬壳,故称坚果。按照脂肪含量的不同,坚果可以分为油脂类坚果和淀粉类坚果,前者富含油脂,包括核桃、榛子、杏仁、松子、腰果、花生、葵花籽、西瓜子、南瓜子等,后者淀粉含量高而脂肪很少,包括栗子、银杏、莲子、芡实等。按照其植物学来源的不同,又可以分为木本坚果和草本坚果两类,前者包括核桃、榛子、杏仁、松子、腰果、银杏、栗子,后者包括花生、葵花子、西瓜子、南瓜子、莲子等。

大多数坚果可以不经烹饪直接食用,但花生、瓜子等一般须炒熟后食用。坚果经常制成煎炸、焙烤食品,作为日常零食,也是制造糖果和糕点的原料,并为各种烹饪食品增加香味。

2. 水果的营养成分和特点

(1)鲜果的营养成分和特点。

①水。

水是大多数水果的重要组成部分,水果中的水分搭载着各类营养成分,是较好的天然生物水,也正是这些水分及可溶物质,使人们能够感受到其口味上的独特。一般新鲜水果中的水分含量为65%~95%,这类水果通常是低能量食物,但也正是其较高的水分含量,为微生物与酶创造了有利环境,从而在运输、储藏过程中史易腐化变质。

②糖类。

水果中的糖类主要是糖和淀粉,同时水果中也含有较高的纤维素和果胶。然而,由于水果种类繁多,不同种类的水果中,糖类的种类和含量都会有所不同。比如仁果类的苹果和梨,其糖类主要是果糖,所以味道偏甜;浆果类的葡萄、草莓和猕猴桃等主要含有葡萄糖和果糖;核果类的桃和杏,以及柑橘类的水果,它们的蔗糖含量较高。正因为单糖和双糖的甜度不同,水果中这两种糖的含量和比例就直接影响了水果的甜度和风味,使每种水果都有其独特的口感。

对于未成熟的水果,它们内部含有一定量的淀粉,但随着水果的成熟,这些淀粉会逐渐转化为单糖或双糖。例如,香蕉在未成熟时,淀粉含量可以达到 26%,但在成熟后,淀粉含量降至 1%,而糖分则从 1% 增加到 20%。

至于水果中的膳食纤维,主要由果胶类物质构成,包括原果胶、果胶和果酸。像山楂、苹果和柑橘等含有较多的果胶类物质,具有很强的凝胶性,只需加入适量的糖和酸,就可以加工成果冻、果浆或果酱等产品。

③含氮物质。

a. 蛋白质。水果的蛋白质含量多为 0.5%~1.0%,不是蛋白质的良好来源,因此不宜完全用水果替代主食。

b. 氨基酸类。水果中的游离氨基酸约占含氮物的 50%,其氨基酸模式可以作为品种鉴定的一个指标。除去构成蛋白质的 20 种氨基酸之外,水果中还含有其他氨基酸。例如,荔枝、西非荔枝、红毛丹等水果中含有 2-(甲烯基环丙基)-甘氨酸(MCPG)和 2-(甲烯基环丙基)-丙氨酸,后者也称低血糖毒素 A,它们是荔枝病的诱因。

c. 活性胺类。水果中的一些胺类来自色氨酸代谢产物,如多巴胺、去甲肾上腺素、脱氧肾上腺素、章鱼胺、大麦芽碱等。

④脂类。

水果中脂肪含量多在 0.5% 以下。因此,多数水果不是蛋白质和脂肪的重要来源,但少数水果如榴梿、鳄梨(牛油果)和余甘子中含有较为丰富的脂肪。

⑤矿物质。

水果中的矿物质含量在 0.4% 左右,主要的矿物质是钾,其中钠含量很低。部分水果含有较为丰富的镁和铁,如草莓、大枣和山楂的铁含量较高,而且因富含维生素 C 和有机酸,在非血红素铁中,生物利用率较高。水果中的微量元素含量则因栽培地区的土壤微量元素含量和微肥施用情况不同而具有较大的差异。

⑥维生素。

水果中最重要的维生素是维生素 C 和胡萝卜素,部分水果中的叶酸和维生素 B_6 也值得重视。有的水果中含有少量维生素 K 和维生素 E,但不含有维生素 D 和维生素 B_{12},维生素 B_1 含量也较低。柑橘类水果是维生素 C 的良好来源,草莓、山楂、鲜枣、猕猴桃、龙眼等也是某些季节中维生素 C 的优良来源。热带水果多含有较为丰富的维生素 C,半野生水果则维生素 C 含量普遍超过普通栽培水果。黄色和橙色的水果可提供类胡萝卜素,包括杧果、黄桃、黄杏、柿子和黄肉甜瓜等。水果中维生素的含量受到种类、品种的影响,也受到成熟度、栽培地域、肥水管理、气候条件、采收成熟度、储藏时间等的影响,因此即使同一品种,也可能产生较大的差异。此外,水果不同部位的维生素 C 含量也有所差异。对于苹果来说,靠近外皮的果肉部分维生素 C 含量较高,而甜瓜则以靠近种子的部位维生素 C 含量较高。

⑦植物化学物。

水果中所含的酚类物质包括酚酸类、黄酮类、花青素类、单宁类等。

a. 酚酸类。水果中的酚酸类物质主要是肉桂酸衍生物,包括对香豆酸、阿魏酸、咖啡酸等,它们常与奎宁酸成酯,也可与葡萄糖成酯。

b. 黄酮类。水果中比较重要的黄酮类物质有槲皮素(栎精的糖苷)、圣草素(莰非醇的糖苷)、杨梅素(杨梅酮的糖苷)、橙皮素、柚皮素等。槲皮素在山楂、沙棘、苹果、梨、柑橘中较为丰富,苹果中的槲皮素苷为 3-半乳糖苷基槲皮素,而柑橘类中的芸香为 3-β-芸香糖苷基槲皮素。膳食中黄酮类物质约 10% 来自水果,其他则来自蔬菜和茶。但是,如经常摄入山楂、大枣、柑橘、苹果等富含黄酮类物质的水果,则水果对类黄酮摄入的贡献也不容忽视。黄酮类物质在碱性环境下表现出较为鲜明的黄色,故水果在碱性水中煮后容易发黄。在空气中存放较长时间后易氧化形成褐色沉淀,是自制果汁易变成褐色的原因之一。

c. 花青素类。花青素为水果提供了红色、紫色和蓝色的美丽色彩。葡萄、草莓、树莓、桑葚、樱桃的红-紫-蓝色调都来自花青素类物质,苹果、桃、杏表皮的美丽色彩也是花青素所赋予的。葡萄中发现了 21 种花青素,而黑莓中仅发现了 1 种。桑葚中含有大量的矢车菊色素和飞燕草色素。花青素的含量与颜色深浅相关,深色葡萄中所含的花青素比白色和浅色葡萄高得多。同样,深色红葡萄酒的总酚类物质含量远高于白葡萄酒。富含花青素的水果类食品不宜放在铁铜器中加工和烹饪。樱桃、草莓等水果制成罐头后会褪色。

d. 单宁类。水果类食品的涩味主要来自其中所含有的单宁物质。香蕉皮、柿子、石榴中的单宁含量最高,因此具有明显的涩味。未成熟水果含有较多单宁,随水果成熟度提高,单宁含量下降,涩味渐渐消除。

e. 类胡萝卜素。类胡萝卜素广泛存在于黄色、橙黄色、橙红色和红色水果中,为脂溶性色素,主要包括 α-胡萝卜素、β-胡萝卜素、γ-胡萝卜素、隐黄素、玉米黄素、柑橘黄素和番茄红素等。

水果产品中的类胡萝卜素含量和种类与水果的品种、成熟度、种植条件、季节、气候、加工方式等均有密切关系。如早熟柑橘的颜色较浅,随季节推迟,晚熟品种的颜色逐渐加深。随成熟度的提高,类胡萝卜素总量增加,胡萝卜素与叶黄素的比值也增加。

柑橘类水果中约 50% 的类胡萝卜素为叶黄素类及其酯。柑橘类水果中已经鉴定出了 100 多种不同的类胡萝卜素。杏含有相当数量的 β-胡萝卜素,β-胡萝卜素含量达总类胡萝卜素的 60% 以上,也含有少量的氧代类胡萝卜素。然而,黄桃中仅有 10% 的类胡萝卜素为胡萝卜素。黄肉甜瓜中富含 β-胡萝卜素、隐黄素和玉米黄素。一些果肉为黄色的热带水果,如杧果、木瓜、菠萝、西番莲等,也是类胡萝卜素的良好膳食来源。西瓜、血橙和粉红色葡萄柚的红色主要来自番茄红素。在白色或浅黄色的水果中,果肉中类胡萝卜素含量甚少,如苹果、梨、白桃、香蕉等。

在储藏过程中,由于类胡萝卜素的氧化分解,富含胡萝卜素的杏干等加工品颜色可能变浅。低温真空油炸虽然减少了类胡萝卜素的氧化损失,但因为类胡萝卜素能溶于油脂,油炸水果脆片存在溶油损失。真空冷冻干燥减少了与氧气的接触,可以很好地保存水果干中的类胡萝卜素。蒸煮烹饪水果通常不会造成类胡萝卜素的明显损失。

f. 芳香成分。水果中的芳香成分主要是挥发性精油,这些精油包括酯类、醇、醛、酮、萜类等低级化合物,它们在水果成熟的过程中通过生物合成产生。不同的水果有各自独特的芳香物质,而且同一种水果的不同部位和不同成熟程度的香味也会有所不同。大部分的芳香物质都存在于果皮中,如柑橘类的水果,其果皮是提取芳香油的主要原料,含量可以达到 1% 以上。但核果类的水果,果肉中的芳香物质含量则较高。在制作果汁的过程中,我们可以从果皮和果肉中提取这些芳香物质,添加到果汁中,以此来增强果汁的风味。

g. 有机酸。水果中有机酸含量为 0.2%~3.0%。其中主要为柠檬酸、苹果酸、酒石酸和抗坏血酸,多数水果以柠檬酸为主,少数以苹果酸为主,而葡萄中含有较多酒石酸。一些水果中还含有少量的草酸、水杨酸、琥珀酸、奎宁酸等。

h. 苦味物质。许多水果的种子中都含有让人感觉到苦味的物质,如杏、桃、苹果和樱桃的种子中都含有苦杏仁苷。此外,柑橘类水果的种皮和果肉中也含有苦味物质,如橙皮苷、柚皮苷和柠檬苦素等。苦杏仁苷是由苦杏仁素(也被称为扁桃腈)和龙胆二糖组成的一种苷类物质。在苦杏仁酶和酸的作用下,它可以转化为氢氰酸。由于苦杏仁、李仁和桃仁中含有较高的苦杏仁苷,如果食用过量,可能会引发中毒现象。柚皮苷是一种黄烷酮类化合物,主要存在于柑橘类水果的皮中,其含量较高。

(2)干果的营养成分和特点。

水果干制之后,会显著减少水果原有的维生素 C 和酚类物质,但干果保存并浓缩了水果中原有的所有糖类、矿物质成分和膳食纤维,仍然具有重要的健康价值。

(3)坚果的营养成分和特点。

坚果是一类营养价值较高的食品,其特点是水分含量低和能量高,富含各种矿物质和 B 族维生素。从营养素含量而言,富含脂肪的坚果优于淀粉类坚果,然而因为坚果所含能量较高,虽为营养佳品,亦不可过量食用。

①蛋白质。

蛋白质含量较高的坚果往往含有较多的油脂,如南瓜子和花生,它们的蛋白质含量分别高达 30% 以上和 25% 左右。相比之下,糖类含量较高的坚果,其蛋白质含量就比较低,大约只有 5%~10%。需要注意的是,坚果中的蛋白质主要是植物性蛋白质,与动物性蛋白质相比,其氨基酸种类并不齐全,各种坚果都存在各自的限制氨基酸,如芝麻中的限制氨基酸就是赖氨酸。因此,为了获取更全面的营养,我们应该利用蛋白质的互补作用,多种坚果混合食用。

②脂类。

在一些坚果中,脂肪的含量非常高,通常为 40%~70%。这些坚果可以作为食用油的来源,如花生和葵花籽,它们的脂肪含量分别高达 40% 和 50%。值得一提的是,这些坚果中的卵磷脂含量都非常丰富。相反,那些富含糖类的坚果,其脂肪含量就相对较低,一般只有 2% 左右。大部分坚果中的脂肪主要是不饱和脂肪酸,如亚油酸和亚麻酸等,其中的单不饱和脂肪酸对预防心脑血管疾病具有一定的效果。另外,坚果中丰富的蛋白质、膳食纤维及少量的糖类,能够减慢脂肪进入血管的速度,相比动物性油脂的吸收更为缓慢。因此,通过食用坚果来摄取单不饱和脂肪酸,比直接摄取富含单不饱和脂肪酸的食用油更能有益于维持血脂的稳定。

③维生素。

坚果由于其脂肪含量较高,因此富含大量的脂溶性维生素,尤其是维生素 E 的含量非常高。相比之下,那些脂肪含量较低、富含糖类的坚果,其脂溶性维生素和维生素 E 的含量就相对较低。除了维生素 E 外,坚果中的 B 族维生素含量也比其他的植物性食物要丰富。这些 B 族维生素包括维生素 B_1、维生素 B_2(维生素 B_2)、叶酸和维生素 PP 等。杏仁中的维生素 B_2 含量最为丰富,是非常好的维生素 B_2 补充源。另外,一些坚果除了含有 B 族维生素之外,还富含维生素 C,如榛子中的维生素 C 含量高达 22 mg/100 g。有些坚果除了含有维生素 E 外,还含有微量的胡萝卜素,如板栗和开心果,它们的胡萝卜素含量都在 0.1 mg/100 g 以上。

④矿物质。

富含油脂的坚果中,锌、铁、磷、硒等元素的含量相比其他食品显著高出许多,比起一般的豆类和谷类,它们是补充多种常量元素和微量元素的优质来源。在整个营养价值体系中,坚果扮演着重要的角色。

⑤糖类。

含有丰富油脂的坚果,其可消化的糖类含量比较少,通常都在 15% 以下。对于那些糖类含量较高的坚果,其口感会因为直链淀粉和支链淀粉的含量比例不同而有所区别。如果支链淀粉含量较高,那么坚果的口感会偏向于软糯并带有一定的黏性;如果直链淀粉含量较高,那么坚果的口感会偏向于松散,黏性较低。

另外,坚果中含有丰富的膳食纤维。虽然人体并无法消化和吸收这些纤维,也无法从中获取能量,但是膳食纤维对于维持人体健康起着非常重要的作用。膳食纤维能够吸附肠道中的脂肪和胆固醇,然后随着粪便一并排出体外。

知识拓展 ▶

2004 年的一项研究结果显示,对于 Ⅱ 型糖尿病患者而言,在饮食中加入一些核桃,可以有助于改善他们的血脂水平。一项在西班牙进行的研究调查了 9 000 名心血管疾病患者,发现食用坚果对于控制血脂及降低心脏病发病风险都有着积极的作用。对于痛风患者而言,适量食用坚果也具有保健效果。这是因为坚果类食物属于低嘌呤食品,其嘌呤含量低于黄豆和大部分的豆类。举例来说,每 100 g 核桃中的嘌呤含量为 25 mg,巴西坚果为 23 mg,榛子为 37 mg。相较之下,花生的嘌呤含量较高,为 79 mg/100 g,而豆腐的嘌呤含量为 68 mg/100 g,黄豆为 190 mg/100 g,猪肉为 150 mg/100 g。

3. 常见水果及制品

(1)常见水果。

①蔷薇科水果。

蔷薇科的木本水果种类丰富,包括常见的苹果(图 2-19),以及梨(图 2-20)、桃、杏、李子、海棠、山楂、樱桃和枇杷等。

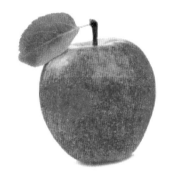

图 2-19　苹果

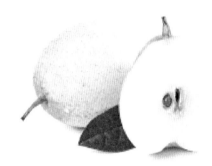

图 2-20　梨

苹果的维生素 C 和胡萝卜素含量相对较低,但含有丰富的抗氧化物质,如羟基肉桂酸类、二氢查耳酮类、黄酮醇类和黄烷-3-醇类等,以及大量的果胶、钾和有机酸。通常来说,果皮的果胶、维生素 C 和抗氧化物质的含量都会高于果肉。

梨含有丰富的果糖、山梨醇和膳食纤维,其中不溶性膳食纤维的比例高达 71%,还含有少量木质素。这些可能是梨能够促进肠道蠕动,导致某些人腹泻的原因。梨还富含熊果酚苷、儿茶素、熊果酸和齐墩果酸等物质。

在常见的蔷薇科水果中,山楂的维生素 C 和果胶含量最高,类黄酮和酚酸也很丰富。而紫黑色或紫红色的樱桃和李子的花青素含量最为丰富。黄桃、黄杏、黄色枇杷中含有胡萝卜素。这些水果的营养素和抗氧化成分的含量会因为品种、环境条件、种植措施、储藏方式和时间的不同而有所差异。

②柑橘类水果。

柑橘类水果,如橘子、柑、橙、柚子和柠檬等,是人们从饮食中获取维生素 C、胡萝卜素和钾的重要来源,也是膳食中类黄酮物质的主要来源。它们的维生素 C 含量为 20～80 mg/100 g,远高于蔷薇科的苹果、梨、桃等水果。

③莓类水果。

莓类水果,包括草莓、蓝莓、蔓越莓、黑莓、黑醋栗、红醋栗等,这些水果质地柔软,口感多汁,没有果核,但可能有小籽。从植物学角度来说,莓类果实是由一朵花的子房发育而来的,子房外壁发育成可食用的果肉部分。在日常生活中,由多花聚合发育而成的浆果,如草莓、桑葚、蔓越莓等,也被归为莓类果实。这类水果的特点是含有丰富的花青素,同时也是钾、维生素 C、果胶和膳食纤维的优质来源。

(2)常见水果制品。

由于新鲜水果具有高水分和高糖分的特点,很难长期保存,因此人们将水果加工成各种方便保存、携带和食用的水果制品。常见的水果制品包括水果罐头、果脯、蜜饯和果汁等,它们因其美味而受到广大人民的喜爱。

4. 水果的合理利用

水果含有丰富的营养元素,如维生素和矿物质,同时也包含大量的生物活性物质。

这些物质既有可能有益于人体健康,也可能引起疾病,因此在食用时需要注意。例如,梨具有清热、降火、滋润肺部和消除燥热等功效,然而,对于产妇、胃寒和脾虚泄泻的人群来说,梨并不适宜食用。同样,红枣能增强人体的抵抗力,适合体质虚弱和贫血的人群食用,但对于牙齿龋蚀疼痛、下腹部胀满、大便干燥的人群来说,不宜食用。

新鲜的水果含水量高,容易腐烂,因此最好冷藏保存。而坚果的含水量较低,更适合储藏,但是含油的坚果中不饱和脂肪酸的比例较高,容易在氧化过程中变质,所以应该存放在干燥阴凉的地方,并尽量避免暴露在空气中。

讨论探究 ▶

问题一:有人认为只要喝足够量的果汁,即使不吃水果也没关系,你同意这个观点吗? 为什么?

答:不同意。

(1)相较于新鲜水果,现成的果汁通常含有添加剂,如色素剂和防腐剂等。因此,无法与新鲜水果相提并论。此外,果汁的主要成分是水,其营养价值与水果相比存在较大差距。

(2)制作果汁时的捣碎和压榨过程可能会破坏水果中某些易氧化的维生素。

(3)制成果汁后,水果中的某些营养成分,如膳食纤维,可能会丧失,从而对整体营养效果产生不利影响。

(4)加热灭菌的方法也会导致水果中营养成分的损失。因此,对于那些可以食用新鲜水果的人来说,整个水果始终是营养学上最佳的选择。

问题二:加工的水果制品能够替代新鲜水果吗? 为什么?

答:水果制品在生产过程中虽然采用了成熟的工艺,但却破坏了水果中的营养成分,如膳食纤维和维生素等。此外,水果制品在加工过程中还会添加大量的糖、甜味剂、防腐剂和色素等。因此,这些水果制品的营养价值远远不及新鲜水果,不能用它们来替代新鲜水果。

项目 2.2　动物性烹饪原料的营养价值

2.2.1　畜、禽肉

1. 畜肉的营养价值

仟务目标 ▶

1. 了解畜肉的营养成分及特点
2. 能说出畜肉的呈味物质的名称
3. 了解常见畜肉的营养价值

从食物角度讲,畜肉是家畜宰杀后可食部分的统称。它既包含"肉",即骨骼肌肉,还包括可食的器官,如内脏及舌、脑、血、皮、骨等。这类肉类蛋白质的氨基酸组成接近于人体组织蛋白,吸收率高,营养丰富,滋味鲜美,食用价值很高,是人类膳食的重要组成部分。我国主要的畜肉为猪肉,其次为牛、羊肉,部分地区也食用马肉、驴肉等。

（1）畜肉的营养成分及特点。

①水分。

畜肉中水分含量为 50%～80%,其含水量多少与肉中脂肪含量有关,脂肪含量高则水分含量相对较低,瘦肉的含水量相差很小。肌肉组织的 75% 是水分,瘦猪肉的含水量最小,约为 74%;小牛肉含水量较多,约为 78%,这些水分分别以结合水、不易流动水和自由水的形式存在。含水越多的肉也越容易腐败变质。畜肉煮熟后约有 50% 的水分释放出来,所以熟肉的重量比生肉减轻很多。

②蛋白质。

畜肉蛋白质含量为 10%～20%,其中肌浆蛋白质占 20%～30%,肌原纤维蛋白质占 40%～60%,间质蛋白质占 10%～20%。畜肉蛋白质的必需氨基酸数量充足、种类齐全、比例合理,易于消化和吸收,是优质蛋白质。但间质蛋白质如胶原蛋白和弹性蛋白的必需氨基酸组成不平衡,其中色氨酸、酪氨酸、蛋氨酸含量少,蛋白质利用率低。畜肉中含可溶性的含氮浸出物,使肉汤滋味鲜美。

③脂肪。

一般畜肉的脂肪含量为 10%～36%,肥肉的脂肪含量则高达 90%。脂肪在动物体内的分布因肥瘦程度、部位有很大差异。按分布部位不同,动物脂肪分为蓄积脂肪和组织脂肪两大类。蓄积脂肪是动物储能的主要形式,包括皮下脂肪、肾周围脂肪、大网膜脂肪和肌肉间脂肪;组织脂肪为肌肉脂肪及脏器内脂肪。

畜肉脂肪以饱和脂肪为主,熔点较高,主要成分为甘油三酯,此外还有少量的卵磷脂、胆固醇和游离脂肪酸。胆固醇在肥肉中约 109 mg/100 g,在瘦肉中为 81 mg/100 g,内脏中约为 200 mg/100 g,脑中最高,约为 2 571 mg/100 g。

④糖类。

畜肉中糖类含量极低,其主要是糖原,在动物宰杀和排酸时会消耗掉大部分的糖原。

⑤矿物质。

肌肉中矿物质含量为 0.6%～1.1%,包括钾、钠、钙、镁、磷、硫、氯,以及微量的铁、铜、锰、钴、锌等,以动物内脏和瘦肉中含量较多,肥肉中含量很少。肌肉中钙含量较少,为 7～10 mg/100 g,过量摄入畜肉蛋白质后还会引起人体内的钙流失。畜肉中含磷较多,平均为 130～170 mg/100 g,且吸收率也很高。畜肉是铁、锌的重要来源。肉类中的矿物质吸收率不受食物中各种干扰物质的影响。肝脏是铁的储藏器官,含铁量位居各内脏器官之首。畜肉中锌、铜、硒等微量元素较为丰富,且其吸收利用率比植物性食品高。

⑥维生素。

在瘦肉中维生素 B_1、维生素 B_2、维生素 PP 等 B 族维生素含量较多,而肝脏是含各种维生素最丰富的器官,不但含有丰富的维生素 A、维生素 D,也含有多量的 B 族维生素,其中叶酸、维生素 B_1、胆碱均很多,所以是贫血和肝病患者的良好食品。其他内脏如肾、心、胃、肠、肺等,也是 B 族维生素的较好来源。肌肉中所含的维生素有维生素 B_1、维生素 B_2、维生素 A、维生素 E、维生素 B_{12}、维生素 PP、生物素、叶酸、泛酸、胆碱等。其中脂溶性维生素很少,而水溶性维生素较多,尤其是 B 族维生素非常丰富,但维生素 C 含量极微。

(2)畜肉的呈味物质。

畜肉中的含氮浸出物是溶于水的含氮物质的总称,是肉品呈味的主要成分。肉汤中含氮浸出物(肌蛋白、肌肽、肌酸、肌酐、嘌呤碱和氨基酸)越多,味道越浓、越鲜,刺激胃液分泌的作用也就越大。一般来说,幼小动物的肉比成年动物的肉含氮浸出物少。

含氮浸出物为非蛋白质的含氮物质,占肌肉化学成分的 1.65%,占总含氮物质的11%,多以游离状态存在,可分为核苷酸类、胍基化合物类、嘌呤、游离氨基酸、尿素、胺等。

(3)常见畜肉的营养价值。

①猪肉的营养价值。

猪肉(图 2-21)营养丰富,可炖、炒、烧、烤、炸、爆、溜、扒、熏、酱、腌,各有风味。猪的可食部位很多,不同部位蛋白质、脂肪含量差别很大,但总体而言脂肪含量较高,即使是纯瘦肉,脂肪含量亦达 6% 左右,是牛瘦肉脂肪的 3 倍,羊肉的 1.5~2 倍。

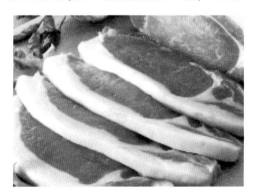

图 2-21 猪肉

猪肉含有丰富的优质蛋白质,并提供血红素(有机铁)和促进铁吸收的半胱氨酸,能改善缺铁性贫血。猪肉脂肪以饱和脂肪酸为主,猪肉中胆固醇含量偏高,多食可能导致心血管疾病发生,故肥胖人群及血脂含量较高者不宜多食。猪内脏的胆固醇含量很高,尤其是猪脑,有的品种含量可高达 3 000 mg/100 g 以上。猪骨含丰富骨胶原蛋白,含钙量尤高,但一般烹饪过程猪骨中的钙溶解极少。

猪蹄、猪尾、猪耳的主要可食部分为皮肤,猪耳、猪尾还含有大量软骨成分,因此骨胶原蛋白含量丰富。人们常常利用猪皮、猪脸肉、猪耳等胶原蛋白丰富的部位制成肉冻,或者将猪皮熬煮后添加到其他馅料中增强馅心的可塑性等。猪肝含铁丰富,是很好的补铁食品。

②牛肉的营养价值。

牛的常食部分包括牛肉（腿肉、牛胸、牛腩、里脊、牛排、肋排、肘子等）、牛肚、牛尾等。除牛肚外，一般较少食用牛内脏。牛肉（图 2-22）的脂肪含量较低，但也和分布部位有关，牛腩中脂肪含量较高；牛瘦肉的脂肪含量仅为 2.3%。牛尾是西餐的常用材料。

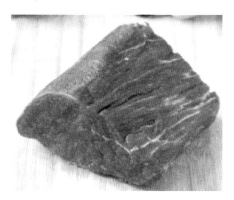

图 2-22　牛肉

牛肉富含肌氨酸、卡尼汀、丙氨酸、维生素 B_6、维生素 B_2，以及丰富的钾、锌、铁、镁和必需氨基酸，这些营养物质可以促进新陈代谢，增加肌肉力量，修复机体损伤，从而起到强壮身体的作用。牛肉中的维生素 B_6，有助于增强免疫力，促进蛋白质的新陈代谢和合成。牛肉中的肌氨酸含量明显高于其他畜类食品，对增长肌肉、增强力量效果显著。牛肉中的卡尼汀含量远高于禽类、鱼类，有利于促进脂肪的代谢，产生支链氨基酸，对增长肌肉也有重要作用。

③羊肉的营养价值。

羊肉（图 2-23）含有丰富的蛋白质，每 100 g 瘦羊肉中含蛋白质 20.5 g 左右、脂肪约 4 g，是铁、锌、磷的良好来源。羊肉中含有大量的左旋肉碱，可促进脂肪燃烧，能增强酶和激素的活力，对心脏的营养起着重要的作用。羊肉质地细嫩，容易消化。羊肉较猪肉和牛肉的脂肪含量少，胆固醇含量低，是冬季防寒温补的美味之一；羊肉性温味甘，有益气补虚、温中暖下、补肾壮阳、生肌健力、抵御风寒之功效。羊肉营养丰富，其蛋白质、脂肪、维生素 A 含量也较高。

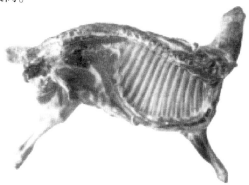

图 2-23　羊肉

知识拓展 ▶

畜肉的组织包括肌肉组织、脂肪组织、结缔组织、骨组织。肌肉组织,也就是瘦肉部分,占 40%~60%。肌肉组织分为 3 类,即骨骼肌、平滑肌和心肌。心肌仅来源于动物心脏。此外内脏器官的肌肉多为平滑肌组织,如猪肚。人们最常食用的瘦肉,就是骨骼肌。脂肪组织,包括内脏脂肪与皮下脂肪,不同的种类、产地、身体部位及畜龄的动物,其体内脂肪含量也完全不同。结缔组织的含量比较恒定,大约占畜肉的 12%,骨组织含量在 20% 左右。

讨论探究 ▶

问题一:动物肝脏营养好但胆固醇高,到底能不能吃?

答:动物肝脏富含优质蛋白质。肝脏含有丰富的铁,而且主要是血红素铁,容易被吸收利用,有助于预防或改善缺铁性贫血。肝脏中维生素 A 含量远高于其他动物性食物。维生素 A 具有促进生长发育,维持正常视力、防治夜盲症,保持皮肤健康,以及增强机体免疫力等作用。肝脏含有丰富的维生素 B_2。维生素 B_2 参与体内生物氧化与能量代谢,维持蛋白质、脂肪和糖类的正常代谢过程,促进机体的生长发育,维护皮肤和黏膜的完整性。

问题二:什么是红肉? 红肉有哪些营养特点?

答:红肉是指在烹饪前呈现红色的肉(三文鱼除外),具体来说猪肉、牛肉、羊肉、兔肉等所有哺乳动物的肉都是红肉。红肉的颜色来自于哺乳动物肉中含有的肌红蛋白,肌红蛋白是一种蛋白质,能够将氧传送至动物的肌肉中。从营养学角度来说,红肉的特点是肌肉纤维粗硬、脂肪含量高,尤其是猪肉,每 100 g 猪肉中脂肪含量高达 30.3 g,而每 100 g 白肉如鸡肉中脂肪的含量仅 10 g 左右,是猪肉的 1/3。红肉的脂肪中多为饱和脂肪酸,而其不饱和脂肪酸的含量却比较低,如牛肉中的不饱和脂肪酸仅占脂肪总量的 6.5%,在鸡肉的脂肪中,不饱和脂肪酸占 24.7%,高于牛肉近 4 倍,但红肉的饱和脂肪酸能够提供能量。此外,红肉中含有丰富的铁、锌、维生素 B_3、维生素 B_{12}、维生素 B_1、磷及丰富的蛋白质。与猪肉、羊肉等一些常见红肉相比较,牛肉的蛋白质含量最高,每 100 g 牛肉含蛋白质 20 g 以上,牛肉蛋白质所含的必需氨基酸较多,氨基酸组成比例接近人,人摄食后几乎能被 100% 的吸收利用,能提高机体抗病能力,对生长发育及手术后、病后调养的人在补充失血、修复组织等方面物别适宜。另外,牛肉富含肌氨酸,这使它对增长肌肉、增强力量特别有效。

2. 禽肉的营养价值

任务目标 ▶

1. 了解禽肉的营养成分及特点

2. 了解禽类内脏的营养特点

3.了解常见禽肉的营养价值及应用

并非所有的家禽都可作为烹饪原料。作为人类烹饪原料的仅仅是指少部分饲养的家禽,并且随着饲养技术的不断提高和食品工业的迅猛发展,家禽在动物性食品中的比例越来越高,禽类的养殖也逐渐专门化,同时育种科学的进步使食用禽类的品种增多,如人们通过对鸡的长期选育,形成肉用、蛋用、肉蛋兼用、药用等品种。

鸡、鸭、鹅、鹌鹑、火鸡、鸵鸟等统称禽类,以鸡为代表。禽肉统称为白肉,与被称之为红肉的畜肉相比,在脂肪含量与质量方面具有明显优势。

(1)禽肉的营养成分及特点。

①脂肪。

禽肉脂肪含量很不一致,鸡肉约为 2.5%,而肥鸭、肥鹅可达 10% 或更高。禽肉脂肪中不饱和脂肪酸的含量高于畜肉。其中,油酸含量在 30% 以上,亚油酸约为 20%,因而营养价值高于畜类脂肪。其胆固醇含量与畜肉相当。

②蛋白质。

禽肉含蛋白质 10%~22%。其中鸡肉 22%,鸭肉 17%,鹅肉 10%,能提供各种必需氨基酸,属于优质蛋白质,生物价与猪肉和牛肉相当,含氮浸出物也较多。禽肉结缔组织较畜肉柔软并均匀地分布于肌肉组织内,比畜肉更细嫩,更容易消化。

③糖类。

禽肉中糖类主要是指动物淀粉,一部分存在于肝脏中,一部分存在于肌肉组织中,其含量约为动物体重的 5%。

④维生素。

禽肉中维生素分布的特点与畜肉相同,脂溶性维生素较少,水溶性维生素(除维生素 C)尤其是 B 族维生素含量丰富,与畜肉相当。禽肉中维生素 PP 的含量特别丰富,鸡胸脯肉的维生素 PP 含量高于一般肉类。此外,泛酸在禽肉等白色肉类中含量较为丰富。禽肉中含有一定量的维生素 E,由于维生素 E 具有抗氧化、提高运动能力和抗衰老的作用,因此食禽肉对中老年人的健康特别有益。

⑤矿物质。

禽肉中钙、磷、铁、锌的含量均高于畜肉,微量元素硒的含量明显高于畜肉。禽肝中的铁为猪、牛肝中含量的 1~6 倍。

(2)禽类内脏的营养特点。

①脂肪。

家禽内脏中,心脏含脂肪最高,为 9%~12%,肝、胗等的脂肪含量较低。禽类内脏也含有较高的胆固醇,血脂高的人不宜食用过多。

②蛋白质。

在家禽内脏中,胗的蛋白质含量较高,肝和心脏含蛋白质为 13%~17%。

③糖类。

禽肉中糖类一部分以糖原形式存在于肝脏中。

④维生素。

禽类内脏中各种维生素含量均较高,尤其是肝脏,除其维生素 B_1 的含量高于禽肉外,还富含维生素 A,维生素 B_2 的含量也明显高于禽肉。例如,鸡肝中维生素 A 和维生素 B_2 的含量分别为 10.414 mg/100 g 和 1.1 mg/100 g。此外,肝脏也是维生素 D 和维生素 E 的良好来源。丰富的维生素 A 和维生素 B_2 对视觉细胞内感光物质的合成与再生、维持正常视觉有重要作用。

⑤矿物质。

禽类肝脏中富含多种矿物质,且平均水平高于禽肉。肝脏和血液中铁的含量也十分丰富,高达 10~30 mg/100 g,可谓是铁的最佳膳食来源。禽类的心脏和胗中矿物质含量也非常丰富。

(3)常见禽肉的营养价值及应用。

①鸡。

鸡是我国人民喜爱的禽类食物之一,鸡肉(图 2-24)营养价值较高,因为鸡肉含有较高的蛋白质,脂肪含量较低。此外鸡肉中富含人体必需的氨基酸,其含量与蛋、乳中的氨基酸极为相近,为优质蛋白质来源。另外,鸡肉也是磷、铁、铜、锌的良好来源,并且富含维生素 B_{12}、维生素 B_6、维生素 A、维生素 K。它们都含有较多的不饱和脂肪酸——油酸和亚麻酸,能够降低对人体健康不利的低密度脂蛋白胆固醇。

中医认为,鸡肉有益中补气、补虚填精、健脾胃、活血脉、强筋骨之功效。鸡脯肉内含有较多的 B 族维生素,具有消除疲劳、保护皮肤的作用。鸡脑内含有较多的铁质,可改善缺铁性贫血。鸡翅膀中含有丰富的骨胶原蛋白,具有强化血管肌肉、肌腱的功能。

②乌鸡。

乌鸡(图 2-25)是我国地方珍禽品种之一,为特有的药膳鸡种。乌鸡营养丰富,每 100 g 乌鸡肉中含蛋白质 22.3 g,脂肪 2.3 g,以及多种矿物质和维生素。乌鸡体内的黑色物质富含铁和铜等元素,在乌鸡的骨骼、皮、肉、脂肪中还含有大量的黑色素和紫胶素。另外,乌鸡还含有某些生物调节物质,具有抗疲劳、耐缺氧和降低人体脂类及过氧化物的作用。

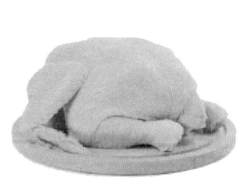

图 2-24　鸡肉

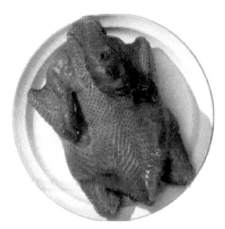

图 2-25　乌鸡

③鸭。

鸭的品种较多,可分为肉用鸭、蛋用鸭、肉蛋兼用鸭 3 种。鸭的品种不同,营养成分含量也不同。肉用鸭每 100 g 中含蛋白质 9.3 g、脂肪 41.3 g 左右,还含有多种矿物质和维生素。鸭肉(图 2-26)所含蛋白质略少于鸡肉,脂肪含量高于鸡肉。鸭肉是含 B 族维生素和维生素 E 比较多的肉类。在禽肉中鸭肉的钾含量最高,维生素 A 和维生素 B_2 的含量比鸡肉多,铁、锌、铜的含量也多于鸡肉。鸭的生活环境多在水边,故其肉性寒味甘,具有滋阴养胃、利水消肿、健脾、补虚、清暑的功效。凡体内有热的人适宜食鸭肉,体质虚弱、食欲不振、发热、大便干燥和水肿的人食之更为有益。

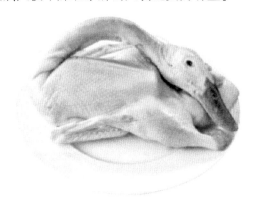

图 2-26　鸭肉

④鹅。

鹅肉(图 2-27)蛋白质含量略低于鸡肉,脂肪含量高于鸡肉 1 倍多,含有多种维生素,维生素 B_2 比鸡肉的含量高,矿物质元素铁、锌、铜等含量高于鸡肉。鹅肉性平味甘,具有益气补虚的作用,适宜身体虚弱、气血不足、营养不良之人食用,凡经常口渴、乏力、气短、食欲不振者,可常喝鹅汤,食鹅肉。

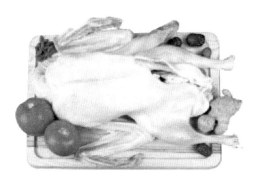

图 2-27　鹅肉

⑤鹌鹑。

鹌鹑营养价值高,具有"动物人参"之美称,是高蛋白质、低脂肪、低胆固醇肉类。每 100 g 鹌鹑肉(图 2-28)中含蛋白质 20.2 g、脂肪 3.1 g 左右及多种维生素和矿物质,消化、吸收率高。

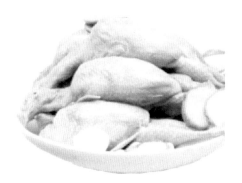

图2-28　鹌鹑肉

⑥鸽子。

鸽子肉图(2-29)营养丰富,营养保健作用与鸡肉类似,而且比鸡肉更易消化和吸收。每100 g鸽子肉中含蛋白质16.5 g、脂肪14.2 g左右,还含有多种维生素和矿物质。鸽子肉含蛋白质十分丰富,血红蛋白也较多,脂肪含量比较低,维生素E、维生素PP、维生素B_2等的含量都比鸡肉高。

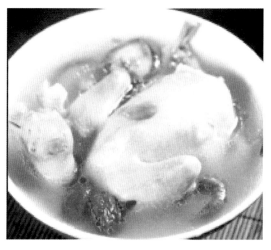

图2-29　鸽子肉

⑦珍珠鸡。

珍珠鸡肉质细嫩,口味鲜美,营养丰富,是一种优质保健禽类。珍珠鸡肉的蛋白质含量高达23.3%,并富含人体必需的氨基酸、矿物质元素。在高蛋白质、低胆固醇的食材中,吃起来明显感到野味浓郁,还具有特殊的营养功能。

讨论探究 ▶ ─────────────────────────────

问题一:畜、禽肉是否可以长期大量食用?

答:畜肉的脂肪和胆固醇含量较高,脂肪主要由饱和脂肪酸组成,食用过多易引起肥胖和高脂血症等疾病,因此膳食中的比例不宜过多。但是禽肉脂肪不饱和脂肪酸含量较多,因此老年人及心血管疾病患者宜选用禽肉。内脏含有较多的维生素、铁、锌、硒、钙,肝脏中,维生素 B_2 和维生素 A 的含量尤其丰富,因此适合经常食用。

问题二:为什么老母鸡汤味道更鲜美?

答:煲汤时人们总是喜欢用老母鸡。鸡肉的营养主要存在于其所含的蛋白质和脂肪等中,老母鸡与仔鸡的营养成分含量差不多,只是老母鸡由于生长期比较长,其肉质中所含的肌酐、肌酸等产生鲜味的含氮浸出物更加丰富,所以炖出的鸡汤味道更浓厚、鲜美。但这些含氮浸出物并不具有很高的营养价值,所以喝汤更要吃肉。

2.2.2　蛋类与蛋制品

任务目标 ▶

1. 了解蛋类的结构
2. 了解蛋类的主要营养成分及组成特点
3. 了解蛋类及其制品的营养价值

蛋类包括鸡蛋、鸭蛋、鹅蛋、鹌鹑蛋、鸽蛋、鸵鸟蛋、火鸡蛋、海鸥蛋及其加工制成的咸蛋、松花蛋等。蛋类的营养素不仅含量丰富,而且质量也很好,是营养价值较高的食品。

1. 蛋类的结构

蛋类的结构基本相似,主要由蛋壳、蛋清和蛋黄 3 个部分组成。以鸡蛋为例,蛋壳质量占全蛋的 11%,96% 的成分是碳酸钙,还有少量的碳酸镁和蛋白质;蛋黄和蛋清分别占可食部分的 1/3 和 2/3。

(1)蛋壳。

蛋壳位于蛋的最外层,外有一层水溶性胶状黏蛋白,可以防止微生物进入蛋内,并避免蛋内水分及二氧化碳过度向外蒸发。这层膜附着在蛋壳的表面,外观无光泽,呈霜状,据此可鉴别蛋的新鲜程度。蛋外表面呈霜状,无光泽而清洁,表明蛋是新鲜的;无霜状物,且油光发亮不清洁,说明蛋不新鲜。由于这层膜具有水溶性,蛋类在储存时要防潮,不能水洗或雨淋,否则会很快变质腐败。

(2)蛋清。

蛋清位于蛋壳与蛋黄之间,主要成分是卵白蛋白,遇热、碱、醇类发生凝固,遇氯化物或某些化学物质,浓厚的蛋白则水解为水样的稀薄物。根据这种性质,蛋可加工成松花蛋和咸蛋。

(3)蛋黄。

蛋黄呈球形,由两根系带固定在蛋的中心。随着保管时间的延长和外界温度升高,系带逐渐变细,最后消失,蛋黄随系带变化,逐渐上浮贴壳。由此也可鉴别蛋的新鲜程度。

2. 蛋类的主要营养成分及组成特点

蛋的微量营养成分受到品种、饲料、季节等多方面因素的影响,但蛋中主要营养素含量基本稳定,各种蛋的营养成分有共同之处。

(1)蛋白质。

蛋类的蛋白质含量一般在 10% 以上。全鸡蛋蛋白质的含量在 12% 左右,蛋清中蛋白质含量略低,蛋黄中较高,加工成咸蛋或松花蛋后,变化不大。蛋类的蛋白质氨基酸组成与人体需要最接近,生物价高达 94,是其他食物蛋白质的 1.4 倍左右。蛋类的蛋白质的赖氨酸和蛋氨酸含量较高,与谷类和豆类食物混合食用,可弥补二者赖氨酸或蛋氨酸的不足。

(2)脂肪。

蛋清中脂肪含量极少,98% 的脂肪存在于蛋黄中。蛋黄中的脂肪几乎全部以与蛋白质结合的良好乳化形式存在,因而消化、吸收率高。鸡蛋黄中脂肪含量为 28%~33%,其中中性脂肪含量为 62%~65%,磷脂为 30%~33%,胆固醇为 4%~5%,还有微量脑苷脂类。蛋黄中的中性脂肪以单不饱和脂肪酸油酸最为丰富,约为 50%,亚油酸约为 10%,其余主要是硬脂酸、棕榈酸和棕榈油酸,含微量花生四烯酸。蛋黄是磷脂的极好来源,所含卵磷脂具有降低血胆固醇的效果,并能促进脂溶性维生素的吸收。鸡蛋黄中的磷脂主要为卵磷脂和脑磷脂,此外尚有神经鞘磷脂。各种禽蛋的蛋黄中总磷脂含量相似。它们使蛋黄具有良好的乳化性状,但因含有较多不饱和脂肪酸,容易受到脂肪氧化的影响。蛋类胆固醇含量极高,主要集中在蛋黄中,其中鹅蛋黄含量最高,每 100 g 鹅蛋黄含 1 696 mg 胆固醇,是猪肝的 7 倍、肥猪肉的 17 倍,加工成咸蛋或松花蛋后,胆固醇含量无明显变化。

(3)糖类。

鸡蛋中的糖类含量极低,大约为 1%,分为两部分:一部分与蛋白质结合,含量在 0.5% 左右;另一部分为游离态,含量约 0.4%。后者中 98% 为葡萄糖,其余为微量的果糖、甘露糖、阿拉伯糖、木糖和核糖。这些微量的葡萄糖是蛋粉制作中发生美拉德反应的原因之一,因此生产上在干燥工艺之前采用葡萄糖氧化酶除去蛋中的葡萄糖,使其在加工储藏过程中不发生褐变。

(4)矿物质。

蛋中的矿物质主要存在于蛋黄部分,蛋清部分含量较低。蛋黄中矿物质含量为 1.0%~1.5%,其中磷最为丰富,含量为 240 mg/100 g,钙为 112 mg/100 g。蛋黄是多种微量元素的良好来源,包括铁、硫、镁、钾、钠等。蛋中所含铁元素数量较高,但以非血红素铁形式存在。由于卵黄高磷蛋白对铁的吸收具有干扰作用,故而蛋黄中铁的生物利用率较低,仅在 3% 左右。

(5)维生素和其他微量活性物质。

蛋中维生素含量十分丰富,且品种较为齐全,包括所有的 B 族维生素、维生素 A、维生素 D、维生素 E、维生素 K 和微量的维生素 C。其中绝大部分的维生素 A、维生素 D、维生素 E 和大部分维生素 B_1 都存在于蛋黄中。鸭蛋和鹅蛋的维生素含量总体而言高于鸡蛋。此外,蛋中的维生素含量受品种、季节和饲料的影响。蛋黄是胆碱和甜菜碱的良好来源。煎鸡蛋和烤蛋中的维生素 B_1、维生素 B_2 损失率分别为 15% 和 20%,而叶酸损失率最大,可达 65%。煮鸡蛋几乎不引起维生素的损失。

3. 蛋类的营养价值

(1)鸡蛋。

鸡蛋(图 2-30)是一种营养丰富的食品,鸡蛋中蛋白质的氨基酸比例很适合人体生理需要,易为机体吸收,利用率高达 98% 以上,营养价值很高。鸡蛋中钙、磷、铁和维生素 A 含量很高,B 族维生素也很丰富,还含有其他许多种人体必需的维生素和微量元素。

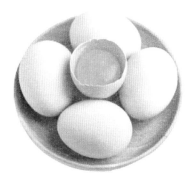

图 2-30　鸡蛋

生鸡蛋的蛋清含有抗生物素蛋白和抗胰蛋白酶。抗生物素蛋白能与生物素在肠道内结合,影响生物素的吸收;抗胰蛋白酶能抑制胰蛋白酶的活力,妨碍蛋白质消化、吸收,故不可生食蛋清。烹饪加热可破坏这两种物质,消除它们的不良影响。但是不宜过度加热,否则会使蛋白质过分凝固,甚至变硬变韧,形成硬块,反而影响食欲及消化和吸收。鸡蛋摄入要适量,每人每日摄入 1~2 个鸡蛋,对血清胆固醇水平既无明显影响,又可发挥其他禽蛋营养成分的作用。

(2)鸭蛋。

鸭蛋(图 2-31)含有蛋白质、磷脂、维生素 A、维生素 B_2、维生素 B_1、维生素 D、钙、钾、铁、磷等营养物质。鸭蛋中的蛋白质含量和鸡蛋相当,而矿物质总量远胜鸡蛋,尤其铁、钙含量极为丰富。

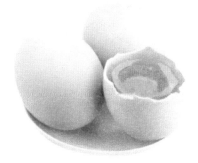

图 2-31　鸭蛋

沿海地区的海边滩涂养殖的海鸭以小海鲜为食,它们所产的蛋称为海鸭蛋。跟鸡蛋比,这类蛋卵磷脂含量较高、胆固醇含量较低,具有较高的营养价值。

(3)鹅蛋。

鹅蛋(图2-32)的蛋白质含量低于鸡蛋,脂肪含量高于其他蛋类,鹅蛋中还含有多种维生素及矿物质,但质地较粗糙,草腥味较重,口味不及鸡鸭蛋。富含的蛋白质易于人体消化和吸收,鹅蛋所含的卵磷脂对人的脑及神经组织的发育有重大作用。其中的矿物质主要含于蛋黄内,铁、磷和钙含量较多;丰富的维生素 A、维生素 D、维生素 E、维生素 B_2、维生素 B_1 和维生素 PP,且都很容易被人体吸收。

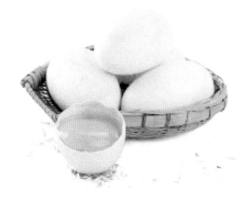

图 2-32　鹅蛋

(4)鹌鹑蛋。

鹌鹑蛋(图2-33)虽然个头很小,但它含有丰富的蛋白质、卵磷脂、铁、维生素等营养物质,其所含的赖氨酸、胱氨酸等都多于鸡蛋,因而有"卵中佳品"之称,一般人都可以食用。但是鹌鹑蛋的胆固醇含量高,中老年人特别是患有高血压、高脂血症者不宜多吃。

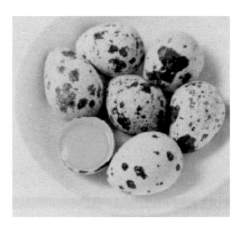

图 2-33　鹌鹑蛋

4. 蛋制品的营养价值

常见的蛋制品有咸蛋、松花蛋、蛋粉、咸蛋、糟蛋等,风味独特,便于储藏和运输。

(1)咸蛋。

将蛋制作成咸蛋对营养素的含量影响不大,但增加了钠盐的含量。

(2)松花蛋。

制作松花蛋(图 2-34)需加入氢氧化钠等碱性物质,使维生素 B_1 受到一定程度的破坏。传统松花蛋的制作需要使用黄丹粉,即氧化铅,使产品中的铅含量有所增加,对人体健康不利,若用铜或锌盐代替氧化铅制成"无铅松花蛋",则可有效降低铅的含量。

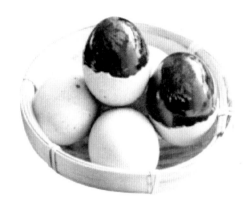

图 2-34　松花蛋

(3)蛋粉。

将蛋制作成蛋粉对蛋白质的利用率无影响,B 族维生素有少量损失,但维生素 A、维生素 D 含量不受影响。

讨论探究 ▶

问题:鸡蛋是不是吃得越多越好?

答:鸡蛋并不是吃得越多越好。吃得太多,反而会给身体带来不良影响。吃鸡蛋过多,会造成血胆固醇含量过高,引起动脉粥样硬化和心、脑血管疾病的发生,以及营养过剩、肥胖等。从营养学的观点看,为了保证平衡膳食、满足机体需要,又不致营养过剩,在一般情况下,老年人每天吃 1~2 个鸡蛋比较好。对于青年和中年人,从事脑力劳动或轻体力劳动的,每天吃 2 个鸡蛋也比较合适;从事重体力劳动,消耗营养多的人每天可吃 2~3 个鸡蛋;少年和儿童,由于机体代谢快,每天也可吃 2~3 个鸡蛋。

知识拓展 ▶

生吃鸡蛋的坏处

有些人喜欢生吃鸡蛋,他们认为鸡蛋在煮熟后会破坏其中的营养成分,因此选择生吃以滋补身体。然而,事实上,这种饮食习惯并不利于健康,反而有害。首先,鸡蛋的外壳上存在许多微小的孔,很容易受到病菌的污染,因此生吃鸡蛋容易引发寄生虫病、肠道疾病或食物中毒。其次,生鸡蛋具有一种腥味,这种气味会抑制中枢神经,导致人们食欲不振,有时还可能引起恶心呕吐。最后,生鸡蛋中的蛋清含有一种对人体有害的碱性蛋白质,即抗生物素蛋白,它会妨碍人体吸收鸡蛋黄中的营养物质。因此,我们应该将鸡蛋煮熟或经过适当的烹饪后再食用,以确保食品安全和营养的吸收。

2.2.3　乳类及乳制品

乳类是指动物的乳汁,我们经常食用的是牛奶和羊奶。乳类经浓缩、发酵等工艺可制成乳制品,如奶粉、酸奶、炼乳等,乳类及乳制品具有很高的营养价值。

任务目标 ▶

1. 了解乳类的营养成分与组成特点
2. 了解常见乳类及乳制品的营养价值
3. 了解乳类及乳制品的合理利用

1. 乳类的营养成分与组成特点

乳类及乳制品几乎含有人体需要的所有营养素,除维生素 C 含量较低外,其他营养素含量都比较丰富。某些乳制品加工时除去了大量水分,故营养素含量比鲜乳更高,但某些营养素受加工的影响,含量相对下降。

(1)水分。

乳类的水分含量为 86%~90%,因此其他营养素总量相对较低。

(2)蛋白质。

乳类蛋白质均属优良蛋白质,消化率为 87%~89%,生物价为 85,高于畜禽肉,仅次于蛋类,但蛋白质的转化率又高于蛋类,其赖氨酸含量较多,是粮谷类食物的天然互补食品。

(3)脂肪。

牛乳脂肪的含量与人乳相近,约为 3.5%,多数为饱和脂肪酸,与其他动物脂肪不同的是低熔点的油酸占 30%左右,因此乳脂的熔点(34.5 ℃)也比较低。乳中脂肪颗粒直径仅 1~10 μm,呈高度分散稳定状态,极有利于消化与吸收,消化、吸收率高达 98%。人乳含有脂肪酶,几乎可全部被消化与吸收。牛乳脂类中,人体必需脂肪酸含量少,仅为 3%。乳中胆固醇含量低于畜禽类食物,每 100 g 牛乳中含胆固醇 17 mg,而每 100 g 羊乳中含胆固醇 34 mg。

(4)糖类。

乳类中糖类几乎全为乳糖,乳糖可促进钙等矿物质的吸收,也有利于婴儿肠道内双歧杆菌的生长,对婴幼儿的生长发育具有特殊的意义。但部分不经常饮奶的成年人体内乳糖酶活性过低,大量食用乳制品可能引发乳糖不耐受。用固定化乳糖酶将乳糖水解为半乳糖和葡萄糖可以解决乳糖不耐受问题,同时可提高产品的甜度。

（5）矿物质。

牛乳中的矿物质主要包括钠、钾、钙、镁、氯、磷、硫、铜、铁等,大部分与有机酸结合形成盐类,少部分与蛋白质结合或吸附在脂肪球膜上。其中成碱性元素略多,因而牛乳为弱碱性食品。乳中的矿物质含量因品种、饲料、泌乳期等因素而有所差异,初乳中含量最高,常乳中含量略有下降。发酵乳中钙含量高并具有较高的生物利用率,为膳食中最好的天然钙来源。牛乳中钠、钾和氯离子基本上完全存在于溶液中,而钙和磷分布在溶液和胶体两相中。

（6）维生素。

牛乳中含有几乎所有种类的维生素,包括维生素 A、维生素 D、维生素 E、维生素 K、各种 B 族维生素和微量的维生素 C。只是这些维生素的含量差异较大。总体来说,牛乳是 B 族维生素的良好来源,特别是维生素 B_2。由于羊饲料中青草比例较大,因此羊乳中的维生素 A 含量高于牛乳。羊乳中多数 B 族维生素含量比较丰富,但其中叶酸及维生素 B_1 含量低,容易造成生长迟缓及贫血,所以不适合 1 岁以下婴幼儿作为主食。对成年人来说,由于饮食品种丰富,叶酸及维生素 B_1 有其他来源供应,因此可以放心饮用羊奶。

（7）其他营养物质。

乳类中含有大量的生理活性物质,其中较为重要的有乳铁蛋白、免疫球蛋白、生物活性肽、共轭亚油酸、激素和生长因子等。

2. 常见乳类的营养价值

（1）牛乳。

牛乳（图 2-35）中最主要的成分是蛋白质,它含有人体必需的全部氨基酸。牛乳中的免疫球蛋白是新生儿被动免疫的来源。牛乳中的脂肪称为乳脂肪,乳脂肪是高度乳化的脂肪,有利于消化。牛乳中的矿物质很丰富,是钙、磷、镁的丰富来源。

牛乳中的糖类大部分为乳糖,含少量葡萄糖、半乳糖及其他糖类。乳糖对肠道中乳酸菌生长有利,乳酸菌产生乳酸使肠道 pH 值下降,抑制腐败菌的生长,有利于钙和磷在小肠的吸收及肠道微生物合成 B 族维生素。

牛乳为维生素 B_2 的重要来源之一,同时还含有维生素 A、维生素 B_1、维生素 B_6 等,以及少量的维生素 B_3。牛乳中含色氨酸,在人体内可小量转成维生素 B_3。

牛乳被誉为"最接近理想的食品",含有人体生长和维持健康所需的全部营养素,除了可直接饮用外,还能加工成其他乳制品,如酸奶、奶粉、炼乳、黄油、乳酪等。

（2）羊乳。

羊乳分为山羊乳和绵羊乳,羊乳干物质中蛋白质、脂肪、矿物质含量均高于人乳和牛乳,乳糖低于人乳和牛乳。山羊

图 2-35　牛乳

乳的蛋白质成分与牛乳差异较大,适合对牛乳中某些蛋白质有过敏反应的人群饮用。羊乳中脂肪球大小仅为牛乳的1/3,因此,羊乳进入肠胃后,与消化液接触面积大,易消化和吸收。每100 g羊乳中含有蛋白质3.8 mg、钙140 mg、铁41 mg,10种主要维生素总含量为780 μg。除此之外,羊乳中的表皮生长因子(epidermal growth factor,EGF)有助于皮肤中弹性蛋白质的形成。

(3)人乳。

人乳中蛋白质主要由酪蛋白和乳清蛋白组成,总量较少,约为牛乳的1/3,酪蛋白的含量仅为牛乳的1/6,但却在胃中能与胃酸作用形成柔软或絮状的凝块,比牛乳更易于消化。人乳中乳糖含量高而稳定,不因乳母膳食或血糖的变化而发生明显变化。人乳的脂肪总量略高于牛乳,且脂肪球小,比牛乳有较高的吸收率。人乳中维生素 C 含量高于牛乳,但是维生素 B_1、维生素 B_2、维生素 B_3 的含量不及牛乳。

3. 常见乳制品的营养价值

乳制品主要包括炼乳、奶粉、酸奶、干酪、奶油等。因加工工艺不同,乳制品营养成分有很大差异。

(1)炼乳。

炼乳(图2-36)为浓缩奶的一种,分为淡炼乳和甜炼乳。鲜奶是在低温真空条件下浓缩,除去约2/3的水分,再经灭菌而成的,称淡炼乳。维生素因加工的影响,遭受一定的破坏,因此需要加以强化,按适当的比例冲稀后,营养价值基本与鲜奶相同。淡炼乳在胃酸作用下,可形成凝块,便于消化和吸收,适合婴儿和对鲜奶过敏者食用。甜炼乳是在鲜奶中加入约15%的蔗糖后按上述工艺制成的,其中含糖量在45%左右,其利用渗透压的作用抑制微生物的繁殖。因糖分过高,需用大量水冲淡,营养成分相对下降,不适合婴儿食用。

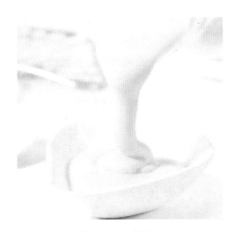

图2-36 炼乳

(2)奶粉。

奶粉(图2-37)是鲜奶经脱水干燥制成的粉。根据食用目的,可制成全脂奶粉、脱脂奶粉、调制奶粉等。全脂奶粉是将鲜奶浓缩除去70%~80%水分后,经喷雾干燥或热滚筒法脱水制成。全脂奶粉的营养成分一般为鲜奶的 8 倍左右。脱脂奶粉是将鲜奶脱去脂肪,再经上述方法制成的奶粉。脱脂奶粉一般供腹泻婴儿及需要少油膳食的人群食用。调制奶粉又称母乳化奶粉,是以牛乳为基础,参照人乳组成的模式和特点,进行调整和改善,更适合婴儿的生理特点和需要。调制奶粉主要减少了乳粉中酪蛋白、甘油三酯、钙、磷、钠的含量,添加了乳清蛋白、亚油酸和乳糖,以适当比例强化维生素 A、维生素 D、维生素 B_1、维生素 B_2、维生素 C、叶酸、铁、铜、锌、锰等营养素。

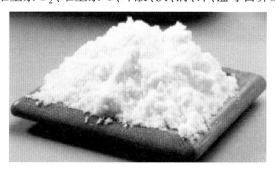

图 2-37　奶粉

(3)酸奶。

酸奶(图 2-38)是在消毒鲜奶中接种乳酸杆菌并使其在控制条件下生长、繁殖而制成的。牛奶经乳酸菌发酵后游离的氨基酸和肽增加,因此更易消化和吸收。酸奶的维生素 A、维生素 B_1、维生素 B_2 等的含量与鲜奶含量相似,但叶酸含量却增加了一倍,胆碱也明显增加。此外,酸奶的酸度增加,有利于维生素的保护。乳酸菌进入肠道可抑制一些腐败菌的生长,调整肠道菌相,防止腐败胺类对人体的不良作用。

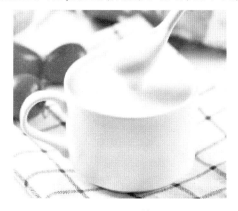

图 2-38　酸奶

(4)干酪。

干酪(图 2-39)也称奶酪,是在原料乳中加入适当量的乳酸菌发酵剂或凝乳酶,使蛋白质发生凝固,并加盐、压榨排除乳清之后的产品。干酪中的蛋白质大部分为酪蛋白,经凝乳酶或酸作用而形成凝块。经过发酵,奶酪当中还含有肽类、氨基酸和非蛋白氮成分。除少数品种之外,蛋白质中包裹的脂肪成分多占干酪固形物的 45% 以上,而脂肪在发酵中的分解产物使干酪具有特殊的风味。奶酪中脂溶性维生素大多保留在蛋白质凝块当中,而水溶性的维生素有所损失,但含量仍不低于原料乳。此外,成熟奶酪中含有较多的胺类物质。它们是在后熟过程中游离氨基酸脱羧作用形成的产物。

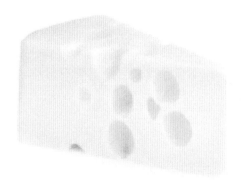

图 2-39　干酪

(5)奶油。

奶油(图 2-40)是指将牛乳中的脂肪分离出来的产品,分为稀奶油和黄油。奶油可以制作冰激凌,装饰蛋糕,可烹饪浓汤及冲泡咖啡和茶等。

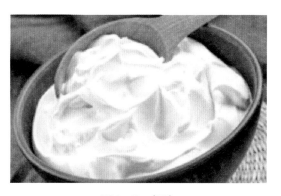

图 2-40　奶油

4. 乳类及乳制品的合理利用

(1)消毒方法。

鲜奶水分含量高,营养素种类齐全,十分有利于微生物生长、繁殖,因此须经严格消毒、灭菌后方可食用。消毒方法常用煮沸法和巴氏消毒法。煮沸法是将鲜奶直接煮沸,设备要求简单,可达消毒目的,但对鲜奶的理化性质影响较大,营养成分有一定损失,多在家庭使用。大规模生产时采用巴氏消毒法。巴氏消毒法又细分为低温长时消毒法和高温短时消毒法,前者将牛奶在 63 ℃下加热 30 min,后者在 90 ℃加热 1 s,巴氏消毒法对鲜奶的组成和性质均无明显影响,但对热不稳定维生素如维生素 C 将造成 20%~25% 的损失。

（2）保存方法。

鲜奶应避光保存,以保护其中的维生素。鲜牛奶经日光照射 1 min 后,B 族维生素很快消失,维生素 C 也所剩无几。即使在微弱的阳光下,经 6 h 照射后,B 族维生素也仅剩一半,而在避光器皿中保存的牛奶不仅没有损失维生素,还能保持牛奶特有的鲜味。

知识拓展 ▶

乳糖不耐受是指一些人在饮用牛奶后出现腹胀、腹痛、腹泻等症状。乳糖是一种双糖,主要存在于鲜奶中。它需要用乳糖酶将其分解成单糖,才能被肠道细胞吸收和利用。婴儿天生具有乳糖酶,因为他们主要以母乳为食。然而,当婴儿长大并逐渐断奶时,很多人体内的乳糖酶水平会下降甚至消失。

乳糖酶缺乏会导致乳糖消化不良,乳糖不能被有效分解和吸收,从而引起乳糖不耐受的症状。当这些人一次性摄入大量牛奶时,他们可能会出现打嗝、嗳气、肠道蠕动加快、频繁排气或排便,甚至稀便的症状。

乳糖不耐受并不会对健康造成严重影响,但会给个体带来不适和不便。对于乳糖不耐受的人群,减少或避免乳制品摄入、选择低乳糖或无乳糖的食品,或者使用乳糖酶替代剂可以减轻症状。如果出现持续严重的消化不良症状,建议咨询医生进行进一步的评估和建议。

2.2.4　水产品

水产品是指由水域中人工捕捞、获取的水产资源,如鱼类、虾、蟹、贝类和海藻类等动植物。其中,可供人类食用的水产资源加工而成的食品,称为水产食品。水产品原料是蛋白质、矿物质和维生素的良好来源。

1. 鱼类的营养价值

任务目标 ▶

1. 了解鱼类的营养成分及特点
2. 了解鱼类的呈味物质
3. 了解常见鱼类的营养价值
4. 了解鱼类的合理利用

（1）鱼类的营养成分及特点。

①蛋白质。

鱼类蛋白质含量为 15%~20%,分布于肌浆和肌基质,肌浆主要含肌凝蛋白、肌溶蛋白、可溶性肌纤维蛋白、肌结合蛋白和球蛋白;肌基质主要包括结缔组织和软骨组织,含有胶原蛋白和弹性蛋白质。除了蛋白质外,鱼类还含有较多的其他含氮化合物,主要有游离氨基酸、肽、胺类、胍、季铵类化合物、嘌呤类和脲等。

②脂肪。

鱼类脂肪含量为1%~10%,呈不均匀分布,主要存在于皮下和脏器周围,肌肉组织中含量甚少。不同鱼种脂肪含量有较大差异,如鳕鱼脂肪含量在1%以下,而河鳗脂肪含量高达10.8%。鱼类脂肪多由不饱和脂肪酸组成,一般占60%以上,熔点较低,通常呈液态,消化率在95%左右。

③糖类。

鱼类糖类的含量较低,在1.5%左右。鲳鱼、鲢鱼、银鱼等不含糖类。

④矿物质。

鱼类矿物质含量为1%~2%,其中锌的含量极为丰富,此外,钙、钠、氯、钾、镁的含量也较多,其中钙的含量多于禽肉,但钙的吸收率较低。海产鱼类富含碘,有的海产鱼每千克含碘500~1 000 μg,而淡水鱼每千克含碘量仅为50~400 μg。

⑤维生素。

鱼油和鱼肝油是维生素A和维生素D的重要来源,也是维生素E的常见来源,多脂的海鱼肉也含有一定数量的维生素A和维生素D。鱼类中维生素B_1、维生素B_2、维生素PP等的含量也较高,而维生素C的含量则很低。一些生鱼制品中含有维生素B_1和催化维生素B_1降解的蛋白质,因此大量食用生鱼可能造成维生素B_1的缺乏。

(2)鱼类的呈味物质。

鱼类的含氮浸出物比较多,占鱼体重量的2%~3%,主要包括三甲胺类、次黄嘌呤核苷酸、游离氨基酸和尿素等。氧化三甲胺是鱼类鲜味的重要物质,而三甲胺则是呈现鱼腥味的主要成分。鱼类的呈味氨基酸中赖氨酸、精氨酸和谷氨酸等的含量与牛肉、羊肉、猪肉相近甚至更高,因此肉味鲜美。

(3)常见鱼类的营养价值。

①鲤鱼。

鲤鱼(图2-41)又称鲤拐子,有赤鲤、黄鲤、白鲤等品种,营养价值较高。鲤鱼的蛋白质不但含量高,而且质量也很高,人体消化、吸收率可达96%。鲤鱼肉中含蛋白质、脂肪、钙、磷,并含有能供给人体必需的氨基酸、矿物质、维生素A和维生素D。

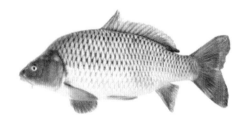

图2-41 鲤鱼

②青鱼。

青鱼(图2-42)又名青鲩鱼、黑鲩鱼。其肉厚且嫩,味鲜美,富含蛋白质、脂肪,刺大而少,是淡水鱼中的上品,为我国"四大家鱼"之一。青鱼营养丰富,每100 g肉中约含蛋白质19.5 g、脂肪5.2 g,含多种维生素和硒、碘等微量元素。

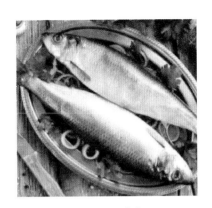

图 2-42　青鱼

③桂鱼。

桂鱼(图 2-43)又名鳜鱼、石桂鱼等。其肉味鲜美,含蛋白质、脂肪、钙、磷、铁、维生素 B_1、维生素 B_2、维生素 PP 等,其营养价值胜过鲈鱼、鲤鱼等。

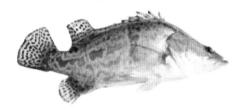

图 2-43　桂鱼

④带鱼。

带鱼(图 2-44)又名鞭鱼、海刀鱼、牙带鱼、鳞刀鱼等,为高脂鱼类,含蛋白质、脂肪、维生素 B_1、维生素 B_2、维生素 A、维生素 PP、钙、磷、铁、碘等成分。带鱼鱼鳞中含较多的磷脂。此外,鱼鳞的丰富油脂还含有多种不饱和脂肪酸,它能增强皮肤表面细胞的活力,使皮肤细嫩、光洁。由于带鱼肥嫩少刺,易于消化和吸收,是老人、儿童等人群的理想食品。

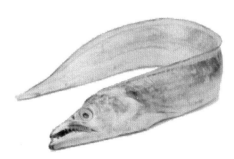

图 2-44　带鱼

⑤鲫鱼。

鲫鱼(图2-45)又名鲋鱼,俗名鲫瓜子、土鲫、河鲫。鲫鱼肉质细嫩,蛋白质、脂肪含量高,仅次于对虾,并含有大量的钙、磷、铁等矿物质。鱼肉中含有16种氨基酸,其中人体所必需的赖氨酸和苏氨酸含量较高。鱼油中还含有大量维生素A等。

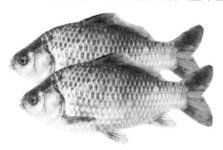

图2-45　鲫鱼

⑥泥鳅。

泥鳅(图2-46)属于高蛋白质、低脂肪食品,含有多种微量元素,并富含维生素A、维生素B$_1$、维生素B$_2$、维生素B$_6$和维生素PP,肉中含水、蛋白质、脂肪、糖类、磷、铁。与鲤鱼、鲫鱼、黄鱼、带鱼等相比,泥鳅的营养价值更胜一筹。泥鳅体内还含有丰富的核苷,核苷是各种疫苗的主要成分,能提高身体抗病毒能力。

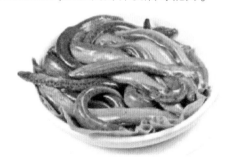

图2-46　泥鳅

⑦黑鱼。

黑鱼(图2-47)学名鳢鱼,又名生鱼、乌鱼、乌鳢、蛇皮鱼等。黑鱼中蛋白质含量比鸡肉、牛肉高,脂肪含量较低,钙、磷、铁和维生素较丰富,其营养价值与青鱼相近。

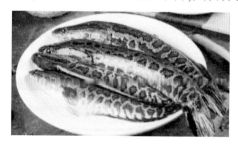

图2-47　黑鱼

⑧鳗鱼。

鳗鱼(图2-48)又名白鳝或白鳗、蛇鱼、青鳝、鳗、鲡、河鳗,被称作是水中的软黄金,在中国及世界很多地方从古至今均被视为滋补、美容的佳品。鳗鱼含钙和磷较高,维生素A也很丰富。鳗鱼营养丰富,鲜生鳗鱼含水分、蛋白质、脂类、糖类和维生素。鳗鱼肉质中富含不饱和脂肪酸,对生命的成长及皮肤健康具有一定帮助。

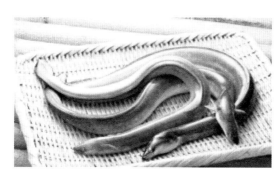

图2-48 鳗鱼

(4)鱼类的合理利用。

①防止腐败变质。

鱼类因水分和蛋白质含量高,结缔组织少,较畜禽肉更易腐败变质,特别是青皮红肉鱼,如鲐鱼、金枪鱼,组氨酸含量高,不饱和双键极易氧化破坏,产生脂质过氧化物,对人体有害。因此打捞的鱼类需及时保存或加工处理,防止腐败变质。保存处理一般利用低温(冷却和冻结)或食盐来抑制组织蛋白酶的作用和微生物的生长与繁殖。

②防止食物中毒。

有些鱼含有极强的毒素,如河豚,虽然其肉质细嫩,味道鲜美,但卵、卵巢、肝脏和血液中含有极毒的河豚毒素,若不正确加工处理,会引起急性中毒甚至致人死亡。

2. 虾、蟹、贝类的营养价值

任务目标 ▶

1. 了解虾、蟹、贝类的营养成分及特点
2. 了解虾、蟹、贝类的呈味物质
3. 了解常见虾、蟹、贝类的营养价值

(1)虾、蟹、贝类的营养成分及特点。

①虾类的营养成分及特点。

虾富含蛋白质,含量在18%左右,脂肪和糖类含量在3%左右,矿物质与维生素含量也很丰富,以鲜虾为例,每100 g含维生素 B_1 0.01 mg,维生素 B_2 0.05 mg,维生素PP 1.9 mg,维生素 E 2.79 mg,钙146 mg,铁3.0 mg,磷196 mg。虾皮中矿物质含量丰富,每100 g虾皮含铁4.0 mg,虾皮含钙量达总量的1%左右。此外,虾皮中含较多的碘。

②蟹类的营养成分及特点。

a.蛋白质。一般蟹类的蛋白质含量为 15%~20%,必需氨基酸种类多、含量较高,属于优质蛋白质,蟹黄的蛋白质含量高于蟹肉。蟹类的蛋白质含量略低于虾类,其中,缬氨酸、赖氨酸含量低于鱼类,色氨酸含量明显高于鱼类。

b.脂肪。蟹类的脂肪含量很低,为 1%~4%,显著高于虾类,中华绒螯蟹脂肪含量高达 5.9%。蟹肉中含有较多的不饱和脂肪酸,其中,二十碳五烯酸(eicosapentaenoic acid,EPA)能有效降低胆固醇,二十二碳六烯酸(docosahexoenoic acid,DHA)是大脑和视网膜的重要构成成分。

c.糖类。蟹类的糖类含量都在 1%以下,以中华绒螯蟹最高,为 7.4%。蟹壳中含有丰富的甲壳质,其衍生物广泛应用于食品、医药和建筑行业。

d.维生素。蟹类富含维生素 B_1、维生素 B_2 和维生素 PP 等维生素,但脂溶性维生素 A 和维生素 D 含量极少,但中华绒螯蟹维生素 A 含量却高达 389 μg/100 g。

e.矿物质。蟹类的矿物质含量丰富,钙、磷、铁、锌、硒含量较高。蟹类可食部分钙含量为 50~100 mg/100 g,铁一般为 0.5~2.0 μg/100 g,铜一般为 1.3~4.8 μg/100 g,海蟹的含硒量超过 50 μg/100 g。

③贝类的营养成分及特点。

a.蛋白质。一般来说,贝类的蛋白质含量为 8%~15%。这些蛋白质含有丰富的必需氨基酸,种类和数量都很均衡。其中,含有硫氨基酸和少量的缬氨酸等限制性氨基酸,可以与米饭或面食搭配食用,通过蛋白质的互补作用,有效改善食物蛋白质的营养价值。相比于鱼类,贝类富含牛磺酸,这是一种非蛋白质氨基酸,具有良好的保健作用。

b.脂肪。贝类的脂肪酸大多是 14~20 碳的脂肪酸,分为饱和脂肪酸、单烯酸和多烯酸,同样富含 ω-3 系列的脂肪酸,如 EPA、DHA。贝类的胆固醇含量高于一般鱼类。

c.糖类。贝类的糖类含量平均为 3.5%,其中牡蛎较高,为 6%~7%,其他多数在 3%以下。糖类主要以糖原形式存在,糖原含量高于鱼肉。

d.维生素。贝类的维生素含量与鱼类相近,含有较多的维生素 A、维生素 PP 和维生素 E,维生素 B_1 的含量普遍较低。河蚌中含有较多的维生素 A,泥蚶、扇贝和贻贝中含有较多的维生素 E。

e.矿物质。贝类的矿物质含量为 1.0%~1.5%,其中 80%~99%汇集在贝壳中,软组织中占 1%~2%,体液的矿物质主要以离子形式存在,能调节渗透压,维持酸碱平衡。贝类含有较丰富的钙、钾、铁、锌、硒、铜和锰,牡蛎和扇贝的含锌量均高于 10 mg/100 g,牡蛎的含硒量高达 86.64 μg/100 g,河蚌含有丰富的铁和锰,分别为 19 mg/100 g、59.61 mg/100 g。

(2)虾、蟹、贝类的呈味物质。

水产动物的肉质一般都非常鲜美,这与其中所含的一些呈味物质有关。鱼类和甲壳类的呈味物质主要是游离的氨基酸、核苷酸等;软体类动物(乌贼类)中一部分的呈味物质也是氨基酸,尤其是含量丰富的甘氨酸。贝类的主要呈味物质为琥珀酸及钠盐。琥珀酸在贝类中含量很高,干贝中达 0.14%、螺为 0.07%、牡蛎为 0.05%。此外,一些氨基酸如谷氨酸、甘氨酸、精氨酸、牛磺酸,以及腺苷、钠、钾及氯等也为其呈味物质。

（3）常见虾、蟹、贝类的营养价值。

①常见虾类的营养价值。

a. 对虾（图 2-49），又名大虾、黄虾（雄）、青虾（雌）、明虾等，虾体长大而侧扁。通常雌虾个体大于雄虾。每 100 g 虾肉中含蛋白质 18.6 g，脂肪 0.8 g，钙 62 mg、磷 222 mg及多种维生素，富含微量元素硒。对虾肉质鲜嫩味美，是高蛋白质营养水产品。虾干、虾米等干品为上乘的海珍品。

b. 口虾蛄（图 2-50），又名皮皮虾、虾爬子。营养丰富，100 g 肉中含蛋白质 72.12 g、脂肪 7.88 g、钙 38 mg、磷 221 mg；氨基酸含量全面，组成合理，易于人体消化和吸收，尤其是赖氨酸等必需氨基酸含量较高，并富含谷氨酸、甘氨酸，故食用口感味道鲜美。

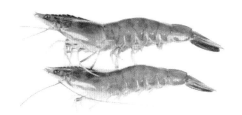

图 2-49　对虾

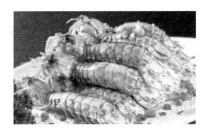

图 2-50　口虾蛄

c. 小龙虾（图 2-51），又名克氏原螯虾、红螯虾和淡水小龙虾。小龙虾体内的蛋白质含量很高，且肉质松软，易消化。虾肉内还富含镁、锌、碘、硒等。小龙虾含有虾青素，虾青素是一种很强的抗氧化剂。

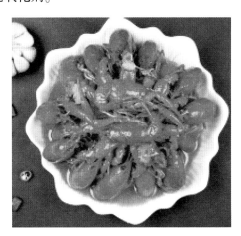

图 2-51　小龙虾

②常见蟹类的营养价值。

a. 三疣梭子蟹（图 2-52），在我国沿海地带，3~6 月和 9~10 月为其生产旺季。三疣梭子蟹头胸甲呈梭形，稍隆起，肉多，汁多，肥满，味道鲜美，食用部分含有蛋白质、脂肪、糖类、钙、铁及维生素 A 等成分，营养十分丰富。

三疣梭子蟹肉色洁白，肉质细嫩，膏似凝脂，两钳内肉质细嫩呈丝状且带有甜味，蟹黄色艳味香,可直接烹制成各种美味佳肴,也可加工成冻品出口,如冻蟹肉块。整只蟹可盐渍加工成枪蟹,蟹酱、蟹卵可加工成蟹籽和调味品,蟹的可食部分还能加工成蟹段罐头、蟹肉罐头、蟹肉干等。此外,蟹肉、内脏及壳均可药用。

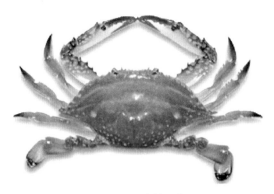

图 2-52　三疣梭子蟹

b. 青蟹(图 2-53),多产于我国东南和南海一带,产期多为 9~11 月。青蟹头胸甲扁平,形似椭圆形,呈青绿色,含有丰富的蛋白质、糖类、钙、磷、维生素 B_2、维生素 B_1 等人体必需的营养物质。青蟹能很好地滋补身体,其中,维生素 B_2、维生素 B_1 和虾青素等能有效清除人体内的自由基,抗氧化,增强机体免疫功能。丰富的维生素 A 能促进机体生长,增强机体抵抗力。青蟹中硒含量极高。

青蟹肉质鲜美,营养丰富,可食部分高达 70%。雌蟹又被南方人称为膏蟹,有"海上人参"之称,肉质肥嫩,外形美观,多蒸制食用。蟹肉可加工成蟹肉干、冷冻蟹肉及蟹肉罐头。

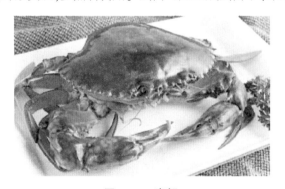

图 2-53　青蟹

c. 中华绒螯蟹(图 2-54),又称河蟹、毛蟹、大闸蟹,是我国一种重要的水产经济动物,分布较广。品质以长江下游阳澄湖的大闸蟹和河北的胜芳蟹最为出名。

中华绒螯蟹营养丰富,其蛋白质、脂肪、糖类、维生素 E 含量极高,维生素 A 和维生素 B_2 含量也较高。

中华绒螯蟹风味独特,肉质细嫩,营养丰富,深受广大消费者喜爱,烹制方法主要以蒸、煮、炖、炒为主,还可加工成椒盐炒蟹、葱油炒蟹、醉蟹、腌蟹等。中华绒螯蟹性寒,在煮制时可加入鲜生姜、紫苏叶,以解蟹毒,降其寒性。

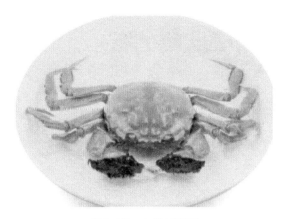

图 2-54　中华绒螯蟹

③常见贝类的营养价值。

a. 扇贝(图 2-55),扇贝软体部分肥嫩鲜美,营养丰富,制成干制品称为干贝,味道鲜美,是一种高蛋白质、低脂肪的营养保健食品。100 g 干贝中含蛋白质 67.3 g,是鸡蛋的 5 倍,牛肉的 3.5 倍;脂肪仅为 3 g,还含有丰富的糖类、多种维生素和钙、磷、碘等矿物质。

扇贝多加工成冻制品、干制品、熏制品和其他调味制品。贝柱肉是十分受欢迎的高档水产食品,利用贝柱肉加工制成的半干食品在国外很受欢迎。

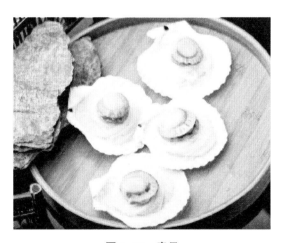

图 2-55　扇贝

b. 牡蛎(图 2-56),又称蚝、海蛎子等,肉味鲜美,营养丰富。每 100 g 牡蛎干品中,含蛋白质 45~57 g,脂肪 7~11 g,糖类 19~38 g,以及维生素 A、维生素 C、维生素 D、维生素 E、B 族维生素和铁、锰、铜等微量元素,含碘量比牛乳或蛋黄高 20 倍,含锌量也极高。

牡蛎肉可生食可熟食,还可制成蚝豉、罐头食品、冷冻制品和熏制品,牡蛎的汤可以加工成蚝油。牡蛎中牛磺酸等微量元素含量高,可作为海洋功能产品的原料。

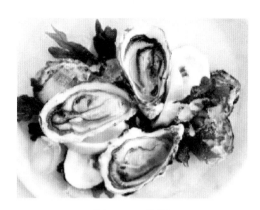

图 2-56　牡蛎

c. 贻贝 (图 2-57), 又称海虹, 富含蛋白质等营养成分, 肉味鲜美, 是珍贵的海产食品。100 g 贻贝中, 含蛋白质 11.4 g、脂肪 1.7 g、糖类 4.7 g、维生素 A 73 μg、维生素 B_1 0.12 mg、维生素 B_2 0.22 mg、维生素 PP1.8 mg、维生素 E 14.02 mg、钙 62 mg、铁 6.7 mg、锌 2.47 mg、磷 197 mg、硒 55.77 μg。

贻贝的食用方法多样, 可蒸可煮, 可剥壳后和其他青菜炒, 味道鲜美。贻贝不仅可以制成冷冻加工制品, 蒸煮后的贻贝汤汁经浓缩后可制成贻贝油, 充当调味料, 还可作饲料和钓饵。

d. 蚶 (图 2-58), 肉含蛋白质、脂肪、糖类、维生素 A、维生素 B_1、维生素 B_2、维生素 C、维生素 B_{12} 和维生素 PP, 还含有精氨酸、甘氨酸、谷氨酸、赖氨酸和天冬氨酸等 15 种氨基酸。

蚶肉味道鲜美, 可鲜食, 可酒渍, 可制成干制品, 贝壳可入药。

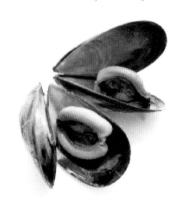

图 2-57　贻贝

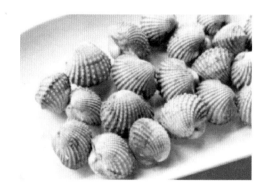

图 2-58　蚶

知识拓展

1. 阳澄湖大闸蟹盛产于苏州, 驰名大江南北, 因独特的生长环境造就了阳澄湖大闸蟹的肉质鲜嫩。秋季是吃蟹的时节。当你感到有薄薄的秋风刮起 (农历 9 月左右), 那时的大闸蟹就会很肥美了。

2. 据可考史料记载,人类食用牡蛎的历史可以追溯到数千年前,在诸多的海洋珍品中,许多国家的人唯独钟情牡蛎,西方称其为"神赐魔食",在日本则称其为"根之源",还有"天上地下牡蛎独尊"的赞美诗句。嗜吃牡蛎者更是不胜枚举,古今中外不少名人雅士都与牡蛎结下不解之缘。

3. 其他水产品的营养价值

(1)鱼翅。

鱼翅(图2-59)由鲨鱼鳍制成,鱼翅的质量以背鳍为最好,鱼翅中有一层像肥膘一样的肉,翅筋层层排列在肉内,胶质丰富,翅筋蛋白质缺乏色氨酸,属于非优良蛋白质。100 g鱼翅中含脂肪0.3 g、钙146 mg、磷194 mg、铁15.2 mg。

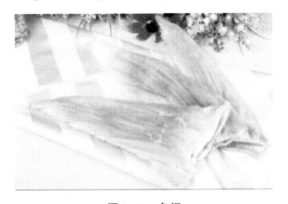

图 2-59　鱼翅

(2)海参。

海参(图2-60)属棘皮动物,是一种高蛋白、低脂肪、低胆固醇食品。100 g干制海参含蛋白质75.5 g、脂肪1.1 g、糖类13.2 g、矿物质4.2 g。其蛋白质所含氨基酸大致与鱼肉相同,只是含量较少。

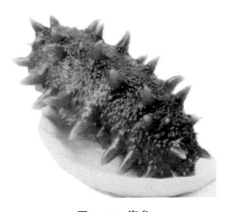

图 2-60　海参

（3）甲鱼。

甲鱼（图2-61）又名鳖、团鱼等。100 g甲鱼含蛋白质15.3 g、脂肪1.1 g、糖类26.6 g、钙124 mg、磷430 mg、铁3.0 mg、维生素A 27.3μg、维生素B_1 0.07 mg、维生素B_2 0.14 mg、维生素B_3 3.8 mg。此外，甲鱼还含有动物胶、碘及维生素D等物质。甲鱼自古被视为滋补佳品，其肉和血皆可入中药。

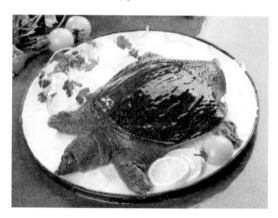

图2-61　甲鱼

（4）海蜇。

海蜇（图2-62）又名水母，属于腔肠动物，海蜇含水量在90%以上，经加工处理后含水量也在60%以上。海蜇中间肉厚者称"海蜇头"，边缘肉薄者称"海蜇皮"。海蜇含蛋白质12.3%，糖类4%，还含有钙、磷、铁、碘等矿物质，以及B族维生素、维生素PP、胶质等。

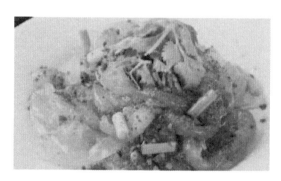

图2-62　海蜇

项目2.3　调味品及其他食品的营养价值

2.3.1　调味品

调味品是指以粮食、蔬菜等为原料，经发酵、腌渍、水解、混合等工艺制成的各种用于调味和食品加工的产品,以及各种食品添加剂。

1. 食盐

任务目标 ▸

1. 了解食盐的分类
2. 了解食盐在烹饪中的作用
3. 了解食盐在人体中的作用

食盐的主要化学成分是氯化钠,同时含有少量钾、钙、镁等元素,海盐中还含有碘。钠和钾能维持细胞内外正常的水分分布,促进细胞内外物质交换。钠过多或过少都会直接影响细胞的正常生理功能。氯是胃酸的主要原料,如果体内缺氯,就会引起胃酸分泌减少、食欲不振、消化不良。由于出汗和排尿,体内每天都有一定量的盐分排出体外,因此,正常人每天都必须补充盐。

(1)食盐的分类。

食盐按照来源可以分为海盐、井盐、矿盐和池盐。按加工精度,可以分为粗盐(原盐)、洗涤盐和精盐(再制盐)。粗盐中含有氯化镁、氯化钾、硫酸镁、硫酸钙及多种微量元素,因而具有一定的苦味。粗盐经饱和盐水洗涤除去其中杂质后称为洗涤盐,经过蒸发结晶可制成精盐。

(2)食盐在烹饪中的作用。

在烹饪工艺中,食盐具有解腻、提鲜、除腥、突出原料中的鲜香味等作用。食盐对食物有保鲜作用。食物中加入盐,可提高其渗透压,微生物的生长、繁殖受到抑制。如果盐浓度超过15%,则大多数微生物就会停止生长。腌制蔬菜、肉类及水产品就是利用这一原理达到防止腐败变质、延长保质期的目的。由于食盐能使蛋白质变性凝固脱水,因此在烹饪过程中用盐调味要注意操作顺序。一般提倡后放盐,分次放,特别是质地较老而富含蛋白质的原料,如老母鸡、鸭、牛肉、豆类等,若先放盐,则使这些原料表面蛋白质变性凝固,内部肌肉不易煮烂,将影响人体的消化和吸收。调制肉末、肉馅时,先放适量的盐可使肉馅黏度增大,馅料成团不散,成菜后肴馔质地松软鲜嫩。制作发酵面团加入适量食盐,既可延长存放时间,又可帮助发酵,使加工成熟的面制品韧性好,易消化。食盐不可热油爆炒,否则会使食盐中碘损失,使食盐变焦产生有害物质,影响人体健康。

(3)食盐在人体中的作用。

食盐在每日人体新陈代谢中起着重要作用,人体摄入量既不能过多也不能过少。一般正常人每日需要食盐 6~10 g。当人出汗过多或腹泻、呕吐后,体内钠和氯损失过多,可适当增加食盐的供给量。高血压、心脏病、肾脏病及肝病患者,应限制食盐的摄入量。研究表明,食盐摄入过多是高血压发病率高的一个重要原因,但也不能对所有的人都无区别地提倡低盐饮食。

2. 酱油和酱类调味品

任务目标 ▶

1. 了解酱油和酱类调味品的分类
2. 了解酱油和酱类调味品的营养特点
3. 了解酱油和酱类调味品的营养素种类及含量

酱油和酱是以小麦、大豆及其制品为主要原料,接种曲霉菌种,经发酵酿制而成的。

(1)酱油和酱类调味品的分类。

①酱油。

酱油品种繁多,可以分为风味酱油、营养酱油、固体酱油三大类。风味酱油中的日式酱油加入了海带汁、鲣鱼汁,中式风味酱油加入了鸡精、鱼露、香菇汁、香辛料等,不仅增加鲜味,也使营养价值有所提高。营养酱油起步较晚,主要包括减盐酱油和铁强化酱油两类。铁强化酱油中添加了乙二胺四乙酸铁(EDTA 铁)。固体酱油是将酱油真空浓缩后再加入食盐和鲜味剂制成的产品。

②酱类调味品。

酱类调味品包括了以豆类、面粉、大米等为原料发酵制成的各种半固体咸味调味料,按照原料的不同,可分为以豆类为主制成的豆酱(大酱)、豆类和面粉混合制作的黄酱、以面粉为主的甜面酱、以蚕豆为主的蚕豆酱和豆瓣酱、大豆和大米制成的日本酱等。此外,在酱中加入其他成分可以制成各种花色酱,如加入肉末和辣椒的牛肉酱等。豆、麦等经过微生物和酶的作用,原料中的蛋白质降解生成氨基酸、多肽等含氮物质;淀粉分解为双糖和单糖;部分糖类发酵产生醇和有机酸,并进一步生成具有芳香气味的酯类;氨基酸与糖类通过美拉德反应生成芳香物质和类黑素,使其具有较深的颜色。

(2)酱油和酱类调味品的营养特点。

酱油的食盐含量一般为 18%~20%,食盐可以抑制微生物的繁殖,酱油具有提味、调色的作用,可以解除原料的异味,增加原料香味,使原料上色,变得红润美观。酱油含有对人体有益的蛋白质、脂肪、糖类、矿物质(如钙、磷、铁及部分维生素)。

(3)酱油和酱类调味品的营养素种类及含量。

①蛋白质与氨基酸。

酱油和酱类调味品的鲜味主要来自含氮化合物,含氮化合物的含量高低是其品质的重要标志。优质酱油的总氮含量多为 1.3%~1.8%,氨基酸态氮≥0.7%。其中谷氨酸含量最高,其次为天门冬氨酸,这两种氨基酸均具鲜味。此外,增鲜酱油中添加了0.001%~0.1%的 5'-肌苷酸钠和 5'-鸟苷酸钠,使氨基酸的鲜味阈值更低,鲜味更加鲜明和自然。酱油因发酵工艺不同而表现出不同的香气和色泽。采用低盐固态发酵法酿制的酱油的氨态氮含量低,鲜味不足,香气不浓,色泽较浅;采用先固后稀醪淋浇浸出法可改善酱油风味,酱油色泽红褐、香味浓郁而鲜美。高盐稀醪淋浇浸出法可生产酱香浓郁、色浅味鲜的酱油。采用日本高盐稀醪发酵法产出的酱油具有醇香浓郁、氨基酸含量高、口味鲜美、汁液澄清的特点。以大豆为原料制作的酱,蛋白质含量比较高,为 10%~12%;以小麦为原料的甜面酱蛋白质含量在 8% 以下;若在制作过程中加入了芝麻等蛋白质含量高的原料,则蛋白质可达 20% 及以上。

②糖类和甜味物质。

酱油中含有少量还原糖及少量糊精,它们也是影响酱油浓稠度的关键因素。甜味成分包括葡萄糖、麦芽糖、半乳糖及甜味氨基酸,如甘氨酸、丙氨酸、苏氨酸、丝氨酸、脯氨酸等。糖的含量差异在不同品种间较大,低者在 3% 以下,高者在 10% 左右。黄酱中还原糖很少,以面粉为原料的甜面酱,糖含量可高达 20%,高于以大豆为原料的大酱。以大米为主料的日本酱的糖类含量在 19% 左右。

③维生素和矿物质。

酱油中含有一定数量的 B 族维生素,其中维生素 B_1 含量约为 0.01 mg/100 g,而维生素 B_2 含量较高,可达 0.05~0.20 mg/100 g,维生素 B_3 含量为 1.0 mg/100 g 以上。酱类调味品中维生素 B_1 含量与原料中含量相当,而维生素 B_2 含量在发酵之后显著提高,含量为 0.1~0.4 mg/100 g,维生素 PP 含量也较高,达 1.5~2.5 mg/100 g。酱油和酱类调味品中的咸味来自氯化钠。酱油中所含的氯化钠为 12%~14%,是膳食中钠的主要来源之一。减盐酱油氯化钠含量较低,含盐量为 5%~9%。酱类的含盐量通常为 7%~15%。

④有机酸和芳香物质。

酱油中有机酸含量约 2%,其中 60%~70% 为乳酸,还有少量琥珀酸,其钠盐也是鲜味的来源之一。酱油的香气成分主体为酯类物质,包括醋酸己酯、乳酸乙酯、乙酸丙酯、苯甲酸丙酯、琥珀酸乙酯等约 40 种酯类,此外还有醛类、酮类、酚类、酸类、呋喃类、吡啶类等 200 余种呈香物质。其中酱油的特征香气成分被认为是 4-羟基-2(5)-乙基-5(2)-甲基-3(2H)-呋喃酮,含量仅在 0.02% 左右。酱类调味品含有多种有机酸,包括柠檬酸、琥珀酸、乳酸、乙酸、焦谷氨酸等。酱类调味品的乙醇含量为 0.1%~0.6%,此外还含有少量异戊醇、丁醇、异丁醇和丙醇等。这些成分与微量的脂肪形成酯类,形成乙酸丁酯、乙酸己酯、乙酸异戊酯、乳酸乙酯等。各种脂肪酸与乙醇成酯,也有助于改善酱油的香气和口感。此外,醛类也是酱油香气的主要来源,包括乙醛、异戊醛、异丁醛等。熟化的时间越长,酱油的香气物质产生量越多,质量也越好。

讨论探究 ▶

问题:哪些人不可多吃酱油?

答:酱油虽然是调味品,但有些人是不可多吃的。如:①高血压、冠心病、糖尿病患者应像控盐一样控制酱油。因为酱油既含有氯化钠,又含有谷氨酸钠,还有苯甲酸钠,是钠的密集来源。②痛风病人应当注意,酱油中含有来自大豆的嘌呤,而且很多产品为增鲜还特意加了核苷酸,所以一定不能多用。③酱油中含有鲜味物质,因此,用了酱油后就应当少放或不放味精、鸡精。特别是增鲜酱油,更可替代所有鲜味调料。和盐一样,在炒菜时酱油要后放、少放。

3. 食醋

任务目标 ▶

1. 了解食醋的分类
2. 了解食醋在烹饪中的作用
3. 了解食醋在人体中的作用

（1）食醋的分类。

醋是一种常用的调味品,按原料可以分为粮食醋和水果醋;按照生产工艺可以分为酿造醋、配制醋和调味醋;按颜色可以分为黑醋和白醋。目前大多数食醋都属于以酿造醋为基础调味制成的复合调味酿造醋。

（2）食醋在烹饪中的作用。

食醋的主要成分是醋酸,此外,还含有少量乳酸、苹果酸、柠檬酸、琥珀酸等有机酸。在发酵过程中,少量酒精与有机酸结合成芳香酯类,故醋有一定香味。食醋在发酵过程中还产生少量糖,故醋还含有淡甜味。原料中的蛋白质在发酵过程中分解成氨基酸,又使醋具有鲜味。因此,醋除具有酸味外,还具甜味、鲜香味,是烹饪加工过程中广为运用的调味品,在烹饪加工中可以去腥解腻,提味爽口,能与其他调味品调和出各种复合味,如鱼香味、糖醋味等,起到刺激人们食欲的作用。在烹饪植物性食物尤其是绿叶蔬菜时,适当加醋,可发挥保护原料的维生素（特别是维生素 C）和软化维生素的作用,使菜肴脆嫩不蔫。在烹饪动物性食物时适量加醋,可以软化肌肉纤维,促进蛋白质变性,以利于消化和吸收。在制作凉菜时,适当加醋,有增进食欲和杀菌消毒的双重功效。

（3）食醋在人体中的作用。

食醋具有抑菌、杀菌、解腻及醒酒等作用。食醋还具有降压、健胃、解毒之功效,常食对人体有益。同时,食醋还有散瘀血、消肿毒的作用。

4. 味精

鲜味是引起强烈食欲的可口滋味。食品中鲜味的主要来源是氨基酸、肽类、核苷酸和有机酸等,如肉类中的谷氨酸、肉汤和鱼汁里的 5'-肌苷酸、甲壳类和软体类水产品中的 5'-腺苷酸、香菇等菌类中的 5'-鸟苷酸、蕈类中的口蘑氨酸和鹅膏蕈氨酸、海贝类中的琥珀酸和竹笋中的天门冬氨酸等。其中味精是最主要的鲜味调味品,它是咸味的助味剂,也有调和其他味道、掩盖不良味道的作用。

目前市场上销售的"鸡精""牛肉精"等复合鲜味调味品中含有味精、鲜味核苷酸、糖、盐、肉类提取物、蛋类提取物、香辛料和淀粉等成分,调味后能赋予食品以复杂而自然的口味,增加食品鲜味的浓厚感和饱满度,消除硫黄味和腥臭味等。需要注意的是,核苷酸类物质易被食品中的磷酸酯酶分解,最好在菜肴加热完成之后再加入这类含有鲜味核苷酸的调味品。

5. 食糖

食糖有绵白糖、红糖、砂糖、冰糖等,是由甜菜或甘蔗的糖汁制成的,其主要成分是蔗糖,是食品中甜味的主要来源。烹饪中常常使用的是白糖或冰糖,红糖的营养成分较白糖全面。

食糖是主要甜味调料之一,可使菜肴增香、变甜,有提鲜、去腥、解腻的作用。食糖还可减弱原料原有的苦涩味,改变菜肴的色泽,使之油亮光润。

知识拓展 ▶

做菜时放什么调料最有营养？其实这是件讲技巧的事情,什么时候放调料好？如何既保持菜中营养素最大限度地不被破坏,又保持烹饪后菜的色香味,这的确是一大学问。

1. 盐:先后有讲究

用豆油、菜籽油做菜,为减少蔬菜中维生素的损失,一般应炒过菜后再放盐。用花生油做菜,由于花生油很容易被黄曲霉菌污染,因此应先放盐炸锅,这样可以大大减少黄曲霉菌毒素。用荤油做菜,可先放一半盐,以去除荤油中有机氯农药的残留量,然后加入另一半盐。在做肉类菜肴时,为使肉类炒得嫩,在炒至八成熟时放盐最好。

2. 醋:早加为好

烧菜时在蔬菜下锅后就加一点醋,能减少蔬菜中维生素 C 的损失,增进钙、铁、磷等矿物质成分的溶解,提高菜肴营养价值和人体的吸收利用率。

3. 酱油:出锅之前

酱油在锅里高温久煮会破坏营养成分并失去鲜味,因此应在即将出锅之前才放酱油。

4. 糖:先放糖再放盐

在制作糖醋鲤鱼等菜肴时,应先放糖后加盐,否则食盐的"脱水"作用会增进蛋白质凝固而难以将糖味吃透,从而造成外甜里淡,影响其味道。

5. 酒:锅内温度最高时

烧制鱼肉、羊肉等荤菜时,放一些料酒可以借料酒的蒸发除去腥气,因此加料酒的最佳时间应当是烹饪过程中锅内温度最高的时候。另外,炒肉丝要在肉丝煸炒后加酒,烧鱼应在煎好后加酒,炒虾仁最好在炒熟后加酒,汤类一般在开锅后改用小火炖、煨时放酒。

6. 味精:起锅前加

当受热到 120 ℃以上时,味精会变为焦化谷氨酸钠,不仅没有鲜味,还有毒性。因此,味精最好在炒好起锅前加入。

2.3.2　食用油脂

任务目标 ▶

1. 了解食物中脂类的来源与营养价值

2.了解常见食用油脂的营养价值

3.了解油脂的合理利用

1. 食物中脂类的来源与营养价值

各种食物,无论是动物性的或是植物性的,都含有脂肪,只不过含量有多有少。常见的植物油包括豆油、花生油、菜籽油、芝麻油、玉米油等;常见的动物油包括猪油、牛油、羊油、鱼油等。

(1)植物油脂。

植物油脂是亚油酸的最好来源。常吃的植物油中,菜油和茶油中的亚油酸含量比其他植物油少。小麦胚芽油的含量很高,1 g 约含亚油酸 502 mg、亚麻酸 57 mg,小麦胚芽油在国内外已列入健康食品的行列。植物性食物不含胆固醇,只含植物固醇,能抑制胆固醇的吸收。

米糠油和玉米胚油是近年来开辟的食用油新资源。其中,米糠油是优质食用油,不饱和脂肪酸占 80%左右,吸收率也较高,一般可达 92%~94%;米糠油还具有降低人体血清胆固醇的作用。玉米胚油也是优质食用油,含不饱和脂肪酸 85%以上,其中亚油酸占47.8%,人体吸收率可达 97%以上。玉米胚油可降低人体血胆固醇的含量,而且玉米胚油中还含有较丰富的维生素 E(约 10 mg/100 g),因此,玉米胚油不易氧化,性质稳定,耐储存。

油料作物及坚果、黄豆中的脂肪含量也非常丰富,其中一部分常用作烹饪用油,如豆油、花生油、菜籽油、芝麻油等。

(2)动物油脂。

动物油脂中亚油酸含量一般比植物油脂低,但相对说来,猪油的含量比牛油、羊油多,而禽类油又比猪油高,这些动物油脂中胆固醇含量都比较高。而海产鱼油中富含二十碳五烯酸和二十二碳六烯酸,具有降血脂、降血压等作用。

肥肉和骨髓中含脂肪最多,高达 90%,其次是肾脏和心脏周围的脂肪组织、肠系膜等处。动物油脂如猪油、牛油、羊油、禽油等也常被用作烹饪用油。

2. 常见食用油脂的营养价值

(1)大豆油。

大豆油又称豆油、黄豆油,色泽深黄,有豆腥味。100 g 大豆油中约含能量3 759.7 kJ、脂肪 99.4 g、糖类 0.3 g、胡萝卜素及 B 族维生素微量,维生素 E 的含量为3 128 mg,另含少量钙、磷、铁、锌、铜、锰等矿物质。

大豆油中的脂肪酸主要是亚油酸,占 50%~60%,油酸占 22%~30%,棕榈酸占 7%~10%,亚麻酸占 5%~9%,硬脂酸占 2%~5%,豆油还富含卵磷脂。大豆油的人体消化、吸收率高达 98%。

大豆油中的亚油酸,具有降低血中胆固醇的作用。大豆油中所含磷脂,在生理上对人体有重要的正面影响,这是一般食物和油脂中少有的。

（2）花生油。

花生油，色淡黄透明，具有花生的香味。100 g 花生油中约含水分 0.1 g、能量 3 763.9 kJ、脂肪 99 g、糖类 0.6 g、维生素 7.64~58.7 mg，另有不等量的钙、磷、铁、锌等物质。花生油中 80%以上是不饱和脂肪酸，其中油酸占 41.2%、亚油酸占 37.6%，棕榈酸、硬脂酸和花生酸等饱和脂肪酸及磷脂、胆碱等约占 19.9%。

花生油容易被人体吸收，具有降解胆固醇的作用。

（3）芝麻油。

芝麻油又称麻油、香油、小磨香油，色泽金黄，香味诱人，是各种动植物油脂中唯一生熟皆可食用的油料，也是各类食用油中的佼佼者。

芝麻油含油酸 35%~49.4%、亚油酸 37.7%~48.4%、花生酸 4%~12%。100 g 芝麻油中含蛋白质 20 g、脂肪 52.9 g、糖类 15 g、能量 3 751 kJ、粗纤维 6.9 g、钙 870 mg、磷 530 mg、铁 58 mg、胡萝卜素 0.03 mg、维生素 B_1 0.24 mg、维生素 B_2 0.20 mg、维生素 B_3 6.7 mg，另含有极为丰富的维生素 E 和卵磷脂。

为防止芝麻油长时间储存后氧化，可向内加入少量茴香、花椒、桂皮或维生素 E 等抗氧化物质。

（4）奶油。

奶油的主要成分是乳脂肪，消化率高，维生素 A 的含量也比较丰富。

人造奶油是作为奶油的代用品而发明的，目前多使用植物油脂来制造，因此不含胆固醇，且含有较多的不饱和脂肪酸。

（5）橄榄油。

橄榄油是一种不经任何化学处理、主要以天然状态被食用的植物油。在通常情况下，橄榄油色泽淡黄、清亮透明，具有橄榄特有的清香味。

由于在生产过程中未经任何化学处理，所以其中的胡萝卜素、维生素 D、维生素 E 及不饱和脂肪酸的总量达到 80%以上。其中，油酸占 86%、亚油酸占 4%~5%、花生酸占 0.9%，人体消化率可达到 94%左右。

与谷物油脂相比，它的亚油酸含量较低，维生素 E 的含量也较低。

与多数植物油脂有所不同的是，橄榄油可以给任何烹饪物增添各种独特的风味，从清淡到浓烈，从甜蜜到辛辣，样样俱全、品种多样。

知识拓展 ▶

"液体黄金"——橄榄油

橄榄油富含维生素、矿物质、蛋白质，还含有丰富的不饱和脂肪酸及维生素 E，可被皮肤吸收，使皮肤光泽细腻而富有弹性，促进血液循环和肌肤新陈代谢。

3. 油脂的合理利用

植物油脂是必需脂肪酸的重要来源，在膳食中的占有量不应低于总脂肪来源的 50%。动物油脂的脂肪组成以饱和脂肪酸为主，不宜长期大量食用。

植物油脂因含有较多的不饱和脂肪酸,易发生酸败,产生对人体有害的物质,因此不宜长时间存储。动物油脂虽然不易发生酸败,但存储时间也不宜过长,存储温度在0 ℃时,一般可保存 2 个月左右;在−2 ℃时,可保存 10 个月左右。

2.3.3 酒

任务目标 ▶

1. 了解酒的分类
2. 了解酒的营养成分
3. 了解酒的有害成分
4. 掌握酒的营养价值

1. 酒的分类

(1)按商业习惯。

酒按商业习惯可分为白酒、黄酒、果酒、药酒、啤酒五大类。

(2)按酒精含量。

酒按酒精含量分为高度酒(40°以上)、中度酒(20~40°)和低度酒(20°以下)。葡萄酒、黄酒、果酒和啤酒都属于低度酒。

2. 酒的营养成分

(1)糖。

糖是发酵酒类的主要营养成分,同时也是这类酒的主要能量来源。除了具有营养作用外,酒中的糖还对酒的口味产生影响。酒中存在着多种类型的糖,主要包括葡萄糖、麦芽糖、麦芽三糖、麦芽四糖和糊精等。此外,还含有阿拉伯糖、木糖、鼠李糖、棉籽糖、蜜二糖和半乳糖等。

(2)蛋白质。

酒中的蛋白质通常以氨基酸和短肽的形式存在,其含量受到酒的配料和酿造方法的影响,因此有很大的差异。不同种类的发酵酒,如黄酒、葡萄酒和啤酒,通常含有较多的氨基酸和短肽。而果酒,如葡萄酒,氨基酸的含量较少。而蒸馏酒则几乎不含氨基酸。

(3)矿物质。

酒中矿物质的含量与酿酒的原料、水质和工艺有密切的关系。葡萄酒、黄酒和啤酒中矿物质含量最多,其中钾的含量较为丰富(0.3~0.8 g/L),其他矿物质包括钠、镁、钙、锌等。

(4)维生素。

啤酒和葡萄酒内含有维生素 C 及多种 B 族维生素,如维生素 B_1、维生素 B_2、维生素 B_6、维生素 B_{12}、维生素 PP、泛酸、叶酸、生物素等,每升葡萄酒中还含有 220~730 mg(平均值为 436 mg)的肌醇。

3. 酒的有害成分

（1）乙醇。

乙醇也称酒精,是白酒和其他酒的主要成分。过量饮酒会对人体产生各种不良反应,导致不同程度的酒精中毒。

（2）甲醇。

甲醇是一种有毒物质,进一步分解会产生毒性更强的甲醛和甲酸,并且可以在人体内积累,对人体造成潜在的危害。严重的甲醇中毒会导致人昏迷甚至死亡。甲酸可以引起酸中毒。甲醛对视网膜有特殊的毒性。

（3）杂醇油。

杂醇油的毒性比酒精大十几倍。饮用含有大量杂醇油的酒会引起剧烈的头痛,特别容易使人酩酊大醉。

（4）氰化物。

氰化物具有剧毒,会导致人体组织缺氧。轻度中毒可能引起咽喉发痒、头晕,严重中毒会导致昏迷甚至死亡。尤其是用木薯、果核等原料酿制的白酒中氰化物含量较高。

（5）铅。

铅是一种有毒物质,当蒸馏白酒所用的设备中的铅成分溶解进酒液超过一定含量时,饮用此类酒会使人产生急性或慢性铅中毒。铅对人体各种组织都有毒性作用,特别对神经系统、造血系统和血管系统的危害更为显著。

4. 酒的营养价值

（1）白酒。

白酒是以谷物或薯类为原料酿造的一种酒,其酒精含量通常为 50~60°,分为酱香型、清香型和浓香型 3 种。白酒的主要成分是水和酒精,少量酒精进入人体,能够提高血液中的高密度脂蛋白和降低低密度脂蛋白水平。

（2）黄酒。

黄酒又被称为老酒,是一种以谷物为原料酿造的低度酒,其酒精含量通常为 15%~20%。黄酒中的主要成分除乙醇和水外,主要含有糖分、糊精、有机酸等,特别值得称道的是它含有天门冬氨酸、亮氨酸、缬氨酸、赖氨酸、苏氨酸、苯丙氨酸、异亮氨酸等 17 种人体所需的氨基酸。据测定,每升黄酒中赖氨酸的含量在各种营养酒类中最为丰富,因此被人们称为"液体蛋糕"。

（3）果酒。

果酒是以水果为原料进行酿造的,而葡萄酒是果酒的典型代表。葡萄酒的酒精含量相对较低,通常为 8~24°,而市场上出售的国产葡萄酒的酒精度数大多在 12°左右。葡萄酒中含有醇、酸、糖、酯类、矿物质、蛋白质、多种氨基酸和多种维生素。适量饮用葡萄酒对健康非常有益。

（4）啤酒。

啤酒是一种酒精度数较低的酒,通常只有 3~5°,但它含有丰富的营养成分。除了水和糖类外,啤酒还含有大量的二氧化碳,能帮助人体消化,促进食欲,消暑散热,使人体有清凉舒适之感,所以深受人们的喜爱。啤酒中含有的多种氨基酸、维生素,以及维生素 PP、泛酸、钙、糖分、啤酒花渗出物等都是人体所需的营养保健成分。根据测定,1 L 12°的啤酒相当于 770 g 牛奶或 210 g 面包的营养价值。因此,啤酒被誉为"液体面包"。啤酒花中富含挥发性的芳香油,赋予了啤酒独特的香气和爽口的苦味,它所含有的树脂还可以杀死葡萄球菌和结核杆菌。

(5)药酒。

药酒通常是将白酒、食用酒精、黄酒或葡萄酒与药材浸泡混合制成的。药酒是我国的传统产品,明朝李时珍的《本草纲目》中记载了 69 种药酒,其中一些至今仍在使用。药酒种类繁多,功效各异,既具有滋补功能,又具备医疗作用。药酒剂量浓缩,针对性强,疗效快,服用简单,便于储藏和携带,因此在内科、外科和妇科等领域广泛应用于某些疾病的治疗。

讨论探究 ▶

问题:药酒与保健酒有什么区别?

答:①保健酒首先是一种食品饮料酒,具备食品的特征;而药酒则主要以药物为主,具备药物的特征。②从特点上看,保健酒的主要目的是滋补、强壮、补充、调节和改善,适用于生理功能减弱、生理功能紊乱及有特殊营养需求的人群。它的效果是潜移默化的。而药酒则是为了治疗疾病和康复而设计的,适用于患有疾病的人群。药酒是由医生开具的处方药,具有明确的适应证、禁忌证、限量和限期,必须在医生监督下使用。③在饮用对象上,保健酒适用于健康人群、有特殊需求的健康人群及处于亚健康的人群。而药酒仅限于患有疾病的人群使用,它是医生开具的一种药物,需要在医生的监督下使用。④在风味上,保健酒注重色、香、味,追求药香和酒香的协调。而药酒则不必追求药香和酒香的协调。⑤在原料组成上,保健酒中的原料首选传统食物和具备食药两用特性的草药,中草药必须经过食品加工,有强烈功能和有毒性的草药不可使用。而药酒中的原料首选安全有效的中草药,主要以滋补草药为主,可以适当搭配其他中草药。

知识拓展 ▶

酒的发明

在我国,人们饮酒和酿酒的历史十分悠久,在裴李岗文化、磁山文化、河姆渡文化、三星堆文化等文化遗址中均出土过古代酒器。

(1)仪狄造酒说。

《世本》《吕氏春秋》《战国策》等先秦典籍都记载了仪狄造酒的传说。

(2)杜康造酒说。

魏武帝曹操的一句"何以解忧,惟有杜康",使杜康似乎成了酒的代名词。不少名人以"杜康"代酒,诗圣杜甫云:"杜酒频劳劝,张梨不外求。"词赋大家苏轼留下豪言:"如今东坡宝,不立杜康祀。""竹林七贤"之一的阮籍"惟重杜康",听说步兵校尉衙门藏有杜康三百斛,便直奔酒去。

(3)猿猴造酒说。

《清稗类钞》记载:"粤西平乐等府山中多猿,善采百花酿酒。樵子入山,得其巢穴者,其酒多至数百石。饮之,香美异常,名曰猿酒。"

(4)酒星造酒说。

"酒旗星"是中国古代天文学家用来确定某颗星的一个专用名词,在天文古籍中,确有"酒旗星""酒旗星图"的记载。酒旗星,最早见《周礼》一书,二十八宿的说法,始于殷代而确立于周代,是中国古代天文学的伟大发现之一。唐代诗人李白的《月下独酌》诗之二:"天若不爱酒,酒星不在天。地若不爱酒,地应无酒泉。天地既爱酒,爱酒不愧天。"

2.3.4　茶叶

任务目标 ▶

1. 了解茶叶的分类
2. 了解茶叶的营养成分
3. 掌握茶叶的功能成分
4. 了解饮茶的注意事项

茶是世界三大饮料之一,已有数千年的历史,我国饮茶至少有 3 000 多年的历史。中国是茶树的原产地,不同地区,生长着不同类型和不同品种的茶树。

1. 茶叶的分类

(1)根据茶叶加工过程中发酵的程度,分为发酵茶、半发酵茶和不发酵茶。

(2)根据茶叶的色泽,分为红茶、绿茶、青茶、黄茶、白茶和黑茶等。

(3)根据茶叶商品形式,分为条茶、碎茶、包装茶、速溶茶和液体茶。

(4)根据采制工艺和茶叶品质特点,分为绿茶、红茶、乌龙茶、白茶、花茶、黑茶和再加工茶。

2. 茶叶的营养成分

茶叶中含有丰富的营养成分,包括蛋白质、糖类、脂肪、多种维生素和矿物质。

(1)蛋白质。

茶叶中的蛋白质含量一般为 20%～30%,但大部分不能溶于水,只有 1%～2% 可以被人体吸收和利用。茶叶中已发现并鉴定的氨基酸有 26 种,包含 20 种蛋白质氨基酸和 6 种非蛋白质氨基酸,茶叶中含有的多种游离氨基酸占 2%～4%,茶氨酸、谷氨酸及天冬氨酸含量居多。这些游离氨基酸容易溶于水,可以被身体吸收和利用。一般高档茶叶中氨基酸含量高于低档茶叶,春茶高于夏茶,嫩叶高于老叶,绿茶高于红茶。

（2）糖类。

茶叶中糖类物质占茶叶干物质量的 20%~25%，但多数不溶于水，能被沸水泡出来的糖类数量很少，只占 4%~5%。

（3）脂肪。

茶叶中的脂肪含量为 2%~3%，包括磷脂、硫脂、糖脂及各种脂肪酸，其中亚油酸和亚麻酸的含量较高，部分可以被人体吸收和利用。

（4）维生素。

茶叶的维生素含量丰富，其中水溶性维生素主要为 B 族维生素和维生素 C，冲泡时 90%~100%维生素溶于茶。茶叶中的 B 族维生素主要为维生素 B_5 和维生素 B_1，其中维生素 B_1 含量比蔬菜高；100 g 绿茶中含有维生素 C 180 mg，和草莓及菠菜中的维生素 C 含量相当。另外，茶叶中还含有大量维生素 A、维生素 E、维生素 K 等脂溶性维生素和类胡萝卜素。值得一提的是，茶叶中胡萝卜素含量比胡萝卜还要高。

（5）矿物质。

茶叶中含有矿物质 40 多种，总量占茶叶干重的 4%~7%。其中以磷和钾含量最高；其次为钙、镁、铁、锰、铝；微量成分有铜、锌、钠、硫、氟、硒等。

3. 茶叶的功能成分

（1）茶多酚。

茶树的新梢和其他器官中含有多种不同的酚类及其衍生物，被称为茶多酚。茶多酚与茶树的生长发育、新陈代谢及茶叶的品质密切相关，并且对人体具有重要的生理活性，因此备受关注。茶多酚是一类存在于茶树中的多酚混合物。茶叶中多酚类化合物的含量一般为 18%~36%（干重计）。茶多酚对茶叶的颜色、香气和口感的形成起着重要作用。目前已在茶叶中发现的多酚类化合物包括儿茶素（黄烷醇类）、黄酮及黄酮醇类、花青素和花白素类、酚酸及缩酚酸等。除了酚酸和缩酚酸之外，大部分多酚类化合物的基本碳架构是 C6-C3-C6，因此统称为类黄酮物质。多酚类化合物及其氧化产物的抗氧化作用主要指其清除自由基的能力。国内外对茶多酚的油脂抗氧化研究结果表明，茶多酚能高效抑制脂质氧化。

（2）嘌呤。

茶叶中的嘌呤碱类也具有一定的健康功效。嘌呤碱类衍生物的结构特点是都含有共同的嘌呤环结构。茶叶中主要含有咖啡因、可可碱及少量的茶叶碱，还有一些黄嘌呤和拟黄嘌呤等物质。茶叶中咖啡因的含量为干茶叶质量的 2%~5%，可可碱的含量约为 0.05%，茶叶碱的含量约为 0.002%。研究表明，适量摄入咖啡因对人体有积极的影响。咖啡因对中枢神经系统具有兴奋作用。

（3）茶多糖。

茶叶中还含有一种具有生物活性的复合多糖，通常被称为茶多糖（tea poly saccha-ride，TPS）。TPS 是一类与蛋白质结合的酸性多糖或酸性糖蛋白，是多糖、蛋白质、果胶、灰分和其他成分的混合物。经过分离纯化，茶多糖的成分包括葡萄糖、阿拉伯糖、核糖、半乳糖、甘露糖、木糖及果糖等。

4. 饮茶的注意事项

(1)容易失眠的人,睡前不宜饮用浓茶,因茶叶中的咖啡因会影响睡眠。

(2)咖啡因会促进胃酸分泌,增加胃酸浓度,因此患有溃疡病的人饮茶可能会加重病情。

(3)茶叶中的茶碱和鞣酸会影响人体对铁和蛋白质的吸收,因此营养不良的人不宜过多饮茶,尤其是对于缺铁性贫血的患者更为不宜。

(4)茶叶具有苦寒的性质,所以饮茶时最好饮热茶,饮用冷茶可能会伤害脾胃。

(5)对于体形肥胖的人来说,宜多饮绿茶;体形瘦弱的人则宜多饮红茶和花茶。

(6)夏季适合饮用绿茶,因为它可以清热、解暑;秋冬季节最好选择红茶,以免引起胃寒和腹胀。

(7)青壮年时期,喝绿茶较适宜。随着年龄的增长,脾肾功能逐渐衰退,饮用红和花茶更为合适。

(8)正确的泡茶方法是将沸水稍微冷却后(约90 ℃),冲泡到壶或杯中,等待5 min后即可饮用,不一次性饮干,保留底部的1/3茶液,以便在续水后保持一定的浓度。

知识拓展 ▶

茶叶四大特性:吸湿性、霉变性、陈化性、吸异性。

(1)茶叶的吸湿性。茶叶的含水量会随着空气湿度的增加而增加。当茶叶的含水量超过4.35%并增至10.56%时,容易出现霉斑。新鲜加工的毛茶最容易吸水,因此在贮藏时需要注意防潮,可以在布袋内套上塑料袋并密封袋口,或者采用真空包装并冷藏。

(2)茶叶的霉变性。茶叶的霉变是由霉菌滋生引起的。当茶叶的含水量达到8.8%时开始霉变,当含水量超过12%时,霉菌会迅速生长。在温度为22~24 ℃、相对湿度为90%的环境中,茶叶放置3 d就会出现霉斑。霉变后的茶叶会产生霉味和腐烂气味,浸泡后的茶汤颜色暗淡,茶叶失去饮用价值。

(3)茶叶的陈化性。一般来说,绿茶和红茶的品质会随着时间的推移而逐渐变差,表现为颜色变暗、香气减少、味道平淡、茶汤颜色浑浊等。这种变化被称为茶叶的陈化,是茶叶成分发生变化的综合表现。茶叶的陈化主要是由氧化作用引起的。茶叶的陈化受贮藏时间、茶叶含水量、包装材料质量和贮藏环境等因素的影响。为了延缓茶叶的陈化,需要降低茶叶的含水量,密封好茶叶的包装,控制仓储温度和湿度,创造良好的贮藏环境,以保持茶叶的品质。

(4)茶叶的吸异性。茶叶具有吸收异味的特性,这是由于茶叶中含有棕榈酸、萜烯类物质和多孔性的组织结构所致。这一特性在窖制花茶时可以利用,但在防止茶叶受异味污染方面需要注意。茶叶应避免与有异味的物质放在一起,尤其是有毒物质,以防茶叶吸味和受污染。

在家庭日常饮茶中,如果茶叶贮藏不当,茶叶将失去其饮用价值,尤其对于珍贵的新茶,更需要采取适当的贮藏方法。贮藏方法可以多种多样,一般常用的是瓶、罐、听等容器进行保管。对于有条件的人来说,还可以采用真空常温保管法,关键是要确保好密封,这样茶叶可以在常温下保存二三年。

另外,一些人采用塑料袋密封保管法,将茶叶放入双层铝箔复合袋内,然后利用抽气充氮法,将袋内空气抽净,注入氮气后密封口,这样茶叶可以保存两年而不会变味。还有一些人使用低温冷藏法,将袋装茶叶放入冰箱或冷藏室内,也能达到较好的效果。还有一种方法是采用干燥保管法,可以使用生石灰或高级干燥剂(如硅胶)来吸收茶叶中的水分,使茶叶充分干燥,也能达到较好的保存效果。如果使用石灰吸水的方法,当水分达到80%时,要及时更换新的石灰。

【模块 2 测验】

1. 胚乳中含量最多的是 （   ）

A. 蛋白质

B. 脂肪

C. 糖类

D. 维生素

E. 无机盐

2. 大豆中含有哪种营养成分最高 （   ）

A. 蛋白质

B. 脂肪

C. 糖类

D. 维生素

E. 矿物质

3. 下列食物属于碱性食物的是 （   ）

A. 牛肉

B. 海带

C. 猪肉

D. 鸡蛋

E. 乳酪

4. 下列食用油脂饱和脂肪酸含量比例最高的是 （   ）

A. 玉米油

B. 棕榈油

C. 花生油

D. 葵花籽油

E. 大豆油

5. 存在于鲜黄花菜中的植物性毒素为 （   ）

A. 龙葵素

B. 秋水仙碱

C. 棉酚

D. 毒肽

E. 皂素

6. 从营养学角度来看,豆芽的显著特点就是在豆类发芽的过程中产生了　　　（　　）

A. 维生素 C

B. 维生素 B_1

C. 维生素 B_2

D. 维生素 D

E. 维生素 K

7. 虽然鱼翅的蛋白质含量高,但生物价不高,它的氨基酸组成中缺少　　（　　）

A. 蛋氨酸

B. 赖氨酸

C. 胱氨酸

D. 亮氨酸

E. 色氨酸

8. 在下列食品中蛋白质消化率最高的是　　　　　　　　　　　　　　（　　）

A. 整粒大豆

B. 豆腐

C. 豆芽

D. 豆浆

E. 豆瓣酱

9. 广泛存在于虾、蟹、牡蛎体内的天然类胡萝卜素为　　　　　　　　（　　）

A. 血红素

B. 叶黄素

C. 虾青素

D. 虾红素

E. 胆固醇

10. 海产品是哪种矿物质的主要食物来源　　　　　　　　　　　　　　（　　）

A. 铁

B. 氟

C. 镁

D. 碘

E. 钙

模块 3 守护营养

　　烹饪原料是指可以用各种烹饪加工方法制作各种菜点的原材料,是制作一切菜点的物质基础,要求无毒、无害、有营养价值。但事实上,食物中的很多营养素都是极易被破坏的,需要我们在储存、加工、烹饪时小心"守护"。

　　通过本模块的学习,应达到以下目标:

　　1. 思政目标

　　通过合理烹饪,引导学生要注意烹饪前后的食品卫生营养要求,要紧绷安全这根弦。

　　2. 知识目标

　　了解引起烹饪原料质量变化的因素;掌握烹饪原料的贮存方法;了解合理烹饪的意义;了解烹饪中营养素的损失途径;了解不同烹饪原料在加工中的营养保护措施;了解不同营养素在烹饪过程中的变化,以及科学的烹饪加工措施。

　　3. 能力目标

　　引导学生合理利用烹饪原料的营养,使原料在烹饪中得到合理的使用,有效地发挥其使用价值和食用价值。为菜点制作提供合适的原料,保证其基本质量。

项目 3.1 合理贮存

　　1. 了解引起烹饪原料质量变化的因素

　　2. 掌握烹饪原料的贮存方法

　　原料的贮存主要是为了在烹饪时能够随时取用,因此,原料贮存的方式直接决定了烹饪成品的质量,这是保证烹饪成品质量的关键环节。随着科技的进步和社会的发展,原料的贮存技术也日趋先进,保鲜方式也日益多样。由于烹饪原料种类众多,性质各不相同,所以贮存的要求也各不相同。

3.1.1 引起烹饪原料质量变化的因素

　　如果想要妥善贮存原料,首先需要理解原料在贮存过程中质量发生变化的原因。影响原料质量发生变化的因素有很多,主要分为两大类:一类是原料自身的因素(内在因素),另一类是环境的因素(外在因素)。其中,外在因素是触发变化的条件,而内在因素则是变化的核心所在。

1. 自身因素的变化

通常情况下,大部分原料都含有各种组织酶和营养成分等不稳定因素,这些都是原料自身质量变化的主要原由。在特定的环境条件下,这些因素会发生改变,进而影响原料的质量。例如,动物性原料的自溶过程、植物性原料的呼吸现象、牛奶的凝固现象和脂肪的氧化分解现象等。此外,原料自身的水分含量和 pH 值等因素,也会对原料质量变化的速度产生影响。

2. 环境因素的变化

原料在贮存过程中,由于环境条件的差异,受到的影响也各不相同。因此,外部环境对其影响极大。

(1)物理方面。

①温度。环境温度对原料自身的变化影响重大。恰当的温度能够促进原料中酶的活性,有助于细菌的生长和繁殖,从而改变原料的质量。然而,过低的温度可能会破坏部分原料,特别是植物性原料的组织结构,并可能会改变其口感。过高的温度可能会导致原料水分的蒸发,加速原料自身的生化反应。②湿度。适当的湿度能延长原料的贮存期。过大的湿度可能会使干燥的原料吸湿并发霉,为微生物的生长提供了条件。过低的湿度可能会导致新鲜原料的水分蒸发,影响其质量。③光照。日光照射可能会加速原料的变化,长时间的日光照射可能会提高温度,导致脂肪酸败、蔬菜发芽等。同时,日光照射还可能会影响原料的营养成分、颜色和口感。④空气。大多数原料是在空气中贮存的。有些原料在接触空气的过程中可能会发生氧化分解。另外,有些原料可能会吸收空气中的异味,从而被污染。

(2)化学方面。

化学方面的变化主要指原料在贮存过程中可能受到各种化学物质的污染。例如,某些金属容器可能会加速酶的活性,某些塑料制品在高温下可能会产生有毒物质,还有一些挥发性化学物品可能会导致交叉污染,从而对人体健康产生影响。因此,在贮存原料的过程中,我们需要注意使用的化学试剂和贮存容器,以防止污染。

(3)生物学方面。

①微生物的影响。微生物主要包括霉菌、某些细菌和酵母菌,它们对原料的影响极大。在适宜的温度、湿度和 pH 值等条件下,这些微生物活性强,生长繁殖快速,能够迅速加速原料的腐败和变质。②虫害的影响。老鼠、苍蝇和蚊子等都对原料有较大的危害。在贮存过程中,原料很容易受到虫害的侵袭。虫害会改变原料的外观、形状、重量和质量,有些虫子还可能传播疾病。

3.1.2 烹饪原料的贮存方法

烹饪原料的贮存是按照原料品质变化的规律,运用各种方法来延长其品质的新鲜程度,使其保持在最适宜的食用状态。尽管原料的贮存方法有很多种,无论是传统的方法还是现代科技的保鲜手段,其根本原理都是相同的。这就是通过特定的方式和手段来调控贮存的温度、湿度、pH 值、渗透压等各种外部环境因素和原料自身成分的变化,以此来控制或杀灭微生物,抑制或破坏原料自身酶的活性,从而避免原料腐败变质,达到贮存的目标。具体的贮存方法有以下几种。

1. 低温贮存法

低温贮存法是指原料在较低的温度(通常在 15 ℃ 以下)环境下进行贮存的方法。这种方法被广泛应用,既方便又安全,大部分新鲜动植物原料的贮存都会采用这种方式。

环境温度对原料的保鲜影响重大。通常来讲,温度在一定范围内越高,原料质变的速度就越快;而温度越低,原料的质变过程就越慢。这是因为低温环境可以抑制微生物的生长和繁殖,控制原料中酶的活性,减缓新鲜原料的新陈代谢,防止微生物污染,从而延长了原料的贮存时间,保持了原料的新鲜度。同时,低温环境也能延缓原料中化学成分的变化,保持原料的色泽、香味等品质,同时减少水分的蒸发,降低原料水分的损失。

总体来说,对于不同的原料,采取的低温贮存温度也会有所不同,按照温度的不同,可以分为冷藏和冷冻两种贮存方式。

(1)冷藏贮存。

冷藏贮存也称冷却贮存,是指将原料贮存于 0~4 ℃ 的环境中。这种方法通常适用于蔬菜、水果、鸡蛋、乳制品的贮存,需要短期存放的新鲜的动物性原料也可以采取这种方法。由于这个温度下水分不会结冰,所以原料不会冻结,这样可以较好地保持原料的原有风味和品质。然而,在这样的温度下,嗜冷的微生物仍然能够生长和繁殖,而且原料中的酶活性并未在空气中停止,因此贮存期限不太长,一般只有几天或者几周的时间。

(2)冷冻贮存。

冷冻贮存也称冻结贮存,是一种把原料置于 0 ℃ 以下的环境中,让原料中的水分部分或全部冻结后再进行贮存的方式。这种方式通常适用于新鲜的动物性原料的贮存。在冷冻过程中,原料中的大部分水分会结成冰,降低了水分的温度,有效地抑制了原料中酶的活性和微生物的生长,甚至可能导致部分微生物死亡,因此,其贮存期可以较长。冷冻贮存有快速冷冻和慢速冷冻两种方法。

①快速冷冻。快速冷冻是将原料置于较低的温度下(通常在-20 ℃ 以下)冻结的一种方法。由于冷冻速度快,原料的细胞内外可以同时形成许多小冰块,而周围的细胞膜受到的损伤较少。因此,在解冻后,融化的水分仍然保留在细胞组织内外,这使细胞更容易恢复到原来的状态。因此,这种方法导致的营养成分损失较少,能够较好地保留原料的风味和品质。

②慢速冷冻。慢速冷冻是一种将温度逐步降低到 0 ℃ 以下的方法。这种方法可能会导致原料脱水,解冻之后,原料的风味和品质可能会有所损失。

无论是采用快速冷冻还是慢速冷冻,原料在贮存过程中都会丢失一部分水分,同时也可能会影响原料的口感、颜色、营养成分及外观,因此,低温贮存也有一定的贮存期限。在冷冻或冷藏原料时,可以用保鲜膜或者塑料袋将其包裹起来,或者将其放在水中冷冻,这样可以延长原料的贮存时间。

冷冻的原料在使用前,需要先进行解冻,不正确的解冻方法可能会直接影响原料的品质。通常情况下,自然解冻的方法最好,但是这样需要的时间较长。常见的解冻方法有水解冻法、微波解冻法等。

2. 高温贮存法

高温贮存法是一种通过对原料加热处理后进行存储的方法。这种方法适用于部分动植物性原料的贮存,但需要注意的是,原料在加热后,其风味和品质可能会发生变化。原料经过加热处理后,大部分微生物会被杀死,细胞中的酶也会因为加热而失去活性,这样就能终止原料的新陈代谢,实现贮存的目的。

根据加热的温度不同,高温贮存法主要包括高温灭菌法和巴氏消毒法。

(1)高温灭菌法。

高温灭菌法是一种利用高温(100~121 ℃)对原料进行加热的方法,以杀灭原料中的微生物和破坏酶的活性,从而达到贮存效果。通常来说,大部分的腐败菌和病原菌在70~80 ℃的情况下,经过 20~30 min 的加热就可以被杀死。然而,已经形成孢子的细菌由于其增强的耐热性,需要在 100 ℃的条件下经过 30 min 或更长的时间才能被完全杀死。

(2)巴氏消毒法。

巴氏消毒法是由法国生物学家巴斯德发明,其主要方法是在 60 ℃的温度下加热30 min 以消灭微生物。这种方法的温度相对较低,只能消除微生物的营养细胞,而无法完全杀死其孢子或芽孢。不过,由于其低温特性,巴氏消毒法能够在最大限度上减少加热对原料品质的影响。这种方法主要被应用于啤酒、新鲜牛奶、果汁和酱油等产品的贮存。随着科技的进步,巴氏消毒法也出现了更多的变体,如低温长时间杀菌法、高温短时间杀菌法及超高温瞬间杀菌法等。

3. 干燥贮存法

干燥贮存法又称脱水贮存法,是指经过晒、晾、烘等方式将原料里的大部分水分去除,以维持原料品质的方法。这个方法适用于大多数的动植物原料。在保鲜技术还不发达的时候,许多珍贵的原料都会用这种方式来保存,也就是我们通常所说的干货。这个方法的原理是,当原料中的水分减少时,原料细胞里的糖、酸、蛋白质等物质的浓度就会提高,导致渗透压增大,从而阻止微生物的生长和繁殖。由于水分的减少,微生物失去了生长和繁殖的条件,进入了休眠状态。同时,水分的减少使原料中的酶活性降低,新陈代谢减慢,这样就达到了贮存的目的。脱水后的原料体积减小,重量也会减轻,便于运输和贮存,但要注意的是,不能将其贮存在湿度较大的地方。

干燥贮存法根据干燥方法不同,可分为自然干燥和人工干燥两大类。

(1)自然干燥。

自然干燥主要是利用大自然的能源,如太阳和风来帮助原料中的水分蒸发。例如,日晒和风干。这种方式的优点是成本较低,但缺点是干燥过程时间较长,原料容易受到环境污染。

（2）人工干燥。

人工干燥是借助一些设备和技术,如借助热风、蒸汽、减压和冷冻来快速去除原料中的水分。例如,奶粉和蛋粉的生产过程就采用了人工干燥方法。这种方法的优点是干燥时间短,不受天气影响,且能避免污染,但其缺点是加工成本相对较高。

4. 密封贮存法

密封贮存法又被称为隔绝空气法,是一种将原料严格密封在特定的容器中进行贮存的方法,目的是使原料与空气和阳光隔离。这种方法的主要作用是防止原料被污染和氧化,同时也能一定程度上抑制嗜氧微生物的生长。这种贮存方法适用于大多数动植物性原料,如各类罐头、塑料包装食品和浸泡食品等。

密封贮存法贮存的原料,有的需要在加工前进行高温杀菌,有的经过一定时间的密封会改变风味。

5. 盐腌贮存法

盐腌贮存法是利用食盐对原料进行加工后贮存的一种方法。这种方法的主要原理是利用食盐的渗透性产生高渗透压,降低水分活性,从而使微生物脱水,引发质壁分离和蛋白质变性,使微生物难以生长和繁殖,同时也抑制了原料中酶的活性,达到贮存原料的目的。这种方法适用于大部分的动植物性原料。

由于食盐的浓度不同,贮存原料的效果也会有所不同,同时不同的微生物对不同食盐浓度的抵抗力也不同。通常,5%的食盐溶液可以抑制一般的腐败菌的活动,而10%以上的食盐浓度可以保护原料不腐败。

采用盐腌贮存法贮存的原料的部分维生素、无机盐随水分析出而被流失和破坏,同时会使动物性原料肌纤维变硬,但是盐腌后的原料会形成特殊的风味,因此这种方法得到了广泛的应用。

6. 糖渍贮存法

糖渍贮存法是利用食糖对原料进行加工处理后贮存的一种方法。这种方法的主要原理是利用糖溶液的渗透性,使原料脱水并降低水分活性,从而抑制微生物的生长和繁殖,实现原料的贮存。这种贮存方法主要适用于植物性原料,如蜜饯、果脯等。

通常,当糖的浓度达到50%以上时,就可以抑制微生物的生长和繁殖。但是值得注意的是,在酵母和霉菌中存在一些"耐糖"的种类。

经过糖渍的原料,贮存效果好,且能产生特殊的风味。

7. 酸渍贮存法

酸渍贮存法是指将原料浸泡在醋等有机酸中加以贮存的方法。此种方法是利用食用酸来提高原料的氢离子浓度,由于大多数的腐败菌在pH值为4.5以下的环境中生长发育会受到抑制,无法生存,因此在酸性条件下,可以达到贮存原料的目的。这种方法主要用于植物性原料的贮存。

酸渍贮存法主要有两种方式:一种是在原料中加入一定量的醋,通过醋中的醋酸来降低 pH 值,如醋蒜等;另一种是利用乳酸菌发酵产生乳酸,从而降低 pH 值,如泡菜等。无论采用哪种方式,都会为原料增添独特的风味。

8. 酒渍贮存法

酒渍贮存法是指将原料浸泡在酒或酒糟中,利用酒精的杀菌作用而贮存原料的一种方法。这种方法主要是利用酒精的杀菌作用,消灭原料中的微生物,破坏原料中酶的活性,以达到贮存原料的目的。这种方法主要适用于动物性水产品,如醉蟹、醉虾、糟蛋等。

酒渍贮存法又细分为两种:一种是利用白酒,特别是高浓度优质白酒的效果最佳;另一种是利用酒糟,以获得酒糟的特殊风味。因此,经过酒渍贮存的原料具有独特的风味。

9. 气调贮存法

气调贮存法是一种通过调整原料贮存环境中的气体成分来实现贮存目的的方法,是当前比较先进的一种贮存方法。这种方法主要是通过降低空气中的氧气含量,增加二氧化碳或氮气的浓度,以此来减弱新鲜原料的呼吸强度,使其呼吸活动降至最低水平,抑制微生物的生长和繁殖,以及原料中化学成分的变化,有时还需要配合低温使用,以达到贮存目的。

气调贮存法在实际中应用较多,主要适用于蔬菜和水果的贮存。其贮存环境包括机械气调库、塑料帐篷、塑料薄膜袋、硅橡胶气调袋等。

10. 放射贮存法

放射贮存法又称辐射贮存法,是利用一定剂量的放射线照射原料而达到贮存目的的一种方法,是一种较为先进的贮存方法。这种方法主要是通过放射线杀死原料中的微生物和昆虫,抑制蔬菜和水果的发芽与成熟。放射线照射后,原料自身的营养成分和价值不会受到太大的影响。

放射贮存法常用的射线有紫外线、α-射线,γ-射线等。这种方法相比其他方法有许多优点:首先,原料经过放射线照射后,射线可以穿透包装和冰层,杀死原料表面和内部的微生物;其次,原料经过放射线照射后,其温度不会升高;最后,原料经过放射线照射后,其风味不会改变,也不会产生有害成分。

11. 保鲜剂贮存法

保鲜剂贮存法是指在原料中加入具有保鲜作用的化学试剂来延长原料贮存时间的一种方法。此种方法主要是利用保鲜剂的作用来控制微生物的生理活动,抑制或杀死原料中的腐败微生物,防止和减慢空气中氧与原料中的物质发生氧化还原反应,从而达到贮存的目的。

贮存中常用的保鲜剂有防腐剂、抗氧化剂、脱氧剂等。

(1)防腐剂。

食品贮存过程中,通常会添加一些能控制微生物生长、抑制或消灭微生物的化学物质,以达到贮存效果。常用的防腐剂包括苯甲酸、苯甲酸钠、山梨酸钾、二氧化硫、焦亚硫酸钠、焦亚硫酸钾、丙酸钠、丙酸钙等。

（2）抗氧化剂。

食品贮存过程中,还常常会添加一些能防止食品氧化的化学物质,这些物质能与氧气反应,防止和减弱空气中的氧气与原料中物质产生氧化还原反应。常用的抗氧化剂包括丁基羟基茴香醚、二丁基羟基甲苯、没食子酸丙酯、特丁基对苯二酚等。

（3）脱氧剂。

脱氧剂又称游离氧吸收剂,它具有吸除氧的功能。在原料中加入脱氧剂,能够吸取原料周围和原料内部的游离氧,形成稳定的化合物,防止原料氧化变质,从而达到贮存目的。常用的脱氧剂包括二亚硫酸钠、碱性糖制剂、特别铁粉等。

需要注意的是,贮存原料时,无论使用哪一种保鲜剂,都要有一定的剂量。每个国家对保鲜剂的使用量都有一定的标准,实际操作时应严格遵守。

12. 活养法

一些原料,尤其是动物性原料,经常采用活养的方法进行保存。这种方法能够最大限度地保持原料的新鲜度,同时也能提高原料的口感和质量。例如,一些鱼类、河蚌、蟹和泥鳅等,在经过一段时间的活养后,可以变得更为清洁,泥土味消失,味道更加鲜美。

综上所述,原料贮存的方法有很多,但在不同时间、不同地域要根据不同原料的性质,选择合理的贮存方法,最大限度地保证原料的新鲜度,使原料处于最佳食用状态。

项 目 3.2　合 理 烹 饪

任务目标 ▶

1. 了解合理烹饪的意义
2. 掌握烹饪中营养素的损失途径
3. 掌握面类主食的营养保护措施
4. 掌握稻米类主食的营养保护措施
5. 掌握蔬菜的营养保护措施
6. 掌握动物性食物的营养保护措施

合理烹饪是对食物原料进行合理的选择搭配、整理清洗,采用合理的刀工和烹饪方法,使制成的饮食成品尽可能多地保留原有的营养素,合乎卫生要求,具有色、香、味、形等良好的感官性状,维持或提高食物的营养价值和食用价值,达到刺激食欲、促进消化吸收,满足就餐者的生理需求和心理需求的目的。概括地说,合理烹饪就是通过烹饪使食物满足卫生、营养、美感3个方面的要求,是实现营养平衡的基本措施之一。

3.2.1 合理烹饪的意义

1. 杀灭有害生物

在烹饪过程中,洗涤或加热会去除原料中的寄生虫卵和其他有害生物。

2. 减少有害化学物质

合理的烹饪方法,会减少某些对人体有害的农药、激素等化学物质,而且可以去除某些酶类和生物碱,避免中毒。

3. 改善食物口感,促进消化和吸收

食物在烹饪的过程中发生的变化十分复杂,包括物理变化和化学变化。蛋白质在烹饪的过程中会分解成肽和氨基酸,淀粉会转化为糊精,从而有利于人体消化和吸收。

4. 保护营养素

某些不稳定的营养素在烹饪的过程中会因加热等因素失去活性,无机盐和水溶性维生素也会在洗切的过程中丢失,因此,合理的烹饪手法对保护营养素至关重要。

3.2.2 烹饪过程中营养素的损失途径

食物中的营养素会随着加工而不断损失。食材的初步挑拣、去皮、加热烹煮等,每个环节都会造成不同程度的营养素损失。但是我们也不可能因为这些营养素的损失就不进行食材的初步挑拣、去皮、加热烹煮等,因为这些都是烹饪的必备环节,也是保证我们饮食安全的措施之一。

根据烹饪过程中引起食物营养素损失的原因和造成损失的结果不同,其损失途径一般可分为流失和破坏两种。

1. 流失

食物中营养素的流失,通常是由一些物理因素引起的,如暴晒、空气流动、渗透压变化和细胞破裂等。尽管这些营养成分流失了,但它们并未发生化学变化,如果收集起来,仍然可以重新使用。通常营养素主要通过以下途径流失。

(1)蒸发。

食物受到日晒、空气流动等物理因素的影响,会导致其水分蒸发。这会导致食物新鲜度降低及口感发生变化。比如,萝卜在存储过程中会失去水分,新鲜度下降,口感变得"糠糠"的。但有时,我们会利用这种蒸发现象来制作特定口感的食物,如萝卜干。

(2)渗出。

烹饪过程中会加入调味料,尤其是加入盐,会引起食物内外渗透压发生变化;刀工切配会导致细胞破裂。这些因素都会使原料水分和水溶性营养成分渗出,渗出液被收集后,在保证食品安全的前提下,可以再次利用,如用来和面。

(3)溶解。

食物在洗涤、浸泡和烹制过程中,部分营养素会溶解出来。如淘米、过水面、蔬菜炒制,都会发生营养素溶解在水中、汤汁中或食用油中的现象,可以通过收集或改进烹饪方法,再次利用这些溶解的营养素。

2. 破坏

营养素被破坏通常是由于某些物理、化学或生物因素引起的,如高温炸制、加碱、微生物污染等。这些因素会改变食物中营养素的化学结构和性质,导致其失去营养价值,甚至转化成对人体有害的物质,无法再被人体利用。营养素被破坏的途径主要有以下几种。

(1)高温烹饪。

高温炸制,不耐热的营养素如维生素 C 和 B 族维生素,容易在高温下被破坏并丧失,而且脂肪、蛋白质、糖类等物质在较高油温下也会发生一些不良的化学变化,甚至产生对人体有害的致癌物质,从而降低食物的营养价值。

(2)加碱。

在传统烹饪过程中,有时候会用到食用碱,如煮粥、焯水、发酵等。加碱会破坏食物中的 B 族维生素和维生素 C,添加的碱越多,破坏的程度越严重。

(3)微生物污染。

烹饪过程中因为不规范操作,食物可能会受到微生物的污染,不仅会引起食物中营养素的分解,而且还会产生有害于人体的代谢产物,从而破坏食物的营养价值。如食品的霉变、发黏、发臭等现象就是微生物污染的表现。

3.2.3 在烹饪过程中,不同原料的营养保护措施

烹饪原料中的营养素会因烹饪手法的不当而损失,为避免这一问题,我们应根据食物的种类合理选择烹饪方法。

1. 面类主食的营养保护措施

我们常吃的面食,比如馒头、油饼、油条、面条、面包等,在加工过程中,虽然蛋白质、脂肪、糖类、矿物质的流失并不多,但 B 族维生素的损失却会因为烹饪方式的不同而有所不同。例如,蒸、烙和煮等方式对维生素的破坏较小,但如果在面粉中加了碱或者用高温油炸,维生素的破坏就会很严重。在煮面条时,有 2%~5%的蛋白质和一部分 B 族维生素会流失到面汤中。

(1)提倡使用酵母代替传统的"面肥"发酵面团。

面粉含有丰富的水溶性维生素,这些维生素不仅易溶于水,也容易被碱破坏。当我们在发面时加碱,可导致损失 30%~50%的维生素 B_1,其他维生素也会受到不同程度的影响。为了保护维生素免遭破坏,提倡使用酵母替代"面肥"发酵面团。

另外,使用酵母替代"面肥"发酵面团时,在酵母菌生长过程中还会产生多种 B 族维生素,同时破坏面粉中的植酸盐,有利于铁等微量元素的吸收。

(2)煮面条时不要丢弃面汤。

面条下锅之后,我们会发现面汤逐渐浓厚起来,其实就是因为面条本身的部分营养物质溶解到面汤中,使面汤逐渐变得浓稠。所以为了更好地利用食物的营养物质,我们尽量不把面汤丢掉,可以喝掉面汤,或者在烹饪其他菜肴时将其作为调料使用。

（3）避免高温油炸。

以炸油条为例，因为要加碱和高温油炸，维生素 B_2 和维生素 C 的损失量会达到50%，维生素 B_1 更是几乎全部损失。而且，油炸过程中还会产生一些对人体有害的物质。所以，为了保护我们的健康，最好尽量避免高温油炸食物。

2. 稻米类主食的营养保护措施

以米饭为例，作为我们日常生活中的主食，其制作过程中可能会损失部分营养。这些损失主要发生在淘洗、加热和加碱的过程中，可能会影响到大米中的水溶性维生素、蛋白质和矿物质。如果我们在淘洗时次数过多、浸泡时间过长、加碱过量或者水温过高，那么这些营养的损失就会更为严重。稻米类主食的营养保护措施主要有以下几种。

（1）吃新米。

新米颜色洁白，散发出清新的香气，表面的糊粉层和胚芽富含大量的维生素和矿物质。然而，存放超过一年的陈米颜色会变暗，甚至可能含有高致癌性的黄曲霉毒素。因此，购买大米时应尽量选择在大型超市或者粮油专卖店等正规地方购买，这些地方的标识完整，可以看到大米的生产日期以确认其新鲜程度。

在烹饪大米之前，我们通常需要淘洗并挑除杂质。然而，在这个过程中，部分的营养成分，尤其是水溶性维生素会随着淘洗水流失。研究表明，大米被淘洗两次后，维生素就会损失40%，矿物质损失15%，蛋白质损失10%。这就意味着，淘洗次数越多，损失的营养就越多。因此，我们应尽量减少淘米的次数，一般来说，不宜超过3次。同时，我们也应避免使用流动的水冲洗大米，或者用开水烫洗大米，更不能用力搓揉大米，这些做法都能帮助我们尽可能保留大米的营养成分。

（2）少吃捞米饭。

捞米饭的烹饪过程是将大米煮至软胀后捞出，再用蒸笼烹至熟。由于捞米饭香气浓郁，许多家庭都习惯制作和食用捞米饭。然而，这种烹饪方法会导致许多营养素随着被丢弃的米汤流失，是一种营养价值较低的烹饪方式。但这并不意味着我们完全不能吃捞米饭，只要合理利用米汤，我们偶尔也可以享用这种美食。

（3）慎用碱。

有些人为了让大米粥更加香滑，会在熬制过程中加入碱。虽然这样可以提升粥的口感，但是却会破坏大米中的大部分维生素。因此，不建议这样做。然而，在烹饪玉米类食物，如玉米粥、窝窝头或玉米饼时，我们可以适当地在玉米面中加入一些小苏打（碳酸氢钠）。这样做既能让食物颜色鲜艳，香味浓郁，口感好，还能让玉米中的营养物质更易被人体吸收。我们需要记住这样一个原则：当制作以玉米为原料的主食时，可以适当加入碱；当制作以大米等为原料的主食时，应避免加碱。

3. 蔬菜的营养保护措施

做菜前必不可少的一道工序就是清洗蔬菜，有人喜欢先洗后切，有人则喜欢先切后洗，有的人认为怎样都行。虽然看着是非常简单的顺序问题，实际上会直接影响蔬菜的营养。

（1）切洗得当。

①先洗后切,切后不泡。

原料烹饪前应先进行清洗,然后再进行改刀,改刀后不再进行清洗,更不能用水浸泡,以防止水溶性营养素流失。例如,如果在切好白菜丝后用凉水浸泡,维生素 C 的损失率可能会高达 50%。

②改刀不宜过碎。

维生素氧化的损失与原料切后的表面积有直接关系,表面积越大,则越易使维生素与空气中的氧接触,氧化机会大大增加,损失就越严重。因此食品原料不宜切得过碎,应在烹饪允许的范围内尽量保持食材的形状大一些。

③现烹现切。

蔬菜原料的切配应在临近烹饪之前进行,避免过早切配。切配的数量也应尽量准确,避免一次切配过多,因为过多的原料无法及时烹饪,不仅会影响菜肴的色、香、味等,还会增加营养素在储存过程中的氧化损失。

（2）正确焯水。

为了除去某些原料的异味,增进色、香、味、形,或调整原料的烹饪时间等,要用沸水对原料进行焯水处理,焯水应注意以下几个方面。

①火旺水沸,短时速成。

为防止水温降得过快,应当分次将食材放入锅中,这样可以使水温迅速升高并沸腾,蔬菜在沸水中焯透后立即捞出,这样不仅可以保持蔬菜色泽鲜艳,同时也能减少营养素的损失。

②立即冷却,不挤汁水。

经水焯的蔬菜从锅中捞出后,温度仍然很高,对其中叶绿素、维生素的保存十分不利,所以应立即用冷水冲凉。此外,经水焯的蔬菜最好不要挤汁,否则会导致大量水溶性营养素流失。

③焯水后改刀。

蔬菜应焯水后再进行改刀,这样可以避免蔬菜中的水溶性物质在焯水中溶解并流失。食材进行正确焯水不仅可直接减少营养素的损失,而且还可去除菠菜、苋菜、冬笋等蔬菜中的部分草酸,从而提高一些矿物质的吸收利用率。

（3）正确烹制。

在烹制蔬菜时,应尽量使用旺火和热油,并快速翻炒,这样可以减少菜肴的烹煮时间,从而降低蔬菜中营养素的损失。使用大火快炒的烹饪方法,由于加热时间较短,食材内部的汁液溢出较少,因此水溶性营养物质的损失也相对较少。此外,这种烹饪方式还可以保持蔬菜的色泽鲜艳,质地脆嫩,提高菜肴的感官体验。

（4）适时加盐。

在烹炒蔬菜时,应避免过早加盐。这是因为盐会在食材表面形成较高的渗透压,导致蔬菜内部的水分迅速向外渗透。这样,蔬菜会失去大量水分,不仅形态变得干瘪,质地变软,同时水溶性营养素随水分溢出,会增加氧化和流失的可能。

（5）禁止用碱。

由于大多数维生素在碱性环境中容易损失，因此在日常烹饪中要避免使用碱。例如，有些人为了让蔬菜看起来更翠绿，会在焯水中加碱；也有在制作绿色鱼丸或绿色鸡片时，为使其色泽鲜艳，在青菜汁中加碱，这些做法都会增加维生素的损失。

4. 动物性食物的营养保护措施

（1）烹饪方法。

动物性食物的烹饪方法有很多种，比如煮、炸、烧、炒、焖等。在一定的烹饪温度下，食物中的蛋白质、脂肪和矿物质的损失非常小，但是对维生素有一定的破坏，主要是由于高温的影响。如果在烹饪过程中使用糊状物质进行勾芡，可以减少维生素的损失。

（2）挂糊上浆。

挂糊上浆是制作动物性食物不可缺少的工序。在食物表面挂上薄层粉芡，通常使用蛋清和淀粉作为原料，主要目的是保护食物的维生素和水分，同时防止蛋白质在高温下过度凝固和分解。在高温作用下，挂糊的食物表面会形成一层膜，防止食物直接接触热油，从而保护食物中的水分、营养物质和味道物质，保持菜肴的嫩滑口感，同时使淀粉和动物性食物中的谷胱甘肽在热作用下释放出硫氢基，有利于保护维生素。

（3）控制油温。

油温是菜肴烹制的关键因素，油温对食物中营养素的保留影响极大。科学实验证明，当油温在 $150\sim200\ ℃$ 时，炸或炒的食物中的营养素保存最为完好。例如，用这样的油温炒肉丝，硫胺素的保存率可以达到 90.6%，维生素 B_2 的保存率则可以达到 100%。炸里脊肉时，硫胺素的保存率达到 86%，维生素 B_2 的保存率达到 95%。但是，当油温达到 $350\sim360\ ℃$ 时，脂肪的聚合反应和分解作用加强，会产生对人体有害的低级酮和醛类物质，使脂肪的口感变差。过高的油温不仅会增加维生素的损失率，还会使肉中的蛋白质焦化，焦化的蛋白质会产生色氨酸衍生物。

讨论探究 ▶

问题：沥米饭营养价值更高吗？

答：沥米饭是四川和重庆地区特色的烹饪方式。首先，将米煮至半熟，然后取出，沥去水分，放入竹或木质的筒子里，然后再蒸熟，这就是我们所说的"甑子饭"。这种做法非常耗时，而且煮米的汤水通常不会被食用。沥米饭的口感并无糯性，而且在沥水的过程中，水溶性的 B 族维生素会大量流失。

项目 3.3　不同营养素在烹饪过程中的变化

任务目标 ▶

1. 掌握蛋白质在烹饪过程中的变化

2. 掌握糖类在烹饪过程中的变化

3. 掌握食用油脂在烹饪过程中的变化

4. 掌握维生素在烹饪过程中的变化

5. 掌握无机盐在烹饪过程中的变化

在烹饪过程中,不同营养素会发生一系列物理或化学变化。掌握营养素在烹饪过程中的变化情况,对选择合适的工艺条件、最大限度地保留原料的营养成分有积极的意义。

3.3.1 蛋白质在烹饪过程中的变化

1. 蛋白质的变性

蛋白质的变性是指在某些理化因素的作用下,蛋白质分子内部原有的高度规则的排列发生变化,导致蛋白质的理化性质发生改变并使蛋白质失去其原有的生物功能的现象。引起蛋白质变性的因素主要有物理因素和化学因素。

物理因素主要有加热、加压、脱水、搅拌、震荡等,是烹饪过程中引起蛋白质变性的主要因素。化学因素即酸、碱的作用等,相对来讲,影响较小。温度是影响蛋白质变性的最重要因素,加热和冷冻均可以使蛋白质变性。其中,蛋白质受热后分子的空间结构发生改变,产生变性现象。如蛋清在加热时凝固,瘦肉在烹饪时收缩变硬。

不同的蛋白质变性温度不同,蛋白质通常在 45 ℃ 时开始变性,55 ℃ 时变性加速,如果温度继续升高,就会发生变性凝固。然而,过度加热会降低蛋白质的营养价值,比如强高温或持续的高温作用会使蛋白质焦化,生成人体难以吸收的含酰胺键的化合物,同时还会产生杂环胺类的致癌物质。

2. 蛋白质的水解

在各种烹饪加工过程中,蛋白质可能会发生不同程度的水解。蛋白质可水解为脲、胨、肽、氨基酸及相应的非蛋白物质,如糖类、色素、脂肪等。胨是轻微水解的产物,它仍保持高分子的特性,如黏度大,溶解度小,甚至能够通过加热来凝固。肽是小分子产物,易溶于水,胶体性弱。

在烹饪过程中,如长时间煮、炖骨头汤时,动物肌肉中的蛋白质会发生水解反应,将原本不易溶解的蛋白质转化为低分子的可溶性成分,如肌肽,汤汁由此产生鲜美的滋味,而且这些低分子水解产物还能进一步发生反应,使菜肴风味更加丰富。例如,肉皮冻的制作,就是利用了胶原蛋白可以水解生成明胶的特性。肉类的结缔组织,如筋、肉膜、韧带中的胶原蛋白,在经过蒸煮熟软后,会转化为溶于热水的胶质,使汤汁变得黏稠,而且这些胶质中含有人体所需的多种氨基酸,尤其是赖氨酸的含量最多,能够提高蛋白质的消化率。

3. 美拉德反应

在热处理的过程中,蛋白质或氨基酸中的氨基很容易与还原糖的羰基发生美拉德反应,生成类黑色素。由于该反应不是由酶引起的,所以又称非酶褐变。美拉德反应的生成物几乎不能被机体消化和吸收,直接降低了蛋白质的消化利用率,引起蛋白质营养价值的下降。

4. 影响蛋白质变性的主要因素

(1)水的作用。

蛋白质对热变性的敏感性取决于多种因素,如温度、蛋白质的特性、蛋白质的浓度、水分和 pH 值等。水能促进蛋白质的热变性,因此在烹饪过程中,如果增加食物的水分,可以降低蛋白质变性的温度,减少化学反应的发生,从而更好地保留食物的营养成分。

(2)酸和碱的作用。

在烹饪过程中,利用蛋白质的酸变性凝固作用可制作酸奶、凝乳;可用醋酸、白醋和鲜柠檬作为酸味调味品解腻、增香、增色、去腥,同时抑制、杀灭微生物和寄生虫。

蛋白质用碱处理后可使许多氨基酸发生异构化,导致营养价值的降低。此外,用碱处理期间,蛋白质分子间或分子内会形成交联键,生成某些新氨基酸如赖丙氨酸。赖丙氨酸不仅妨碍蛋白质的消化作用,降低赖氨酸的利用率,还降低蛋白质的营养价值。

(3)盐的作用。

盐对蛋白质的作用表现为盐析,即在蛋白质中加入大量中性盐可以破坏蛋白质的胶体性,使蛋白质沉淀析出。例如,在腌制咸鸭蛋的过程中,盐对蛋白质和蛋黄的作用是不一样的,食盐能让蛋白质变得稀薄,黏度降低,而使蛋黄的黏度升高,变得稠密,蛋黄中的脂肪会逐渐聚集,因此蛋黄会出油。

盐还可以加速蛋白质的热变性。例如,在做蒸蛋羹的时候,如果加入盐,蛋白质的变性速度会更快,更容易熟。在煮肉汤或炖肉的时候,通常会后加盐,这是为了避免肉的表面蛋白质迅速变性凝固,形成一层保护膜,阻碍热量的渗透和含氮物质的浸出。在烹鱼的过程中,先用盐腌制,可以使鱼肉表面的水分排出,加热时蛋白质的变性速度会加快,这样鱼肉就不容易破碎,而且有利于咸味的渗透。在和面的时候,加入一点盐,可以增强面团的筋性,煮食的时候就不容易糊烂。

(4)机械力的作用。

强烈的机械动作,如研磨、搅拌或剧烈震动,都可以导致蛋白质的变性。例如,使用筷子或打蛋器搅打蛋清,在这个过程中会有大量的气体进入,蛋清中的蛋白质会因变性伸展成薄膜状,将混入的空气包裹起来,形成泡沫。泡沫有一定的稳定性和强度,能够使蛋糕变得蓬松和美味。

在制作戚风蛋糕的时候,主要是利用了打蛋清这个步骤中的物理搅拌效果,包括物理震动和化学反应。打蛋清的物理搅拌主要是针对蛋清,蛋清的 pH 值大约是 7.6,呈碱性。但是,只有在偏酸性的环境下,也就是 pH 值为 4.6~4.8 的时候,蛋清才能形成稳定的泡沫。因此,此时加入塔塔粉(酒石酸钾)会有很好的效果,或者也可以使用一些酸性的原料,如柠檬汁、橘子汁或白醋来代替塔塔粉。

3.3.2 糖类在烹饪过程中的变化

1. 淀粉在烹饪过程中的变化

淀粉在烹饪过程中,经过热作用,发生许多物理变化和化学变化,其中影响最大的变化是淀粉糊化现象及淀粉老化现象。

（1）淀粉糊化。

淀粉在水中加热，淀粉粒逐渐吸水膨胀，然后分散、破裂，互相黏结，当加热至 60～80 ℃时，淀粉粒破裂形成半透明的具黏性的糊状胶体溶液，此即淀粉的糊化。

①淀粉糊化的性质。

a. 热黏度。热黏度是指淀粉完全糊化后的黏度。热黏度高，有利于菜肴的成型。b. 黏度的热稳定性。当淀粉糊化达到最高黏度后，如果继续加热，黏度会下降。黏度下降得越多，其稳定性就越差。具有良好黏度热稳定性的淀粉糊可以更好地将芡汁黏附在主要食材上，这对菜肴的成型是有利的。c. 透明度。淀粉的透明度越高，菜肴看起来就越明亮有光泽。不同种类的淀粉的透明度是不同的。d. 糊丝。淀粉糊化形成的糊状体，如果黏性和韧性较大，那么它就能拉出糊丝，并易与菜肴相互黏附。

②淀粉糊化对菜肴质量的影响。

a. 提升食物的消化吸收率。当淀粉经过糊化处理后，多糖分子会吸水膨胀和氢键断裂，这使淀粉更容易被淀粉酶分解。继续加热可以将淀粉水解成糊精，部分淀粉甚至能进一步分解成葡萄糖，这样的食物更易于人体吸收。通常，含有淀粉的食材在烹饪时需经过淀粉糊化处理才能食用。方便米饭、方便粥和速溶吉士粉等，都是通过使生淀粉物理变性成为 α-淀粉（预糊化淀粉）的方式，使其在冷水中迅速糊化，具有强大的黏合力和高黏韧性，食用方便，口感和消化率都得到了提升。b. 用于菜肴的挂糊处理。要进行炸制的食材通常先要进行挂糊处理，挂糊后的食材表面会有一层淀粉糊，这层糊比上浆要厚很多。在高温下，淀粉会发生剧变，水分迅速蒸发，淀粉分子间的氢键断裂并迅速糊化生成糊精。其中，大部分的糊精会因为高温而氢键断裂，失去水糖焦化作用，形成焦淀粉。焦淀粉具有脆、酥、香的特性，使食材的外壳韧而脆，口感香酥。c. 用于菜肴的上浆处理。上浆的食材表面会均匀地裹上一层薄淀粉糊。当食材在油中烹煮时，淀粉分子间的结合力会在高温下被破坏，结构由紧密变为疏松，淀粉迅速糊化，形成糊状胶体，达到高黏度，在食材表面形成一层具有黏附性的薄层。这样可以防止食材直接与高温油接触，油不易浸入食材内部，水分也不易蒸发，能有效保持食材的质感，使其表面色泽光润，形态饱满，同时也能有效保存食材中的水分和营养。d. 用于菜肴的勾芡处理。芡汁的主要成分就是淀粉。淀粉在一定的温度下糊化，淀粉颗粒会吸水膨胀，形成黏性高的芡汁，与菜肴混合一体，使菜肴色泽透亮，口感滑润。

（2）淀粉老化。

淀粉老化是指淀粉糊化后的逆过程，也就是说，当糊化的淀粉在较低的温度下，或者经过长时间放置的淀粉凝胶会变成不透明的凝结体或者产生沉淀。这个过程最适合的温度是 2~4 ℃。

①淀粉老化的原理。

淀粉老化后，其黏度会降低，导致食物的质地由松软变为坚硬，口感也随之变差。不仅如此，老化的淀粉还会阻碍酶的水解作用，进而影响食物的消化率。像面包、糕点等淀粉类食物，在存放过程中会随着时间的推移发生一系列的变化。除了微生物引起的腐败之外，淀粉老化也是导致这些食物变质的一个重要因素。要避免淀粉老化，主要的方法是阻止已经糊化的淀粉分子间重新形成氢键。常见的做法包括降低食物的水分含量,进行瞬间脱水干燥处理,或者添加抗老剂、油脂、蔗糖、乳化剂等,以此来控制淀粉的老化速度。分子蒸馏单甘酯能够与蛋白质和淀粉形成综合物,其中的直链淀粉形成的不溶性综合物能够防止淀粉在冷却后重新结晶,从而避免淀粉的老化回生。这样可以使面包、蛋糕、薯条等食物长时间保持松软的口感。

②淀粉老化在烹饪过程中的应用。

在制作粉丝、粉皮、龙虾片等食物的时候,利用淀粉在高温下可以糊化,然后在一定的温度下发生老化这一原理进行加工。其中,含有高量直链淀粉且老化程度较好的豆类淀粉(如绿豆淀粉)是最好的选择。在适当的温度下糊化的淀粉,当降低到适宜的低温进行加工后,会发生老化,形成具有较高韧性和表面光泽的淀粉,这种淀粉在加热后不容易断裂,口感也更加筋道。在制作年糕、元宵、汤圆、麻圆等糕点的时候,我们会选择几乎不含直链淀粉、不易老化、易吸水膨胀、易糊化且具有高黏性的淀粉,如糯米粉,这样做出来的糕点口感更好。

2. 蔗糖在烹饪过程中的变化

蔗糖在加热至 150 ℃ 时开始熔化,如果持续加热,就会形成一种微黄色的黏稠熔化物。制作挂霜拔丝菜肴时就是利用蔗糖的这一特性。当糖类被加热到熔点以上时,如果存在氨基化合物,糖类中的羰基会与氨基结合,形成一种褐色物质,这就是美拉德反应。如果没有氨基化合物,糖类就会变成一种深色物质,即发生了焦糖化,这会产生一种诱人的焦糖香味。当糖类被加热到 160 ℃ 时,会迅速脱水缩合,形成一种可以溶于水的黑色分解物质和一种裂解物质,同时还会导致酸度增加和颜色加深。在碱性环境下,这种变化会更加快速。

3. 饴糖在烹饪过程中的变化

饴糖的主要成分是麦芽糖和糊精,其中麦芽糖占 1/3。麦芽糖的熔点为 102 ~ 108 ℃,当温度上升时,麦芽糖容易发生缩合,形成焦糖色素。同时,在一定的温度下,麦芽糖也会与氨基酸发生聚合和缩合反应,产生类似黑色素的物质。这种物质的颜色会随着加热温度的升高而由浅黄色变为红黄色,然后变为酱红色,最后变为焦黑色。另外,麦芽糖和氨基酸在高温下还可以发生降解反应,生成具有香味的物质,这可以帮助食物去除腥味,使食物形成独特的风味。因此,在烘烤食品时麦芽糖能起到着色、增香和保湿的作用。麦芽糖常被用来给烤鹅和烤鸭上色。在鹅或鸭的表皮上涂抹一层麦芽糖后,由于麦芽糖分子并不含有果糖,因此烤制完成后的食物相对不易吸湿,更具有脆度。同时,麦芽糖中的糊精具有较大的黏度,能够紧密地包裹在食材表面,经过烘烤后,糊精会脱水糊化,形成硬壳,防止脂肪和内部水分流失,使菜肴的味道更加醇厚,风味更加突出。

4. 膳食纤维在烹饪过程中的变化

纤维素包裹在谷类和豆类的外层,这会阻碍消化酶与食物中的营养成分接触,从而影响营养的吸收。然而,通过烹饪处理,食物的细胞结构会发生改变,一部分纤维素转为可溶状态,原果胶也会转化为可溶性果胶。这样就增加了消化酶与植物性食物中营养成分接触的可能性,进而提高了营养物质的消化率。同样,蔬菜中的果胶质在加热过程中也会吸收一部分水分变软,这有助于蔬菜的消化和吸收。

3.3.3　食用油脂在烹饪过程中的变化

油脂作为食物中重要的营养成分,可作为传热介质并能提高菜肴的风味品质,在烹饪过程中因温度的影响也会发生各种变化,从而影响食物的营养价值。

1. 脂肪热水解

在烹饪过程中,脂肪会在水和热的作用下进行热水解,生成甘油和游离脂肪酸。这些游离脂肪酸部分会浮在肉汤表面,赋予汤汁肉香味,同时也有利于人体的消化和吸收。例如,当我们用清水煮炖动物性食材时,可以看到汤面上浮着油花,此时的肉汤将会非常美味。

2. 酯化反应

在烹饪动物性食材时,经常会用到料酒、醋等调味品。这些调味品在烹饪过程中会与脂肪分解后的脂肪酸发生酯化反应,产生的酯类物质具有芳香气味,易于挥发。例如,烹制红烧肉时,厨师通常会加入料酒、香醋,这样不仅能使菜品散发出诱人的香味,还能增加菜品的食欲感。

3. 油脂的热分解

油脂在高温条件下,脂溶性维生素和人体必需脂肪酸会产生损失,导致营养价值下降。当温度达到一定程度时,油脂会发生热分解,分解产物有醛、酮、醇、酸等,其中的丙烯醛具有刺激性气味,能刺激鼻腔并产生催泪效果。

油脂的热分解程度与加热的温度有关。不同种类的油脂,其热分解的温度(发烟点)不同,黄油和人造黄油的发烟点为 140~180 ℃,牛脂、猪脂和多种植物油的发烟点为 180~250 ℃。发生热分解的油脂,不仅味感变劣,而且丧失营养价值,甚至产生毒性。所以在烹饪过程中,油炸的温度不宜过高,应保持在 180 ℃以下。

4. 油脂的热氧化聚合

油脂在经过热分解后继续加热,其分解产物会进一步发生氧化聚合,形成带有不良气味的醛类、酮类和低分子有机酸类等物质,如己二烯环状单聚体、二聚体、三聚体和多聚体等。这些物质不仅是油脂产生恶味的主要原因,还会在人体内被吸收后与酶结合,导致酶失去活性,引发生理异常,对人体有害。油脂的热氧化聚合速度和程度与其种类有关,亚麻油最易发生聚合,其次是大豆油和芝麻油,而橄榄油和花生油则较难聚合。

5. 油脂的老化

在高温下炸制的食品中的油脂,颜色会变深,黏度会增大,泡沫会增多,发烟点会下降,这种现象被称为油脂的老化。油脂的纯度和酸败程度都会影响其发烟点。老化的油脂中含有的杂质越多,酸败程度越严重,发烟温度就会下降得越多。发烟点大幅下降的油脂在烹饪过程中更容易产生烟雾,影响食物的颜色和口感。脂肪的热氧化产物是脂质过氧化物自由基,因此,烹饪时应选择发烟点高且煎炸过程中烟点变化缓慢的油脂,以加速蛋白质的变性,保证食物的营养和口感。

烹饪时应避免长时间高温加热油脂。油炸用的油应避免反复使用,最好不超过 3 次。反复使用的油使食物不易上色,产生大量的油烟,刺激眼睛、鼻子和喉咙。

3.3.4　维生素在烹饪过程中的变化

1. 维生素损失的原因

在烹饪过程中,维生素虽然没有像蛋白质变性、脂肪水解、糖类糊化等那样发生复杂的理化改变,但会因上述高分子营养素的复杂变化而变为游离态,从而受到高温、氧化、光照等不同因素的影响而被破坏。维生素损失的原因主要有以下几个方面。

(1)氧化反应。

对氧敏感的维生素有维生素 A、维生素 E、维生素 K、维生素 B_1、维生素 B_2、维生素 C 等,它们在食品的烹饪过程中,很容易被氧化和破坏。其中维生素 C 对氧的稳定性较差,特别是在水溶液中更易被氧化,氧化的速度与温度关系密切。脂溶性维生素只能溶解于脂肪中,因此用水冲洗食材的过程和以水做传热介质烹制食物时,脂溶性维生素不会流失,但用油做传热介质时,部分脂溶性维生素会溶于油脂中。

(2)热分解作用。

水溶性维生素对热的稳定性较差,脂溶性维生素对热的稳定性较强,但易氧化的脂溶性维生素除外。如维生素 A 不接触空气时,对热的稳定性较强,但在空气中加热时其流失程度会随时间延长而增加,尤其是油炸食物,因油温较高,会加速维生素 A 的氧化分解。

(3)酶的作用。

某些存在于动植物性原料中的酶对维生素具有分解作用,如蛋清中的抗生物素酶能分解生物素,果蔬中的抗坏血酸氧化酶能加速维生素 C 的氧化。这些酶在 90~100 ℃ 环境下经 10~15 min 的热处理,将失去活性。

2. 维生素在烹饪过程中的损失

维生素在烹饪过程中不可避免地会出现损失,其损失程度与加工方法有密切关系。

(1)清洗。

水果和蔬菜在清洗过程中,维生素的损失不明显,但要尽量避免清洗过程中的挤压或碰撞,否则会增加水溶性维生素的损失,此外,也应尽量避免切后清洗的操作。

(2)热烫。

食物在热烫过程中,维生素的损失很大。热烫一般分为蒸汽热烫和热水热烫,相比而言,蒸汽热烫时维生素损失比较少,而热水热烫时维生素损失比较大,尤其是水溶性维生素。可用微波的方法减少水溶性维生素的损失。

(3)冷冻。

冷冻食物的维生素损失一般很小,但由于生成的冰结晶会对食物的组织细胞造成一定的破坏,所以冷冻食物在解冻过程中,维生素会转入渗出的汁液中而流失掉。

（4）烹饪加热。

食物在烹饪时要经受高温，并在加热条件下与氧气、酸、碱和金属炊具接触，许多维生素因此被氧化与破坏，造成不同程度的损失。

①水溶性维生素的损失。水溶性维生素易溶于水，在烹饪过程中，加水量越多或汤汁溢出越多，溶在汤汁中的维生素也就越多。汤汁溢出的程度与烹饪方式有关，一般采用蒸、煮、炖、烧等烹制方法时，汤汁中的水溶性维生素含量会比较多；采用炒、滑、熘等烹饪方法，由于烹饪时间较短，下锅前对原料进行了勾芡处理，汤汁溢出的程度不大，因此水溶性维生素的溶出量也就不多。维生素 B_1 在干燥时较稳定，但在有水的环境下，将变得不稳定。谷类中的维生素 B_1 经蒸或烤约损失 10%，水煮则损失 25%，若有高温和碱的影响，损失更大，如炸油条时维生素 B_1 几乎全部被破坏。维生素 B_2 对热的稳定性较强，水煮、烘烤、冷冻时损失都不大，在水溶液中短时间高压加热也不会被破坏，但在碱性或光照条件下容易被破坏。维生素 PP 易溶于水，食物在高温油炸或碱性条件下，游离型的维生素 PP 约损失 50%。维生素 C 不仅热稳定性差而且容易被氧化，许多蔬菜、水果一旦切开并暴露在空气中，维生素 C 将被氧化和破坏。在烹饪过程中，食材加热的时间越长，维生素 C 损失的程度就越大，如蔬菜旺火快炒 2 min，维生素 C 的损失率为 30%~40%，延长 10 min，损失率为 50%~80%。在酸性介质中，维生素 C 较稳定。

②脂溶性维生素的损失。脂溶性维生素对热的稳定性较强，也不会溶解在水中出现损失，但容易被氧化分解，特别是在高温条件下及与酸败的油脂接触时，氧化速度会明显加快。脂溶性维生素能溶于脂肪，因此在炸制食物时，部分维生素会溶于油中而发生损失。而与脂肪一起烹制则可大大提高脂溶性维生素的吸收利用率。短时间的烹饪对食物中的维生素 A 和胡萝卜素影响不大，损失率不超过 10%，在水中加热，损失一般也不超过 30%。维生素 D 对热、氧、碱均较稳定，但对光很敏感。维生素 E 容易被氧化，尤其是在高温、碱性介质和有铁存在的情况下，其破坏率可达到 70%~90%。使用酸败的油脂，维生素 E 的破坏率更高，即使不能被品尝出来的酸败油脂，也会对维生素 E 造成明显破坏。

3.3.5　无机盐在烹饪过程中的变化

无机盐的化学性质非常稳定，不会像维生素一样在热、光、氧的影响下分解或氧化，但在烹饪过程中，各种无机盐的实际损失率会受到烹饪水量、食材切块的大小、烹饪时间和温度等因素的影响。

1. 无机盐在原料清洗和涨发过程中的变化

（1）水量。

烹饪时使用的水越多，无机盐的损失就越多。因此，在淘米、洗菜、水发时应控制水流和用水量。例如，浸泡 1 kg 盐丁海带用水不超过 3 kg，1 kg 淡海带用水不超过 5 kg，以减少碘的溶解损失。

（2）食材的表面积。

食材的表面积越大，无机盐的损失率越高。

（3）水温。

水温越高,水溶性矿物质的渗透和扩散作用就越强,因此,水温越高,无机盐的损失就越大。例如,涨发海带时,用冷水浸泡并清洗 3 遍,90%的碘将被浸出;用热水洗 1 遍,95%的碘将被浸出。

（4）浸泡时间。

食材与水接触的时间越长,无机盐的溶出率就越高。因此,长时间的浸泡会增加无机盐的损失。例如,反复搓洗和浸泡的大米,无机盐的损失率可能高达 70%。

2. 无机盐在烹饪过程中的变化

（1）溶解渗出导致损失。

动植物食品都含有无机盐,受热后这些无机盐会和组织内的水分一起溢出。这些溢出的液体中含有大量的营养成分,包括大量的游离态无机盐。例如,当瘦肉在水中加热到 63 ℃时,它会释放出大量的肉汁,导致肉块收缩。随着温度的升高,肉汁的溢出量也在增加。当肉熟透时,大约有 50%的肉汁会流失,其中包含了大量的游离无机盐。同样,当我们炖鸡时,鸡肉和鸡骨中的可溶性无机盐也会溶解到鸡汤中。骨头炖煮后,其中的可溶性钙、磷、钠、钾等无机盐大部分也会溢到汤中。因此,在烹饪排骨时,我们可以适当地加入一些食醋。因为在酸性环境下,钙和镁更容易被分解。骨头中的钙会和醋酸反应,形成可溶于水的醋酸钙,从而进入到汤汁中,这样可以提高钙的吸收率。

（2）干扰无机盐吸收的因素。

一些食材中含有大量的草酸、植酸、磷酸和其他各类有机酸。在烹饪过程中,这些有机酸会与食材中的无机盐离子,如锌、铁、钙、镁等,结合生成难以溶解的化合物。这不仅会影响我们从这些食材中吸收无机盐,也会阻碍我们从其他食物中摄取无机盐。所以,含有大量有机酸的烹饪食材在烹饪之前,应该先经过焯水处理,以去除其中的有机酸。这样可以减少在烹饪过程中无机盐被结合而损失,从而提高无机盐的吸收利用率。

项目 3.4 营养素的变化与保护

任务目标 ▶

1. 掌握加工过程中营养素的变化与保护
2. 掌握发酵过程中营养素的变化与保护
3. 掌握焯水过程中营养素的变化与保护
4. 掌握"穿衣"过程中营养素的变化与保护
5. 掌握中式烹饪过程中营养素的变化与保护

食物中的营养素会因烹饪手法的不当而发生损失,为避免这一问题,我们应根据食物的种类合理选择烹饪方法。

3.4.1　加工过程中营养素的变化与保护

原料在加工前,通常需要进行修整、择剔、清洗等处理,以去除不能食用的部分、寄生虫卵、微生物和泥沙等。如果加工方式不当,会造成原料营养素流失,流失是指在某些物理因素作用下,营养素通过蒸发、渗出或溶解而丢失。

1. 原料整理过程中营养素的变化与保护

植物性原料在修整、择剔时容易造成浪费,同时导致一些较重要的营养素丢失。如择菜时丢弃菜叶(如葱叶、青笋叶、芹菜叶、香菜叶等)会造成营养素的浪费,因为蔬菜叶所含的营养素往往高于菜心,如青笋叶中的维生素 C 含量比青笋本身高 3~4 倍,除老黄的叶子不能食用外,其余叶子可以炒、拌、涮等。在加工藕时,将藕节丢弃也是一种比较浪费的做法,藕节经过刮洗后同样可以入菜。虽然藕节和藕在性味、功用上大致相似,但藕节更侧重止血功效,如流鼻血者可滴入藕节汁以止血。这就要求我们最大限度地利用、保护原料,做到物尽其用。

2. 原料清洗过程中营养素的变化与保护

清洗原料时,要做到"洁养兼顾",过度追求清洁卫生,容易造成营养素的流失,如水溶性维生素(维生素 B_1、维生素 B_2、烟酸等)和矿物质(钠、钾、铁、磷、氯等),经过渗透和扩散作用从原料中析出而转移到水中。经淘洗后的大米,维生素可损失 30%~60%,矿物质损失约 25%,蛋白质损失约 10%,糖类损失约 2%。大米加工得越精细,淘米次数越多,浸泡时间越长,水温越高,营养素的损失越大。

各种原料应坚持先清洗后切配的原则,做到洗切有序。刀工成形以后的原料尤其是水果、蔬菜类,部分矿物质和维生素会从刀口渗出,水果、蔬菜类原料应在改刀前清洗,不要在水中长时间浸泡,洗的次数不宜过多,洗净泥沙即可,以防止营养素流失。以新鲜绿叶蔬菜为例,先洗后切其维生素 C 仅损失 1%,而切后浸泡 10 min,维生素 C 损失达 16%~18.5%,且浸泡时间越长,维生素损失越多。对氧和光敏感的维生素在初加工过程中也容易发生损失。

动物性原料在加工过程中应避免长时间浸泡在水中,以防止营养素分散于水中。动物性原料加工成片、丁、丝、条、块等形状后不要再用水冲洗或在水中浸泡,以避免营养素随水流失。尤其要指出的是,在"滑炒肉丝"类菜肴的制作过程中,为了追求成品菜肴色泽洁白,通常采用先切后漂洗的方法,这种做法极易造成营养素的流失。

另外,涨发干货原料或漂洗原料也存在浸泡时间越长,用水量越大,水溶性营养素流失越多的情况。

3. 原料切制过程中营养素的变化与保护

切制过程会造成原料细胞破裂,导致部分汁水渗出,同时原料表面积增大,增大了与水、空气的接触面,从而引起维生素与矿物质的损失。原料的切制不宜过小、过碎,应做到粗细相应。在不影响成菜质量的情况下,切制后原料体积应稍大。若切得过小、过碎,一方面容易造成原料营养素的流失;另一方面,营养素通过刀口与空气中的氧接触的机会增多,造成营养素被氧化和破坏。蔬菜中所含维生素 C 是最容易受损失的,其损失程度与蔬菜切制后的形状、大小有直接关系,切制过碎会加速营养素被氧化和破坏。如小白菜,切段炒后维生素 C 的损失率为 31%,而切丝炒后损失率为 51%。尤其是含维生素 C、维生素 A、维生素 E、维生素 K、维生素 B_1 等对氧较敏感的原料不宜切制过小、过碎。

4. 原料搭配过程中营养素的变化与保护

原料搭配不合理容易造成营养素的损失或影响人体对营养素的消化和吸收。有些原料中含有一些抗营养因子,若搭配不当,会造成营养素的损失,影响人体对营养素的吸收。如将含鞣酸、草酸、植酸多的原料与含蛋白质、钙高的原料一起烹制或同食,则可形成鞣酸蛋白、草酸钙、植酸钙等不能被人体吸收的物质,从而降低了食物的营养价值。如菠菜豆腐,菠菜中所含草酸容易和豆腐中的钙结合形成草酸钙,从而影响人体对钙的吸收。

另外,某些金属离子可加快破坏维生素的速度,如铜离子、铁离子可加快破坏维生素 C 的速度。一般来讲,烹饪用具以选用铁制或不锈钢材料的为好。存放未加添加剂的菜、肉、鸡、鱼等原料,以玻璃容器或瓷器为好。

食物中铁的有效性也容易在加工中下降。一方面,食品中的亚铁通过空气中的氧气被氧化为高铁;另一方面,可溶性的铁转化为植酸铁和草酸铁,导致吸收利用率下降。

知识拓展 ▶

蔬菜的清洗方法:

(1)冷水清洗。蔬菜上的泥土等杂物一般用清洁的冷水都能洗净,并能保持蔬菜的新鲜整洁。清洗时,根据蔬菜上的污渍程度,采用直接清洗、先浸后洗、边冲边洗等方法,直到洗净为止。

(2)温水清洗。在天气寒冷的情况下,蔬菜上的泥土和杂质用冷水可能难以清洗干净,这时可以使用温水来清洗,但水不可过热,以避免绿色蔬菜受到影响。

(3)盐水清洗。用盐水清洗蔬菜可以起到杀菌和消毒的作用,如把蔬菜放在 2%~3% 的食盐溶液中浸洗,可更有效地去除虫卵等。

(4)碱水清洗。温水或冷水中加些食用碱或小苏打,不仅能洗净蔬菜,而且还能洗掉蔬菜上的残留农药,但在这个过程中要注意营养素的保护。

食物搭配禁忌:

猪肉菱角同食会肝疼,鸡肉芹菜相忌伤元气。

兔肉芹菜同食伤头发,鹅肉鸡蛋同桌损脾胃。

狗肉如遇绿豆会伤身,黄鳝皮蛋不可同道行。

鲤鱼甘草加之将有害,蟹与柿子结伴会中毒。

洋葱蜂蜜相遇伤眼睛,萝卜木耳成双生皮炎。

豆腐蜂蜜相拌耳失聪,菠菜豆腐色美实不宜。

胡萝卜白萝卜相互冲,番茄黄瓜不能一起食。

柿子红薯搭配结石生,豆浆营养不宜冲鸡蛋。

香蕉芋艿入胃酸胀痛,马铃薯香蕉面部起斑。

讨论探究 ▶

问题一:焯水是烹饪技艺中的一个重要环节,如何防止原料在焯水时的营养素损失?

答:为了减少营养损失,在焯水时应做到以下几点:

(1)对于那些可以不焯水的原料,应尽可能地避免焯水,以防止营养素被不必要地流失。

(2)对于必须进行焯水的原料,应尽可能地缩短焯水的时间,以最大限度地减少营养素的流失。

(3)在进行焯水之前,应尽量保持原料的完整形态,这样可以减少其受热和接触水的面积。

(4)不能因为想要保持蔬菜的绿色而添加碱,因为这样会导致营养素的破坏。

(5)在原料较多的情况下,应分批将原料投入水中,这样可以保证原料处于较高的水温中。

(6)在焯水的过程中,可以加入1%的食盐,这样可以减缓可溶性营养成分扩散到水中的速度。

(7)在完成焯水后,应立即进行正式的烹饪,以防止发生氧化反应。

总体来说,在进行原料的焯水处理时,需要因料制宜,而在进行原料的浸漂处理时,需要主辅配合。

问题二:如何理解淀粉在"穿衣"中的作用?

答:淀粉在"穿衣"过程中起着很大的作用。当淀粉加热时,会逐渐膨胀并增加其黏度。当淀粉糊化时,黏度达到最大,这时候如果向淀粉中加水,黏度就会下降。例如,向稀稠的稀饭中加水,会破坏淀粉糊中的凝胶,使其黏性降低,甚至出现分层。在烹饪过程中,如果用马铃薯粉来勾芡,你可能会发现,进餐后的剩菜如果再储存,芡就会变稀并且出水。这是因为用筷子夹菜的搅拌动作,破坏了淀粉糊,即芡的结构,从而使黏度下降。淀粉中含有较多的脂肪,更易于糊化,糊化后的黏性增大并且稳定性较好。当淀粉糊化达到最高黏时,如果继续加热,黏度就会下降,冷却后会发生凝固。烹饪过程中的挂糊、上浆、勾芡等步骤,都与淀粉的糊化过程有关。含有更多直链淀粉的淀粉糊黏性小,糊化后体积增大较多;而含有更多支链淀粉的淀粉糊黏性大,糊化后体积增大较少,这就是为什么糯米粉制品黏性大、出品率低,冷却后仍然软糯的原因。地下块茎淀粉比谷物淀粉更易糊化,糊化温度也更低,比如大米淀粉在 68~78 ℃时糊化,而马铃薯淀粉在 58~60 ℃就可以糊化。

3.4.2 发酵过程中营养素的变化与保护

发酵类食物是通过巧妙地利用有益微生物来制作的。在发酵过程中,原料中的营养成分会发生变化,并产生独特的口味。简单来说,加入的微生物就好比是一个小型的加工厂,它会对原料中的每个细胞进行处理,增加了营养成分,去除了无益的物质,并改变了原料的味道和质地。

1. 主食发酵过程中营养素的变化与保护

粮谷类食物经过发酵更有助于人体的消化和吸收,因此,主食的制作通常会采用酵母发酵的方法。在制作过程中,向面团中加入发酵剂,使其在反应后形成类似海绵的空洞结构,面团从而更为膨松和柔软。根据使用的发酵剂不同,将面团分为生物膨松面团和化学膨松面团两类。如果在面团中添加酵母,使其发酵膨松,那么这种面团称为发酵面团。发酵面团主要有两种制作方法,一种是使用老酵母发酵,另一种是使用鲜酵母发酵。在酵母发酵的过程中,淀粉会在淀粉酶的作用下转化为麦芽糖,而酵母则能分泌麦芽糖酶和蔗糖酶,将麦芽糖和蔗糖转化为单糖。老酵母发酵是我国传统的发酵方法,它向大块面团中添加含有酵母的面团,从而使大块面团发酵。在这个过程中,还会加入碱来中和面团中的酸类,使其转化为乳酸和碳酸,继而分解为二氧化碳和水,这样既能去除面团的酸味,又能帮助面团发酵,使其更为松发。而鲜酵母发酵则不需要添加碱。

化学膨松面团是将化学膨松剂添加到面团中,通过加热使其分解并产生气体,从而使面团形成多孔的状态。这类膨松剂有很多种,主要包括小苏打、发酵粉,以及作为结合剂的盐、碱、矾等。这些化学膨松剂在受热分解时,能够产生大量的二氧化碳气体,使面团的内部结构形成均匀且致密的多孔性,从而实现面团的疏松。

应尽可能使用优质鲜酵母来发酵面团,因为在发酵过程中,酵母菌会大量繁殖,从而增加面团中 B 族维生素的含量。同时,发酵过程中产生的乳酸、碳酸和醋酸可以分解面粉中的植酸,防止其与钙、铁、锌等矿物质形成不溶于水的植酸盐,从而有利于人体对矿物质的吸收。这就说明了发酵面团比水调面团更易被人体消化和吸收。在制作发酵面团时,淀粉必须先被水解为葡萄糖和麦芽糖,酵母才能进行发酵。但是,直链淀粉不容易被水解,因此不建议使用含有大量直链淀粉的原料(糯米)来制作发酵产品。总体来说,虽然发酵面团有利于人体的消化和吸收,但在发酵过程中,如果加入过多的碱,会破坏面团中的大量维生素。

粮谷类原料除了可以用来制作主食之外,也可以通过发酵来制作如甜面酱和米醋等调料。

2. 副食发酵过程中营养素的变化与保护

除了主食可以发酵外,豆类、肉类、奶类等食物也可以通过发酵进行加工。在这个过程中,动物性食物中的蛋白质可以被分解,使其更易被人体消化和吸收。微生物可以合成一些 B 族维生素,尤其是维生素 B_{12},这是动植物无法有效合成的。发酵还能保留食物中的一些活性成分,如多糖、膳食纤维和生物类黄酮等有益健康的物质,同时还能分解一些对人体不利的因素,如豆类中的低聚糖和胀气因子等。微生物在新陈代谢时产生的许多代谢产物,大多数都可以调节身体生物功能,抑制有害物质的产生。

知识拓展 ▶

豆豉是一种以大豆或黑豆为原料,通过利用毛酶、曲酶或细菌蛋白酶的作用分解蛋白质进行发酵而制成的食品。豆豉中还富含大豆异黄酮。在大豆中,异黄酮以糖苷型的形式存在,但经过发酵处理后,会转化为游离型大豆异黄酮。发酵后的豆类食品不仅其游离氨基酸和 B 族维生素的含量明显提高,而且其抗氧化活性也得到增强。

讨论探究 ▶

问题:发面和死面都是面团,两者的营养价值是否一样?

答:发面和死面虽然都是面团,但发面经发酵后原料中的营养成分会发生变化,比死面的营养价值高,更有利于消化和吸收,且具有独特的口味。

3.4.3 焯水过程中营养素的变化与保护

为了去除原料的异味,缩短烹饪时间,减少农药残留和降低虫卵的污染,去除蔬菜中的草酸和亚硝酸盐,提升食物的色泽、香气、口感和形状或协调各种食材的烹饪熟化时间,许多食材需要在正式烹饪前进行焯水处理。

1. 沸水锅焯水过程中营养素的变化与保护

焯水是一种烹饪技巧,其特点是在沸水中短时间内快速热煮食材,然后将其迅速取出。这种做法不仅可以保持食材的原色,还能尽可能地减少营养素的流失。比如,蔬菜中含有的一些氧化酶会导致维生素 C 被氧化和破坏,但是在 90 ℃以上的高温下,这些酶的活性会减弱或失去,从而避免维生素 C 被破坏。此外,有些蔬菜(如菠菜、苦瓜、茭白和一些野生蔬菜等)经沸水烫过能够去除较多的草酸,这有利于人体对钙、铁和其他无机盐的吸收。对于一些不太新鲜的蔬菜,焯水可以去掉其中的部分亚硝酸盐。像小白菜、鸡毛菜等容易残留农药的叶菜类蔬菜,焯水后可以去除部分农药残留。对于含有天然有毒成分的蔬菜(如木薯、芸豆、新鲜黄花菜等),焯水能破坏其有毒成分。有些蔬菜可以在经过焯水处理后凉拌食用,这样既能软化蔬菜的组织,又能进行杀菌消毒。

但是对氧敏感的维生素,如维生素 A、维生素 C 和叶酸,在加热过程中,特别是在有氧的情况下,损失会比较严重,如果在沸水中加热,损失会更大。因此,需要严格控制加热的时间。另外,新鲜的绿叶蔬菜和茄果类蔬菜含有大量的水分,加热会导致蔬菜的细胞组织破裂,水分会流出或者蒸发,这也会导致矿物质和维生素的损失。

在进行焯水操作时,向锅中加入 1%的食盐可以有效地减缓蔬菜中可溶性营养成分扩散到水中的速度。但是,如果加入过量的食盐,会改变原料的渗透压,从而加速原料水分的流失,导致蔬菜体积缩小,质地变得软塌。由于焯水后的蔬菜温度较高,出锅后与氧气接触容易产生热氧作用,这会破坏营养素。因此,焯水后的蔬菜应尽快冷却降温,常用的方式是用大量的冷水或者冷风来散热降温。使用冷水降温时,由于蔬菜直接置于水中,可能会导致可溶性营养成分流失。而用冷风降温则不会对维生素和矿物质产生太大影响。

在焯水过程中,虽然加入碱性物质可以让蔬菜保持鲜艳的绿色,但这同时也会对食材中的营养成分造成一定的损失。

2. 冷水锅焯水过程中营养素的变化与保护

将食材放入冷水中进行焯水可以有效地去除血污和异味。但是,因为加热时间较长,这种方法可能会导致维生素 C、维生素 B_2、钾和镁等营养素的损失。例如,鱼、禽和肉类在焯水时,其蛋白质和脂肪可能会溶解在水中。不过,从蛋白质的角度看,这种损失并不大。这是因为在加热过程中,肉类表面的蛋白质会迅速变性凝固,从而阻止了进一步的营养素流失。如果焯水后的肉类用于炖煮或煲汤,这种方法甚至可以帮助减少蛋白质的溶出,同时提升汤的口感。但是,需要注意控制焯水的时间,以减少营养素流失。

知识拓展 ▶

焯水小技巧:

(1)蔬菜焯水时加点盐。焯蔬菜会导致水溶性营养素的流失。例如,将小白菜在 100 ℃的沸水中烫 2 min,维生素的损失率就能达到 65%。如果在焯水时加入 1% 的食盐,就能有效减缓蔬菜中水溶性营养素的流失。

(2)豇豆焯水时最好加点碱。豇豆在生长过程中,表面会形成一层由脂肪性角质物质和大量蜡质组成的保护层。这些物质会遮挡豇豆表皮细胞中的叶绿素,使豇豆的色泽不够鲜明。而这些角质和蜡质物质不溶于水,只能溶于热碱水中。因此,在焯水时加入少量的碱,可以使豇豆变得更加鲜绿。但需要注意的是,加碱的量不能过多,否则会影响菜肴的口感和营养价值。

3.4.4 "穿衣"过程中营养素的变化与保护

所谓"穿衣",统指上浆、挂糊、勾芡。"穿衣"可起保持原料的水分、鲜度的作用,同时还能增加营养。因为"穿衣"所需原料一般包含鸡蛋、淀粉等,这类原料营养丰富,可以改善菜肴的营养组成,进而增加菜肴的营养价值。

1. 上浆、挂糊过程中营养素的变化与保护

上浆、挂糊是将经过刀工处理的食材表面裹上一层黏性糊糊(如蛋清、全蛋或淀粉等),然后加热,使淀粉膨胀并糊化,蛋白质在蛋清中发生变性并凝固,使蛋清和淀粉黏合在一起形成一层薄壳。这层薄壳
像一层"保护膜"一样,能够裹住食材内部的水分,使其风味和营养成分不会流失,同时也能防止油浸入食材内部,避免食材直接与高温油接触。这样,食材的蛋白质不会因高温而变性,脂肪也不会因高温分解而失去营养功能,维生素的破坏也会减少,矿物质和风味物质的流失也会减少。此外,这层"保护膜"还可以减少营养素与空气接触而被氧

化,保护食材不会因为断裂、卷曲或干瘪而变形。这样烹饪出来的菜肴不仅色泽鲜艳,口感鲜嫩,营养成分也得以保留,并且更容易被人体消化和吸收。受热时,蛋白质和淀粉都会发生变化,产生香味,部分淀粉半焦化,变为黄色,因此,经过这样处理的食材,颜色会更加悦目,外皮酥脆,里面嫩滑多汁。例如,制作炒肝尖时,如果肝尖直接下锅烹饪,维生素 A 的保存率不到 50%;如果在烹饪前用淀粉或蛋清上浆,维生素 A 的保存率可以达到 59%以上。

2. 勾芡过程中营养素的变化与保护

勾芡也是一种烹饪技巧,主要是在菜肴即将完成的最后阶段,往锅里淋入预先调制好的水淀粉,让菜中的汤汁达到适当的浓稠度,这样可以增加汤汁对食材的附着力。在烹饪的过程中,食物中的部分营养成分会在高温下分解,由大分子变成小分子,从而更容易溶解在汤汁中。同时,各种矿物质和维生素也会从食材中析出,进入到汤汁中。通过勾芡,汤汁变得浓稠,并包裹在食材的表面,让汤汁中的营养素和食材更好地融合在一起,避免因为只吃食材不喝汤而导致营养流失。这样既能保护食物中的营养,又能让菜肴变得更加美味。

"穿衣"过程中淀粉发挥了很大作用,淀粉加热逐渐膨胀,黏度也逐渐增大,到了糊化时淀粉的黏度最大,这时在淀粉中加水,黏度下降。例如,在浓稠的稀饭中添水,就会破坏淀粉糊中的凝胶使黏性下降,甚至出现分层。用马铃薯粉勾芡的菜肴,进餐剩余后再存放就会发现芡汁变稀而出水,这是因为筷子夹菜时的搅拌作用,破坏了淀粉糊。淀粉中含脂类多易糊化,糊化后黏性增大且稳定性较好,当淀粉糊化达到最高黏度时,继续加热则黏度下降,冷却后发生凝固,烹饪中挂糊、上浆、勾芡等都与淀粉糊化有关。直链淀粉含量高的淀粉糊黏性小,糊化后体积增大较多;含支链淀粉高的淀粉糊黏性大,糊化时体积增大比较少,这就是糯米粉制品黏性大、出品率低、冷却后仍较软糯的原因。地下块茎淀粉比谷类淀粉易糊化,糊化温度也低,如大米淀粉在 68~78 ℃时糊化,而马铃薯淀粉在 58~60 ℃时就可以糊化。

3.4.5　中式烹饪过程中营养素的变化与保护

中式烹饪方法有几十种,不同的方法可烹制出不同的菜肴,而原料中的营养素在烹饪过程中会发生一系列变化,烹饪后的菜肴与原料的营养价值会产生一定的差异。下面为不同加工方法对原料营养价值的影响。

1. 煮与烧

煮和烧都是一种以大量汤汁作为热量传递的烹饪方法。烹饪的食材通常需要先进行预热处理,然后用大火煮沸,最后用小火慢煮。煮的方法通常以新鲜的食材为主,加入水或骨汤,成品菜肴通常不需要勾芡,呈现出的是一种菜多汤多的形式,如奶汤鲫鱼和水煮牛肉等。而烧的方法对食材的生熟没有特别的要求,需要在大火烧沸后转小火烧至食材口感适中且入味,也可以选择勾芡或者用大火快速收汁,如红烧牛肉、葱烧海参、干烧岩鲤等。汤汁中富含各种水溶性营养素,如维生素 B、维生素 C、钙、磷等,糖和蛋白质在烹饪过程中会部分水解,而脂肪的变化则不明显。煮沸的时间长短和食材煮沸前的处理方式都会影响营养成分的保存。

2. 蒸

蒸是以水蒸气为传热介质,主食加工往往采用蒸的方法。比较典型的蒸制菜肴有粉蒸肉、清蒸鱼等。由于原料与水蒸气基本上处于同一个密闭的环境中,原料是在饱和热蒸汽下成熟,因此可溶性物质的损失比较少,但由于需要较长的烹饪时间,会引起 B 族维生素、维生素 C 流失。

3. 炸

炸是以大量食用油为传热介质的烹饪方法,旺火加热,油温较高,若原料不经过挂糊处理,原料中对热敏感的维生素损失严重,若原料经挂糊后炸,原料中维生素损失将减少。

炸制食物时,由于高温会使蛋白质严重变性,消化吸收率降低,一些必需氨基酸如赖氨酸、色氨酸也会被破坏。同时,脂肪会因为高温发生变化,营养价值降低。油炸蔬菜比煮熟蔬菜损失的维生素更多。肉类在油炸后会损失 B 族维生素。而且,油炸过程中,食物的水分蒸发后,空隙会被油脂填满,使食物的热量增加。用反复使用的油炸制食物,由于氧化反应,维生素 E 会被破坏,所以这样制作的食物只存在微量的维生素 E。

此外,油炸食物的食品安全问题也引起了人们的关注。例如,高温加工的淀粉类食物(如油炸薯片和油炸薯条等)中丙烯酰胺含量较高,长期低剂量接触对人体有潜在危害。

4. 炖、焖、煨、煲

炖、焖、煨、煲均是以水为传热介质进行烹饪的方法,原料体积均较大,为了使调料更好地进入原料内部,汤与菜的比值应小于涮或汆。为增大调料的浓度,采用的火力一般都是小火或微火,烹制所需的时间比较长,因而大量的可溶性物质会溶解于汤中。此外,因加热的温度较低,原料中蛋白质变性温和,易消化和吸收,不溶于水的、坚韧的胶原蛋白在与热水的长时间接触中转变成了可溶性的明胶。炖的方法是把食材直接加水,先用大火烧开,然后改用小火慢慢炖煮,直到食材变得软烂,如清炖鸡、清炖甲鱼等。煨的方法和炖类似,区别在于煨的火候更小,时间更长,成品的口感会更酥烂,汤汁也更浓郁。焖则是把锅盖封严,用微火慢慢把食材烧烂,过程中不加水,不揭锅盖,如焖肚丝、红焖羊肉、黄焖鸡等。

用炖、焖、煨等方法烹饪的菜肴,不仅易于消化,而且烹饪后的汤汁可以作为调料或汤,既能避免营养素的损失,又能保留食物的香味。但是,加热时间的长短会影响食材中维生素的保存量,尤其是 B 族维生素和维生素 C 等,容易因长时间加热而分解。通常,加热 $1 \sim 1.5 \, h$ 就可以得到营养、丰富的汤品,这个时间段的能耗和营养价值比例最佳。尽管汤品中含有丰富的营养素,但相对来说,汤料的营养素含量更高。

5. 炒、爆、熘

菜肴的炒、爆、熘等烹饪方法都是通过食用油来传递热量的。除了植物类食材外,一般都会在烹饪前先进行挂糊或上浆处理,然后在旺火上快速热油烹饪,以保持菜肴的滑嫩和香脆特质。清炒虾仁、炒芙蓉鸡片、滑炒鸡丝等菜肴常采用炒的烹饪方法;葱爆羊肉、油爆双脆、酱爆鸡丁、芫爆里脊等常采用爆的烹饪方法;滑熘虾仁、焦熘丸子、煎熘豆腐、糟熘肉片等常采用熘的烹饪方法。这些烹饪方法因为速度快、烹煮时间短,所以菜肴的水分和营养素不易流失。有些菜肴在烹饪过程中会加入淀粉勾芡,让汤汁变浓,而淀粉中的谷胱甘肽中的巯基成分还有保护维生素 C 的作用。

6. 涮与氽

涮和氽都是以水作为热传导媒介的烹饪方法,它们所需的食材体积通常较小。无论是涮还是氽,都需要先用大火煮沸汤或水,由于汤比菜多,食材在短时间内能够吸收更多的热量从而熟透。比如涮羊肉,肉片在沸水中的停留时间很短,因此肉中的水溶性营养成分损失较少。

7. 煎与贴

煎、贴是以少量的食用油遍布锅底作为传热介质的烹饪方法。煎,一般是把原料做成扁形或厚片形,两面都要先用小火煎成金黄色,制作时火力不大,不易使原料表面迅速吸收从锅底面传来的大量热量而使其中的水分汽化。成菜色黄味醇,外酥里嫩,如煎虾饼、煎茄夹。原料有的上浆或挂糊,即使不上浆、挂糊,由于制作火力不大,所以维生素虽会损失但不严重,其他营养素损失也不大。采用贴这种烹饪方法的原料大多要经过挂糊,所以用该种烹饪方法的食物营养素损失也不多。

煎、贴食物时,油温控制在油脂的发烟点以下,就可减轻油脂的热分解,降低油脂的消耗,以保证产品的营养价值和风味质量。如煎、贴牛排选择发烟点较高的油脂,不仅可以加速蛋白质变性,达到食用要求,而且还能提高牛排鲜嫩的质感。

8. 烤与熏

烤是一种通过热辐射和热空气对流将热量传递给食材的烹饪方法。除微波加热外,热量通常从食材外部向内部传递。在这个过程中,食材表面的水分首先获得热量并蒸发,因食材内外的水分密度不同,因此形成一层薄膜或硬壳,使内部的水分难以蒸发。所以,烤制品的表皮较干,内部却保持了水分。烤制的食材通常以肉类为主,可以先腌制以增加口感,也可以烤熟后蘸食。烤制品口感酥脆,味道浓厚,深受人们喜爱,但由于烤制方法和烤具的不同,营养物质的损失也不同。如果用柴、炭、煤气等为燃料,由于火力分散,烤制时间较长,维生素 A、维生素 B、维生素 C 和脂肪会大量损失,同时还可能产生致癌物质。因此,从营养卫生的角度出发,不建议过度食用明火烤制的食物。

熏制也有类似的特点,由于使用的材料不同,有多种熏制方法。熏制品表面有适度的焦皮,具有独特的风味,同时防止微生物滋生,有利于保存。但是熏制的鱼、肉等食物会产生一些有害物质,包括由脂肪和淀粉不完全燃烧或分解产生的致癌物质。

知识拓展 ▶ ─────────────────────────────────

1. 菜肴烹饪过程中加醋忌碱

很多维生素在碱性条件下容易被破坏,而在酸性环境中比较稳定,所以在烹饪时适量加醋,除了能促进消化和吸收外,还能保护维生素 B_1、B_2 和维生素 C 免遭破坏,使骨中无机盐溶出,增加食品的营养价值。但在烹制含有对醋敏感的维生素 A 的菜肴时,加醋烹制时维生素 A 会受到破坏,故在烹制含这类营养素较多的原料时不应加醋。

2. 蔬菜焯制后若不立即烹饪应拌适量熟油

蔬菜经焯水后发生了很大的变化,菜叶外表具有保护作用的蜡质、组织细胞均被破坏了。蔬菜如焯水后不立即进行烹饪,便很容易变色并造成营养流失。如果将焯水后的蔬菜拌上点熟油,就能在蔬菜表面形成一层薄薄的油膜,这样既可防止水分蒸发,保持蔬菜的脆嫩,又可阻止蔬菜氧化变色和营养物质的流失。

3. 动物类原料焯水后应立即烹制

畜禽肉经焯水处理后,内部含有较多的热量,组织细胞处于扩张分裂状态,如马上烹制,极易熟烂。同时,也可以缩短烹制时间,减少营养素的损失。若焯水后不立即烹制,这类原料便会因受冷表层收缩,造成"回生"现象,最终导致成菜效果不理想。

4. 荤素搭配更健康

猪肉配洋葱:洋葱能够促进脂肪代谢,降低血液的黏稠度,减少因为猪肉脂肪高而产生的副作用。

牛肉配土豆:牛肉营养价值很好,并有健脾胃的功效,但牛肉纤维很粗,有时会刺激胃黏膜,土豆和牛肉同煮,不仅味道好,还有保护胃的作用。

鱼肉配豆腐:鱼肉中蛋氨酸含量丰富,苯丙氨酸含量少,而豆腐恰恰相反。鱼肉配豆腐,可以取长补短。而且,豆腐含钙较多,正好可以借助鱼肉中维生素 D 的作用,提高人体对钙的吸收率。

羊肉配生姜:用羊肉和生姜搭配,生姜既可以去掉羊膻味,还有助于羊肉温阳驱寒。

鸡肉配栗子:鸡肉和栗子搭配,有助于鸡肉中营养成分的吸收。

鸭肉配山药:山药和鸭肉同食,可以消除鸭肉的油腻。

【模块3 测验】

1. 原料初步加工应遵循的原则是 （ ）
A. 选择最好的部位
B. 以原料形成的完整、美观为主,营养成分次之
C. 不要计较成本
D. 注意食品卫生,保存食物的营养成分
E. 尽量选择新鲜的原料
2. 淘洗大米的正确方法是 （ ）
A. 流水反复冲洗
B. 用力搓洗
C. 热水淘洗
D. 足够的冷水淘洗 2~3 次

E. 先浸泡后淘洗

3. 烹饪时,为保护食物原料中维生素少受氧化而不被破坏,可加入 （　　）

A. 碱

B. 料酒

C. 白糖

D. 醋

E. 柠檬汁

4. 酵母发面可以增加面粉中(　　　)的含量

A. 维生素 C

B. 维生素 D

C. B 族维生素

D. 维生素 A

E. 蛋白质

5. 贮存过程中,原料在物理方面的影响因素不包括 （　　）

A. 温度

B. 湿度

C. 光照

D. 空气

E. 污染

6. 大部分新鲜动植物原料的贮存都会采用的方法是 （　　）

A. 低温贮存法

B. 高温贮存法

C. 干燥贮存法

D. 密封贮存法

E. 盐腌贮存法

7. 奶粉和蛋白粉的生产过程采用的贮存方法是 （　　）

A. 低温贮存法

B. 高温贮存法

C. 干燥贮存法

D. 密封贮存法

E. 糖渍贮存法

8. 烹饪时营养素被破坏的途径不包括 （　　）

A. 高温烹饪

B. 加碱

C. 食品霉变

D. 食品发黏、发臭

E. 溶解

9. 烹饪原料在加工过程中的营养保护措施不正确的是　　　　　　　　（　　）

A. 提倡使用酵母代替传统的"面肥"发酵面团

B. 煮面条时丢弃面汤

C. 尽量避免高温油炸食物

D. 少吃捞米饭

E. 熬制以玉米为主食的粥类时,可以适当加入碱

10. 烹饪时引起蛋白质变性的物理因素中,最重要的因素是　　　　　　（　　）

A. 温度

B. 加压

C. 脱水

D. 搅拌

E. 震荡

模块 4　营养配餐实践

学习目标 ▶

均衡膳食、合理营养是健康饮食的核心。营养配餐是实现均衡膳食、合理营养的有效途径。均衡膳食的原则通过营养食谱才能得以表达,充分体现其实际意义。

通过本模块的学习,应达到以下目标:

1. 思政目标

(1)通过合理配膳,引导学生学会合理选取食物,确保营养最大化,同时避免因食物搭配影响人体的健康,以此培养学生追求真理,精益求精的工匠精神。

(2)通过走近特殊人群,感知其不同的营养需求,引导学生关爱特殊人群,本着对他人负责的态度,认认真真地进行合理配膳,潜移默化地形成敬业精神。

2. 知识目标

了解营养配餐的编制;了解不同人群的营养配餐;了解部分常见慢性病患者的营养配餐。

3. 能力目标

引导学生能利用营养食谱的编制原则,为不同人群提供营养配餐。

项目 4.1　《中国居民膳食指南(2022)》

任务目标 ▶

1. 了解《中国居民膳食指南(2022)》的相关概念
2. 了解《中国居民膳食指南(2022)》的准则 8 条

4.1.1　《中国居民膳食指南(2022)》的相关概念

1. 膳食指南的概念

膳食指南(dietary guidelines,DG)是根据营养科学原则和人体营养需要,结合当地食物生产供应情况及人群生活实践,提出的食物选择和身体活动的指导意见。膳食指南是健康教育和公共政策的基础性文件,是国家实施健康中国行动和推动国民营养计划的一个重要组成部分。

在国家卫生健康委员会的直接领导下,中国营养学会组成《中国居民膳食指南(2022)》修订专家委员会,成立了膳食与健康科学证据工作组和膳食指南专家工作组开展修订工作,最终形成了《中国居民膳食指南(2022)》系列指导性文件。

2. 膳食模式的概念

膳食模式就是平常说的饮食结构,是指一日三餐中各类食物的种类、数量及其所占比例。评价一个膳食模式是否合理,常常通过调查一段时间内膳食中各类食物的量,以及所能提供的能量和营养素的数量,是否满足人体需要及健康状况来判断。

平衡膳食是指按照不同年龄、身体活动和能量的需要所设计的膳食模式,这个模式推荐的食物种类、数量和比例,能最大限度地满足不同年龄阶段、不同能量水平的健康人群的营养与健康需要。

4.1.2　《中国居民膳食指南(2022)》(准则一、准则二)的认知

1. 食物多样,合理搭配

食物多样是平衡膳食的基础,合理搭配是平衡膳食的保障。

(1)核心推荐。

①坚持谷类为主的平衡膳食模式。

②每天的膳食应包括谷薯类、蔬菜水果、畜禽鱼蛋奶和豆类食物。

③平均每天摄入 12 种以上食物,每周 25 种以上,合理搭配。

④每天摄入谷类食物 200~300 g,其中包含全谷物和杂豆类 50~150 g,薯类 50~100 g。

(2)日常生活实践应用。

①食物多样与合理搭配的定义。

a. 食物多样。

食物多样指一日三餐膳食的食物种类全、品样多,是平衡膳食的基础。如果用"数值"来形容食物多样,可以理解为平均每天摄入不同品种食物达到 12 种以上,每周达到25 种以上(表 4-1)。

表 4-1　建议摄入的主要食物种类数

食物类别	平均每天摄入的种类数	每周至少摄入的种类数
谷类、薯类、杂豆类	3	5
蔬菜、水果	4	10
畜、禽、鱼、蛋	3	5
奶、大豆、坚果	2	5
合计	12	25

b. 合理搭配。

合理搭配是指食物种类和重量的合理化,膳食的营养价值通过合理搭配而提高和优化。中国居民平衡膳食宝塔是将五大类食物的种类和重量合理搭配的具体表现。

②如何做到食物多样。

a. 小分量多几样。

b. 同类食物常变换。

c. 不同食物巧搭配:粗细搭配、荤素搭配、深浅搭配。

③如何做到谷物为主

a. 餐餐有谷类。

b. 在外就餐,勿忘主食。

④全谷、杂豆和薯类巧安排。

a. 全谷物、杂豆类食物每天吃一次。全谷物及杂豆类食物可提供更多的 B 族维生素、矿物质、膳食纤维等营养成分及有益健康的植物化学物质,全谷物、薯类和杂豆类食物的血糖生成指数远低于精致米面。

b. 薯类巧应用。增加薯类摄入可降低便秘的发病风险,过多摄入油炸薯片和薯条可增加肥胖的发病风险。

2. 吃动平衡,健康体重

食物摄入量和身体活动量是保持能量平衡、维持健康体重的两个关键因素。

(1)核心推荐。

①各年龄段人群都应天天进行身体活动,保持健康体重。

②食不过量,保持能量平衡。

③坚持日常身体活动,每周至少进行 5 d 中等强度身体活动,累计 150 min 以上;主动身体活动最好每天 6 000 步。

④鼓励适当进行高强度有氧运动,加强抗阻运动,每周 2~3 d。

⑤减少久坐时间,每小时起来动一动。

(2)日常生活实践应用。

①如何判断吃动平衡和健康体重。

体重变化是判断一段时期内能量平衡与否最简便易行的指标,也是判断吃动是否平衡的指标。目前常用的判断健康体重的指标是体质指数(body mass index,BMI),它的计算方法是用体重(kg)除以身高(m)的平方。我国健康成年人(18~64 岁)的 BMI 应是 18.5~23.9 kg/m²,65 岁以上老年人的适宜体重和 BMI 应该略高(20~26.9 kg/m²)。我国成年人体重分类及其 BMI 见表 4.2。

表 4-2　我国成年人体重分类及其 BMI

分类	BMI/(kg · m⁻²)
肥胖	BMI≥28.0

续表4-2

分类	BMI/(kg·m⁻²)
超重	24.0≤BMI< 28.0
体重正常	18.5≤BMI < 24.0
休重过低	BMl<18.5

②每天应吃多少。

一般而言,一个人一天吃多少食物是根据能量需要而计算出来的,故一天吃多少以食物供给是否满足一天能量需要为衡量标准。根据《中国居民膳食营养素参考摄入量(2023 版)》,我国成年人(18~49 岁)低身体活动水平者能量需要量男性为 9.41 MJ(2 250 kcal),女性为 7.53 MJ(1 800 kcal)。一个人每天需要的能量取决于许多因素,包括年龄、性别、身高、体重、身体活动水平以及怀孕或哺乳状态(女性)。随着年龄增长,基础代谢率下降,能量需要量也随之减少。另外,减肥、维持体重或增加体重的需求也会影响能量需要量。

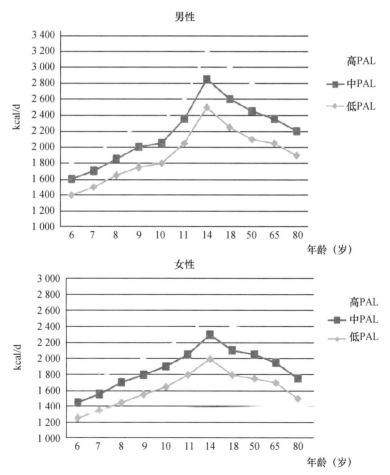

图 4-1　中国 6 岁以上人群不同身体活动水平(PAL)下能量需要量

③如何做到食不过量。

a. 定时定量进餐。

b. 吃饭宜细嚼慢咽。

c. 分餐制。

d. 每顿少吃一两口。

e. 减少高能量加工食品的摄入。

f. 减少在外就餐。

④身体活动量多少为宜。

通常身体活动量应占总能量消耗的 15% 以上。推荐的成年人身体活动量见表 4-3。

表 4-3　推荐的成年人身体活动量

	推荐活动	时间
每天	主动进行身体活动 6 000 步	30~60 min
每周	至少进行 5 d 中等强度身体活动	150~300 min
鼓励	适当进行高强度有氧运动和抗阻运动	每周 2~3 d,隔天进行
提醒	减少久坐时间,每小时起来动一动	

⑤如何达到身体活动量。

除了日常身体活动如家务活动、职业性身体活动、交通往来活动外,应加强主动性运动。主动性运动的形式多种多样,主要包括有氧运动、抗阻运动(力量运动)、柔韧性运动和平衡协调类运动。运动时应兼顾不同类型的运动。

a. 设置目标,逐步达到。

先有氧,后力量,重视柔韧性运动。①有氧运动天天有;②抗阻运动不可少;③柔韧运动随时做。

b. 培养兴趣,把运动变为习惯。

身体运动是一个改善健康的机会,运动是每天必需的生活内容之一,能增进健康、愉悦心情。运动可以随时随地进行。将运动列入每天的时间表,培养运动意识和习惯,有计划安排运动,循序渐进,逐渐增加运动量,达到每周建议量。

⑥如何把身体运动融入日常生活和工作中。

a. 利用上下班时间。

b. 减少久坐时间。

c. 乐在其中。

⑦体重过重或过轻怎么办。

培养健康的饮食行为和运动习惯是控制体重或增重的必需措施。

对于肥胖的人,饮食调整的原则是在控制总能量基础上的平衡膳食。一般情况下,建议能量摄入每天减少 1 256~2 093 kJ(300~500 kcal),严格控制油和脂肪摄入,适量控制精白米面和肉类,保证蔬菜、水果和牛奶的摄入充足。建议超重或肥胖的人每天累计达到 60~90 min 中等强度有氧运动,每周 5~7 d;抗阻肌肉力量锻炼隔天进行,每次 10~20 min。减重速度以每月 2~4 kg 为宜。

对于体重过轻者(BMI<18.5 kg/m²),首先应排除疾病原因,然后评估进食量、能量摄入水平、膳食构成、身体活动水平、身体成分构成等。根据目前健康状况、能量摄入量和身体运动水平,逐渐增加能量摄入至相应的推荐量水平,或稍高于推荐量,平衡膳食。可适当增加谷类、牛奶、蛋类和肉类食物摄入,同时每天适量运动。

4.1.3　《中国居民膳食指南(2022)》(准则三、准则四)的认知

1. 多吃蔬菜水果、奶类、全谷物、大豆

蔬菜水果、全谷物、奶类、大豆是维生素、矿物质、优质蛋白、膳食纤维和植物化学物的重要来源,对提高膳食质量起到关键作用。

(1)核心推荐。

①蔬菜水果、全谷物和奶制品是平衡膳食的重要组成部分。

②餐餐有蔬菜,保证每天摄入不少于 300 g 的新鲜蔬菜,深色蔬菜应占 1/2。

③天天吃水果,保证每天摄入 200~350 g 的新鲜水果,果汁不能代替鲜果。

④吃各种各样的奶制品,摄入量相当于每天 300 ml 以上液态奶。

⑤经常吃全谷物、大豆制品,适量吃坚果。

(2)日常生活实践应用。

①如何挑选蔬菜水果。

a. 重"鲜"。

新鲜应季的蔬菜水果,颜色鲜亮,如同鲜活有生命的植物一样,其水分含量高、营养丰富、味道清新,食用这样的新鲜蔬菜水果对人体健康益处多。

b. 选"色"。

根据颜色深浅,蔬菜可分为深色蔬菜和浅色蔬菜。深色蔬菜指深绿色、红色、橘红色和紫红色蔬菜,具有营养优势,尤其是富含 β-胡萝卜素,是膳食维生素 A 的主要来源,应注意多选择。

c. 多"品"。

挑选和购买蔬菜时要多变换,每天至少达到 3~5 种。常见蔬菜种类见表 4-4。夏天和秋天属水果最丰盛的季节,不同的水果甜度和营养素含量有所不同,每天至少 1~2 种,首选应季水果。

表 4-4　常见蔬菜种类

蔬菜种类	举例
叶、花和嫩茎类	油菜、菠菜、菜花、芹菜、竹笋
根茎类和薯芋类	白萝卜、胡萝卜、甜菜头、芋头、山药

续表4-4

蔬菜种类	举例
茄果类	南瓜、胡瓜、茄子、西红柿、青椒
鲜豆类	菜豆、豌豆、扁豆、蚕豆、长豆角
葱蒜类	大蒜、大葱、青葱、韭菜、洋葱
水生蔬菜	藕、茭白、慈姑、菱角
菌藻类	香菇、平菇、木耳、银耳
	海带、裙带菜、紫菜
其他	树生菜如香椿、槐花等;野菜如苜蓿、荠菜等

②怎样才能达到足量食用蔬菜水果目标。

a. 餐餐有蔬菜。

在一餐的食物中,首先保证蔬菜重量大约占 1/2,这样才能满足一天"量"的目标。

b. 天天吃水果。

选择新鲜应季的水果,变换种类购买,在家中或工作单位把水果放在容易看到和方便拿到的地方,这样随时可以吃到。

c. 蔬菜水果巧搭配。

以蔬菜菜肴为中心,尝试一些新的食谱和搭配,让五颜六色的蔬菜水果装点餐桌,愉悦心情。

③巧烹饪,保持蔬菜营养。

a. 先洗后切。

b. 开汤下菜。

c. 急火快炒。

d. 炒好即食。

④如何达到多吃奶类和大豆。

a. 选择多种奶制品。

与液态奶相比,酸奶、奶酪、奶粉有不同风味,又有不同蛋白质浓度,可以多品尝,丰富饮食。

b. 大豆及其制品,可以换着花样经常吃。

每周可轮换食用豆腐、豆腐干、豆腐丝等制品,既变换口味,又能满足营养需求。豆类食物互换图如图4-2所示。

c. 把牛奶制品、豆制品当作膳食组成的必需品。

每天相当于 300 ml 液态奶的乳制品(以钙含量为基准)如图4-3所示。

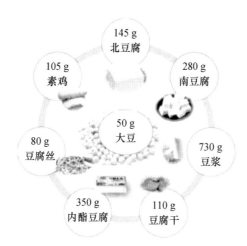

图 4-2　豆类食物互换图(按蛋白质含量)

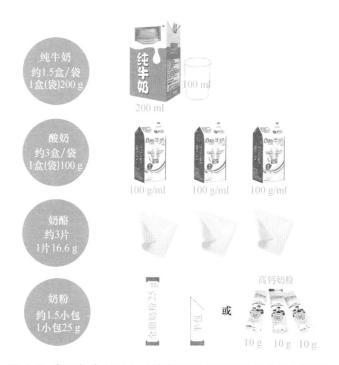

图 4-3　每天相当于 300 ml 液态奶的乳制品(以钙含量为基准)

⑤全谷物、杂豆作为膳食重要组成部分。

a. 全谷物,膳食好搭档。

推荐每天吃全谷物食物 50~150 g,相当于一天谷物的 1/4~1/3。

b. 巧用红豆、绿豆和花豆。

杂豆可以和主食搭配食用,发挥膳食纤维、维生素 B、钾、镁等均衡营养作用,提高蛋白质互补和利用。

c. 巧用现代炊具。

全谷物入口感觉粗糙,杂豆不好煮熟,习惯精制米面细软口感的消费者,食用全谷物、杂豆初期应学习适宜的烹饪方法。

⑥坚果有益,但不宜过量。

适量摄入有益健康,且其能量应该计入一日三餐的总能量之中。

⑦从小养成食物多样的好习惯。

父母要从孩子小的时候就开始重视健康饮食行为的培养,日常生活中营造健康饮食的氛围,以增加孩子对蔬菜、水果、奶类、豆类等食物的喜好,并要以身作则,这样孩子才能耳濡目染,适应食物多样的平衡膳食模式。

2. 适量吃鱼、禽、蛋、瘦肉

鱼、禽、蛋类和瘦肉可提供人体所需要的优质蛋白质和多种微量营养素,但有些含有较多的饱和脂肪酸和胆固醇,过多摄入可增加肥胖和心血管疾病等发病风险,因此建议适量食用。

(1)核心推荐。

①鱼、禽、蛋类和瘦肉摄入要适量,平均每天 120~200 g。

②每周最好吃鱼两次或 300~500 g,蛋类 300~350 g,畜禽肉 300~500 g。

③少吃深加工肉制品。

④鸡蛋营养丰富,吃鸡蛋不弃蛋黄。

⑤优先选择鱼,少吃肥肉、烟熏和腌制食品。

(2)日常生活实践应用。

①如何把好适量摄入关。

a. 控制总量,分散食用。

应将食物分散在每天各餐中,避免集中食用,最好每餐有肉,每天有蛋。食谱定量设计,能有效控制动物性食物的摄入量。

b. 小分量,量化有数。

在烹制肉类时,可将大块肉材切成小块后再烹饪,以便食用者掌握摄入量。

c. 在外就餐时,减少肉类摄入。

如果需要在外就餐,点餐时要做到荤素搭配,清淡为主,尽量用鱼和豆制品代替畜禽肉。

②如何合理烹饪鱼和蛋类。

a. 鱼虾等水产品可采用蒸、煮、炒、熘等方法。

b. 鸡蛋营养丰富,蛋黄是鸡蛋营养素种类和含量集中的部位,不能丢弃。可采用煮、炒、煎、蒸等方法。

③畜禽肉吃法有讲究。

畜禽肉可采用炒、烧、爆、炖、蒸、熘、焖、炸、煨等方法。在滑炒或爆炒前可挂糊上浆,既可增加口感,又可减少营养素丢失。

a. 多蒸煮,少烤炸。

b. 既要喝汤,更要吃肉。

④少吃熏腌和深加工肉制品。

熏腌和深加工这些加工方法不仅使用了较多的食盐,同时油脂过度氧化等也存在一些食品安全问题,长期食用会给人体健康带来风险,因此应尽量少吃。

⑤其他动物性来源食品。

建议每月可食用动物内脏食物 2~3 次,且每次不要过多。没有必要过分追求"山珍海味"。

4.1.4　《中国居民膳食指南(2022)》(准则五、准则六)的认知

1. 少盐少油,控制限酒

(1)核心推荐。

①培养清淡饮食习惯,少吃高盐和油炸食品。成年人每天摄入食盐不超过 5 g,烹调油 25~30 g。

②控制添加糖的摄入量,每天不超过 50 g,最好控制在 25 g 以下。

③反式脂肪酸每天摄入量不超过 2 g。

④不喝或少喝含糖饮料。

⑤儿童、青少年、孕妇、乳母及慢性病患者不应饮酒。成年人如饮酒,一天饮用的酒精量不超过 15 g。

推荐各年龄段人群盐、油、糖的摄入量应控制在一个适宜的范围内(表 4-5)。

表 4-5　不同人群食盐、烹调油、添加糖的推荐摄入量和酒精的控制摄入量　　单位:g/d

项目	幼儿		儿童		成人		
	2 岁~	4 岁~	7 岁~	11 岁~	14 岁~	18 岁~	65 岁~
食盐	<2	<3	<4	<5	<5	<5	<5
烹调油	15~20	20~25	20~25	25~30		25~30*	
添加糖	—		<50,最好< 25;不喝或少喝含糖饮料				
酒精	0				<15		

注:*指轻身体活动水平。

(2)日常生活实践应用。

①培养清淡口味,逐渐做到量化用盐用油。

在家烹饪时推荐使用定量盐勺,每餐按量放入菜肴,尤其要重点培养儿童的清淡饮食习惯。

②如何做到食盐减量。

a. 选用新鲜食材,巧用替代方法。

烹饪时应尽可能保留食材的天然味道,这样就不需要加入过多的食盐等调味品来

增加食物的滋味。另外,可通过不同味道的调节来减少对咸味的依赖。如在烹制菜肴时放少许醋,使用花椒、八角、辣椒、葱、姜、蒜等天然调味料来调味。

b.合理运用烹饪方法。

烹制菜肴可以等到快出锅时或关火后再加盐,能够在保持同样咸度的情况下,减少食盐用量。

c.做好总量控制。

在家烹饪时的用盐量不应完全按每人每天 5 g 计算,也应考虑成人、孩子的差别,还有日常食用的零食、即食食品、黄酱、酱油等的食盐含量,以及在外就餐,也应该计算在内。

d.注意隐性盐(钠)问题,少吃高盐(钠)食品。

鸡精、味精、蚝油等调味料含钠量较高,某些预包装食品往往属于高盐(钠)食品。为控制食盐摄入量,最好的办法是少买高盐(钠)食品,少吃腌制食品。

e.要选用碘盐。

为了预防碘缺乏对健康的危害,我国从 20 世纪 90 年代实施食盐加碘的措施,有效地控制了碘缺乏病的流行。除高水碘地区外,所有地区都应推荐食用碘盐,尤其有儿童、青少年、孕妇、乳母的家庭,更应食用碘盐,预防碘缺乏。

③如何减少烹调油摄入量。

a.学会选择用油。不同食用油的脂肪酸组成差异很大(表4-6)。家里采购食用油时注意常换品种。

表 4-6　不同食用油的差异

食用油的营养型分类	代表性油脂	特征脂肪酸
高饱和脂肪酸类	黄油、牛油、猪油、椰子油、棕榈油、可可脂	月桂酸、豆蔻酸、棕榈酸等
富含 n-9 系列脂肪酸	橄榄油、茶油、菜籽油	高油酸单不饱和脂肪酸等
富含 n-6 系列脂肪酸	玉米油、葵花籽油、大豆油、花生油	高亚油酸型多不饱和脂肪酸等
富含 n-3 系列脂肪酸	鱼油、亚麻籽油、紫苏油	DHA、EPA、a-亚麻酸等

b.定量巧烹饪,如蒸、煮、炖、焖、水滑、熘、拌等,可以减少用油量。

c.少吃油炸食品,油炸食品为高脂肪高能量食品,容易造成能量过剩。

d.动物油脂和饱和脂肪酸,动物油脂富含饱和脂肪酸,应特别注意限制加工零食和油炸香脆食品摄入。日常饱和脂肪酸的摄入量应控制在总能量的10%以下。

④怎样限酒。

a.哪些人应禁酒:孕妇、乳母不应饮酒;儿童、青少年不应饮酒。

b.特定职业或特殊状况人群应控制饮酒,如驾车、操纵机器或从事其他需要注意力集中、技巧的工种;对酒精过敏者;正在服用可能会与酒精产生作用的药物者;患有某些疾病者(如高甘油三酯血症、胰腺炎、肝脏疾病等患者);血尿酸过高者。

c.提倡文明餐饮,成年人若饮酒应限量。

⑤控制添加糖摄入量。

建议每天添加糖的摄入不超过 50 g,最好控制在 25 g 以下。

a. 尽量做到少喝或不喝含糖饮料,更不能用饮料替代饮用水。

b. 少吃甜味食品:糕点、甜点、冷饮等。

c. 做饭、炒菜少放糖。

d. 要学会查看食品标签中的营养成分表,选择糖类或糖含量低的饮料,注意隐形糖。

e. 在外就餐或外出游玩时更要注意控制添加糖摄入量。

2. 规律进餐,足量饮水

规律进餐是实现平衡膳食、合理营养的前提。足量饮水是机体健康的基本保障,有助于维持身体活动和认知能力。

(1)核心推荐。

①合理安排一日三餐,定时定量,不漏餐,每天吃早餐。

②规律进餐、饮食适度,不暴饮暴食、不偏食挑食、不过度节食。

③足量饮水,少量多次。在温和气候条件下,低身体活动水平成年男性每天喝水 1 700 ml,成年女性每天喝水 1 500 ml。

④推荐喝白水或茶水,少喝或不喝含糖饮料,不用饮料代替白水。

(2)日常生活实践应用。

①如何安排一日三餐的时间和食物量。

一日三餐,两餐的间隔以 4～6 h 为宜。早餐安排在 6:30—8:30,午餐 11:30—13:30,晚餐 18:00—20:00 为宜。学龄前儿童除了保证每日 3 次正餐外,还应安排两次点心。

用餐时间不宜过短,也不宜太长。建议早餐用餐时间为 15～20 min,午、晚餐用餐时间为 20～30 min。应细嚼慢咽享受食物的美味,并营造轻松、愉快的进餐氛围,可以放点轻音乐,谈论轻松的话题;进餐时应相对专注,不宜边进餐边看电视、看手机等。

合理分配一日三餐的食物量。早餐提供的能量应占全天总能量的 25%～30%,午餐占 30%～40%、晚餐占 30%～35%。

②如何保证天天吃好早餐。

早餐的食物应包括谷薯类、蔬菜水果、动物性食物、奶豆坚果等 4 类食物。营养充足的中西式早餐食谱举例见表 4-7。

表 4-7　营养充足的中西式早餐食谱举例

	中式早餐	西式早餐
食谱	米粥 100 g	全麦面包 100 g
	全麦馒头 100 g	鸡胸肉 50 g
	煮鸡蛋 1 个	奶酪片 10 g
	瘦肉炒时蔬(肉丝 20 g,蔬菜 100 g)	酸奶 100 ml

续表 4-7

	中式早餐	西式早餐
食谱	豆浆 200 ml	蔬菜沙拉(蔬菜 100 g,低脂沙拉酱 10 g)
	香蕉 50~100 g	苹果 100 g
供能和营养素	能量:655 kcal	能量:670 kcal
	蛋白质:26.5 g	蛋白质:25 g
	脂肪:14.5 g	脂肪:17.5 g
	糖类:89 g	糖类:75 g

③如何安排好午餐和晚餐。

午餐的食物选择应当根据不同年龄人群的营养需要,遵照平衡膳食的要求。主食可选择米或面制品,做到粗细搭配;2~3 种蔬菜,1~2 种动物性食物,如鱼虾等水产品、鸡肉、瘦猪肉、牛羊肉,1 种豆制品,1 份水果。

晚餐不宜过于丰盛、油腻,应确保食物品种丰富,并考虑早、午餐的进餐情况,适当调整晚餐食物的摄入量,保证全天营养平衡。同时做到清淡少油少盐。主食可以选富含膳食纤维的食物,如小米、薏米、荞麦、红薯等,既能增加饱腹感,又可以促进肠胃蠕动;搭配蔬菜、水果、适量动物性食物和豆制品,多采用蒸、煮、炖、清炒等,少用炸、煎等烹饪方法。晚餐时间不要太晚,至少在睡觉前 2 h 进食。

④在外就餐应注意什么。

应选择食品安全状况良好、卫生信誉度在 B 级及以上的餐饮服务单位。点餐时要注意食物多样,荤素搭配;不铺张浪费,适量而止;尽量选择用蒸、炖、煮等方法烹饪的菜肴,避免煎炸食品和含脂肪高的菜肴,以免摄入过多油脂;进食注意顺序,可以先吃少量主食,再吃蔬菜、肉类等;增加蔬菜摄入,肉类菜肴要适量;食量要适度。

⑤零食要不要吃。

零食是指非正餐时间食用的食物或饮料,不包括水。选择和食用零食应注意:选择营养素密度高的食物,如鸡蛋、牛奶、豆制品等,还可选择新鲜蔬菜水果及坚果等;少选油炸或膨化食品,零食推荐食用种类见表 4-8。吃零食的量不宜多,以不影响正餐为宜,更不应该代替正餐。两餐之间可适当吃些零食,睡前 1 h 不宜吃零食。

表 4-8　零食推荐食用种类

	营养特点	食用频率	零食举例
可经常食用	低盐、低糖、低脂	每天都可适当食用	奶及奶制品:牛奶、酸奶、奶粉等 新鲜蔬菜:西红柿、黄瓜等 水果:苹果、梨、柑橘等 谷薯类:煮玉米、全麦面包、红薯、土豆等 蛋类:煮鸡蛋、鹌鹑蛋 原味坚果:瓜子、核桃、榛子等 豆制品:豆浆、豆腐干等

续表 4-8

	营养特点	食用频率	零食举例
限制食用	高盐、高糖、高脂	偶尔或尽量少	糖果、油炸食品、薯片、含糖饮料、腌鱼干、盐渍食品、水果罐头、蜜饯等

⑥不暴饮暴食、不偏食挑食。

a. 不暴饮暴食。

应采取以下措施防止暴饮暴食：认识暴饮暴食对健康的危害；调整心理状态，及时疏解压力；积极调整或治疗心理疾病；尽量在家吃饭，少聚餐，营造愉悦的就餐氛围；享受美食的同时，注意饮食有度有节。

b. 不偏食挑食。

应采取以下措施防止偏食挑食：充分认识偏食挑食对营养素摄入及健康的危害；尝试吃原来不吃的食物；变换烹饪方式。

⑦不过度节食。

要避免采取过度节食或不科学的方式减轻或控制体重。应建立正确的健康观，合理安排一日三餐和身体活动。一旦发现由于过度节食导致的营养不良，要及早就医；需要时，在医生和营养师的指导下进行矫正和治疗。

为恢复正常体重的适度节食，应在营养师指导下进行。基本原则是在相对低能量摄入的前提下，满足机体各种营养素的需要。

⑧如何判断机体是否缺水。

简便易行的办法是根据口渴、排尿次数、尿液量和颜色来判断机体的水合状态。

a. 口渴：出现口渴已经是身体明显缺水的信号。因此，要避免出现口渴现象，应主动喝水。

b. 排尿次数和排尿量：当机体排尿次数和尿液量比平时减少时，提示水分摄入过少，机体可能出现缺水状态。

c. 尿液颜色：水分摄入充足时，正常的尿液颜色为透明黄色或是浅黄色。当尿液颜色加深，呈现黄色时，机体可能摄入水分较少，存在脱水状态；呈现较深黄色和深黄色时，提示机体水分不足或缺少水分，处于脱水状态，尿液颜色和水合状态如图 4-4 所示。

颜色	水合状态
透明黄色	水分充足，水合状态适宜
浅黄色	水分充足，水合状态良好
黄色	水分较少，存在脱水风险
较深黄色	水分不足，脱水状态
深黄色	缺少水分，脱水状态

图 4-4　尿液颜色和水合状态

⑨日常生活如何适量喝水。

人体获得水分的主要来源包括饮水和食物中的水。一般情况下,我国居民通过饮水获得的水分约占总水量的50%,通过食物获得的水分占总水量的40%。足量饮水对于保持机体健康、支持身体活动和认知能力至关重要。在温和气候条件下,低身体活动水平的成年男性每天总水适宜摄入量为3 000 ml,每天从饮水中摄入的适宜量为1 700 ml,从食物中获得的水分约为1 300 ml。女性每天总水适宜摄入量为2 700 ml,每天从饮水中摄入的适宜量为1 500 ml,从食物中获得的水分约为1 200 ml。

不同年龄和性别的人群对水的适宜摄入量有所差异。孕妇因为孕期羊水和胎儿的需要,水分摄入量会增加。孕妇每天总水适宜摄入量为3 000 ml,哺乳妇女每天总水适宜摄入量为3 800 ml。在不同环境条件下,如高温、高湿、寒冷、高海拔等特殊环境,机体对水的需求也会发生变化,需要及时补充水分甚至电解质。

应主动喝水,少量多次。感到口渴已经是身体明显缺水的信号,所以不要等到口渴了再喝水。建议一天内多次饮水,每次约200 ml。

可以在早晨和晚上各喝一杯水,其他时间每1~2 h喝一杯水。在睡前喝一杯水有助于预防夜间血液黏稠度增加。睡眠期间,由于呼吸、隐性出汗和尿液分泌等作用,我们会在不知不觉中失去水分。虽然起床后没有口渴感,但体内仍可能因缺水而导致血液黏稠,喝水可以降低血液黏稠度,增加循环血容量。建议早晨起床后空腹喝一杯温开水。进餐前不宜大量饮水,以免稀释胃液,影响食物的消化和吸收。

饮水的温度不宜过高。口腔和食管黏膜的温度一般在36.5~37.2 ℃,建议饮水的适宜温度为10~40 ℃。水温超过65 ℃会对口腔和消化道黏膜造成慢性损伤。

在进行身体活动时,要注意活动前、中和后补充水分,每次可饮水100~200 ml,以保持良好的水合状态。当身体活动强度较大、时间较长时,需要根据排汗量等情况及时补充水分,并适量补充电解质。

知识拓展 ▶

水中毒

在正常情况下,人体内的水处于一个动态平衡状态,即摄入的水分与排出的水分大致相等,大约为2 500 ml。水的摄入量和排出量决定了机体的水合状态。如果摄入的水分与排出的水分大致相等,那么机体的水合状态就是正常的。当机体摄入的水分不足或丢失过多时,机体会出现脱水状态。而当机体摄入的水分过多时,机体就会处于过水合状态,严重情况下可能会导致水中毒。水中毒通常与一些疾病状况有关,例如肾脏疾病、肝病、充血性心力衰竭等。水中毒会导致脑细胞肿胀、脑组织水肿和颅内压增高,从而引起头痛、恶心、呕吐和记忆力减退等症状。在严重情况下,水中毒可能会导致渐进性精神迟钝、恍惚、昏迷、惊厥等症状,并有可能导致死亡。

⑩如何做到不喝或少喝含糖饮料。

有些人尤其是儿童不喜欢喝没有味道的白水,可以在水中加入1~2片新鲜柠檬片、

3~4片薄荷叶等增加水的色彩和味道,也可以自制一些传统饮品,如绿豆汤、酸梅汤等,注意不要添加糖。

除了白水,也可以选择喝淡茶水。

4.1.5 《中国居民膳食指南(2022)》(准则七、准则八)的认知

1. 会烹会选,会看标签

(1)核心推荐。

①在生命的各个阶段都应做好健康膳食规划。

②认识食物,选择新鲜的、营养素密度高的食物。

③学会阅读食品标签,合理选择预包装食品。

④学习烹饪,传承传统饮食,享受食物天然美味。

⑤在外就餐,不忘适量与平衡。

认识食物和会挑选食物是健康生活的第一步。了解各种食物营养特点,学会看懂营养标签,比较和选择食物,学习传统烹饪技能,做到按需备餐、营养配餐,维护健康生活。生命的各个阶段都应该重视膳食计划,把食物多样、能量平衡放在首位,统筹好食物选购,设计好菜肴,合理分配三餐和零食茶点。

平衡膳食宝塔的各类食物量见表4-9。

表4-9 平衡膳食宝塔的各类食物量

食物种类	不同能量摄入水平/(kcal·d⁻¹)				
	1 600	1 800	2 000	2 200	2 400
谷类/g	200	225	250	275	300
其中全谷物和杂豆/g,薯类/g	50~150,50~100				
蔬菜/g	300	400	450	450	500
其中深色蔬菜	占1/2				
水果/g	200	200	300	300	350
肉类/g	120	140	150	200	200
其中畜禽肉类/g	40	50	50	75	75
其中蛋类/g	40	40	50	50	50
其中水产品/g	40	50	50	75	75
乳制品/g	300	300~500			
大豆及坚果类/g	25	25	25	35	35
油盐类/g	油25~30,盐<5				

（2）日常生活实践应用。

①如何选购物美价廉的食物。

a. 认识食物营养特点。

各类食物提供的主要营养素见表4-10，了解食物主要营养特点，按类选择食物是合理膳食的第一步。

表4-10　各类食物提供的主要营养素

食物	提供主要营养素
谷类、杂豆	糖类、蛋白质、膳食纤维、维生素 B_1 等维生素、铁、锌、镁等
薯类	糖类、膳食纤维、钾
蔬菜类	β-胡萝卜素、叶酸、钙、钾、维生素 C、膳食纤维，也是植物化学物的良好来源，如多酚类、类胡萝卜素、有机硫化物等
水果类	维生素 C、钾、镁及膳食纤维（果胶、半纤维），也是植物化学物的良好来源
鱼畜禽肉类	优质蛋白质、脂类和脂溶性维生素、维生素 B_6、维生素 B_{12} 和硒等；鱼油含有 DHA 和 EPA
蛋类	优质蛋白质、脂类、磷脂、维生素和矿物质
乳类	优质蛋白质、钙、B 族维生素等，酸奶、奶酪还提供益生菌
大豆及其制品	蛋白质、脂肪、维生素 E，另外还含磷脂、大豆异黄酮、植物甾醇等
坚果	脂肪、必需脂肪酸、蛋白质、维生素 E、B 族维生素、矿物质等，栗子富含淀粉
油	脂肪和必需脂肪酸、维生素 E

b. 了解食物营养素密度。

人们对各种营养素的需求应首先考虑从天然食物中获取。营养素密度通常指食物中某种营养素含量与其能量的比值。营养素密度高的食物指多种维生素、矿物质（钠除外）、膳食纤维及植物化学物质或必需脂肪酸含量较高的食物，但同时也应含有相对较少的脂肪、糖和能量。少选空能量的食物。

空能量食物提供较高能量，蛋白质、维生素、矿物质含量很低。一般应注意控制这类食物的摄入，如糖果、油炸面筋等。

c. 利用当季、当地食物资源。

不同区域的食物资源和膳食模式具有一定差异。因地制宜地选取当地、当季食物资源。一方面食物在自然成熟期可以最大限度地保留营养，新鲜且口味更好；另一方面有利于节约动能和保护环境。

②选购食品看食品营养标签。

a. 看配料表。

配料表是了解食品的主要原料、鉴别食品组成的最重要途径。按照"用料量递减"原则，配料表按配料用量高低依序列出食品原料、辅料、食品添加剂等。

　　b.看营养成分表。

营养成分表说明 100 g(或 100 ml)食品提供的能量及蛋白质、脂肪、饱和脂肪、糖类、糖、钠等营养成分的含量值,及其占营养素参考值的百分比。

　　c.利用营养成分标注选购食品。

成分标如高钙、低脂、无糖等,或者与同类食品相比增加了膳食纤维,或减少了盐用量等。

　　③如何设计一日三餐。

　　a.了解和确定膳食能量摄取目标。

参照膳食营养素参考摄入量,简单地根据年龄、性别和身体活动水平确定能量需要量范围,不同年龄轻体力劳动者的能量需要量见表4-11,据此明确一天需要的食物品类和数量。

表 4-11　不同年龄轻体力劳动者的能量需要量

人群分类	幼儿		儿童		成人		老年人	
	2~3 岁	4~6 岁	7~10 岁	11~13 岁	14~17 岁	18~49 岁	50~64 岁	≥65 岁
能量 需要量范围 /(kcal · d^{-1})	1 000~ 1 250	1 200~ 1 400	1 350~ 1 800	1 800~ 2 050	2 000~ 2 500	1 800~ 2 250	1 750~ 2 100	1 500~ 2 050

　　b.挑选食物和用量。

根据膳食宝塔,选择谷薯类、蔬菜水果、鱼禽肉蛋、乳/豆/坚果及烹调用油、盐等。具体到每种食物怎么选择,可以根据日常生活习惯进行调配。为了好记、易操作,可以将每类食物用量化简为"份",方便交换和组合搭配,轻松做到食物多样化。

　　c.合理烹饪、分配餐食。

根据食物特点、饮食习惯等,确定适当的烹饪方法。通过营养配餐,享受美食。水果、茶点等也应计入能量的组成部分,零食摄入量不要超过全天能量的15%。

　　d.膳食营养的确认与核查。

通过一段时间内自我观察体重和体脂成分变化状况对能量需要量进行微调。

　　④学习烹饪,享受营养与美味。

　　a.食物原料处理。

烹饪前食物原料要进行必要的清洗,切配时不要切得过细过碎,且不要搁置太长时间。处理生食或即食的食物,要注意所用刀具、案板与生肉分开。

　　b.选择烹饪方法

多用蒸、煮、炒;少用煎、炸;烹调油用量控制。

　　c.用天然香料。

厨房中食盐、酱油、醋、味精、鸡精、咸菜、豆酱、辣酱等都是钠的主要来源,应统计在盐(钠)的用量下。学会使用天然调味料,清淡饮食,享受食物自然美味。

d. 选择新型烹饪工具。

选择能源消耗减少,碳排放减少,快捷、方便、节能环保的新型烹饪工具。可以减少油脂的使用,以及高温所引起的致癌物质的产生。

e. 如何实践健康饮食。

健康饮食的关键在于平衡。同样的食物,加工方法不同,会有不同的营养素密度和健康效益。鼓励"多吃"的食物多为简单加工食品和营养素密度高的食物;应少吃深加工的食品。建议"多吃"和"少吃"的食物举例见表4-12。

表4-12　建议"多吃"和"少吃"的食物举例

食物种类	建议"多吃"的食物	建议"少吃"的食物
谷薯类	糙米饭、全麦面包、玉米粒、青稞仁、燕麦粒、荞麦、莜麦、全麦片	精米饭、精细面条、白面包
	米饭、豆饭、蒸红薯、八宝粥	油条、薯条、方便面、调制面筋(辣条)
蔬菜类	深绿叶蔬菜、小油菜、羽衣甘蓝、西兰花、胡萝卜、番茄、彩椒等	各种蔬菜罐头、干制蔬菜、蔬菜榨汁等
水果类	橘子、橙子、苹果、草莓、西瓜等当地当季新鲜水果	各种水果罐头、蜜饯等水果制品及果汁饮料
鱼畜禽肉类	新鲜的瘦肉、禽肉、各种鱼等水产类	熏肉、腌肉、火腿、肥肉等,肉(鱼)罐头、肉(鱼)丸等加工制品
乳类	纯牛奶、脱脂牛奶、低糖酸奶、奶粉	奶酪、奶油
水和饮料	水、茶水、无糖咖啡	含糖饮料,如果味饮料、碳酸饮料、奶茶、乳饮料等;酒及含酒精饮料更应避免

⑤外卖及在外就餐的点餐技巧。

a. 外卖及在外就餐应纳入膳食计划。

b. 挑选主食,不忘全谷物。

c. 挑选菜肴,少用油炸,注意荤素搭配。

d. 不要大分量、适量不浪费。

e. 提出少油、少盐健康诉求。

2. 公筷分餐,杜绝浪费

饮食文化是健康素质、信仰、情感、习惯等的重要体现。讲究卫生、公筷公勺和分餐、尊重食物、拒绝食用"野味",既是健康素养的体现,也是文明礼仪的一种象征,对于公共卫生建设和疫情防控具有重大意义。

勤俭节约是中华民族的传统美德,尊重劳动、珍惜食物、避免浪费是每个人应遵守的原则。

一个民族的饮食状况不仅承载了营养,也反映了文化传承和生活状态。在家吃饭、尊老爱幼是中华民族的优良传统。在家烹饪,有助于食物多样选择、提高平衡膳食的可及性;在家吃饭有利于在享受营养美味食物的同时,享受愉悦进餐的氛围和亲情。

(1)核心推荐。

①选择新鲜卫生的食物,不食用野生动物。

②食物制备生熟分开,熟食二次加热要热透。

③讲究卫生,从分餐、公筷做起。

④珍惜食物,按需备餐,提倡分餐不浪费。

⑤做可持续食物系统发展的践行者。

(2)日常生活实践应用。

①选择新鲜食物,注意饮食卫生。

a.首选当地当季食物。

选择本地、当季食物,保证新鲜卫生,也是节能、低碳、环保的重要措施。

b.学会辨别食物的新鲜程度。

预包装食品可以通过看食品标签上的生产日期了解食物的新鲜程度;当无法获得生产日期等信息时,食物是否新鲜,可以用看、触、闻等手段,通过食物的外观、色泽、气味等感官指标加以辨别。

知识拓展 ▶

(1)购买鸡蛋要看标签时间,一周内的鸡蛋最好。

(2)鸡蛋应在2~5 ℃冷藏,最好在20 d 内食用。在室温下一天,相当于一个鸡蛋在冰箱一周的时间,初冬自然保存,尽量15 d 内食用。

(3)鸡蛋冷藏可以预防沙门菌污染,也会阻碍鸡蛋成分老化。

(4)在无霜冰箱里,鸡蛋不易坏而更容易干涸。

(5)新鲜鸡蛋的蛋黄成形且蛋黄多,稠蛋白多,稀蛋白少。

c.水果蔬菜要洗净。

清洗是清除水果和蔬菜表面污物、微生物的基本方法。

d.食物生熟要分开。

在食物清洗、切配、储藏的整个过程中,生熟都应分开。在冰箱存放生熟食品,应分格摆放。

e.食物加热和煮熟。

适当温度的烹饪可以杀死几乎所有的致病微生物。隔顿、隔夜的剩饭在食用前须彻底再加热,以杀灭储存时增殖的微生物。

f.食物储存要得当。

食物合理储存的目的是保持新鲜,避免污染。

g.冷冻食品也应注意饮食卫生。

考虑有些微生物在低温环境下也可以存活繁殖,建议冷冻食品在家储存时,应关注生产日期、保质期,保证食品在保质期内尽快食用。

②不吃野生动物。

面对滥食野生动物所引发的人类疾病和重大公共卫生安全问题,2020 年 2 月 24 日,全国人大常委会决定,全面禁止食用包括人工繁育、人工饲养类在内的陆生野生动物。我们每个人都应该遵守规定,拒绝食用保护类和野生动物。

③使用公筷公勺,采用分餐,保障饮食安全。

采用分而食之的"分餐"方式,就餐时一人一小份,每个人餐具相对独立,或者使用公筷公勺,可以有效地降低经口、经唾液传播传染性疾病的发生和交叉感染的风险;分餐制还有利于明确食物种类、控制进餐量,实现均衡营养,培养节约、卫生、合理的饮食"新食尚"。

④珍惜食物、杜绝浪费。

a. 按需选购,合理储存。

b. 小分量、光盘行动。

c. 合理利用剩饭剩菜。

d. 外出就餐,按需点菜不铺张。

5. 人人做食物系统可持续发展的推动者

对于一般个体或家庭而言,推动食物系统可持续化发展最直接的方式之一是改变饮食结构和就餐方式,并杜绝食物浪费。从推动食物系统可持续发展的角度,提倡增加水果、蔬菜、全谷物等有益健康的植物性食物消费,减少油、盐、糖、深加工食品和畜肉类食物的过度消费,向平衡/合理膳食转变。

厉行节约反对浪费,既是保障国家粮食安全的迫切需要,也是弘扬中华民族勤俭节约的传统美德、落实膳食指南、推进文明餐饮,促进"新食尚"的重要举措。

项目 4.2　中国居民平衡膳食宝塔

任务目标 ▶

1. 掌握中国居民平衡膳食宝塔的结构
2. 了解应用中国居民平衡膳食宝塔进行营养配餐的原理

4.2.1　中国居民平衡膳食宝塔的结构

1. 中国居民平衡膳食宝塔的主要内容

中国居民平衡膳食宝塔是根据《中国居民膳食指南(2022)》的准则和核心推荐,把平衡膳食原则转化为各类食物的数量和所占比例的图形化表示。

中国居民平衡膳食宝塔形象化的组合,遵循了平衡膳食的原则,体现了在营养上比较理想的基本食物构成。宝塔共分 5 层(图 4-5),各层面积大小不同,体现了五大类食物和食物量的多少。五大类食物包括谷薯类、蔬菜水果、畜禽鱼蛋奶类、大豆和坚果类及烹调用油和盐。

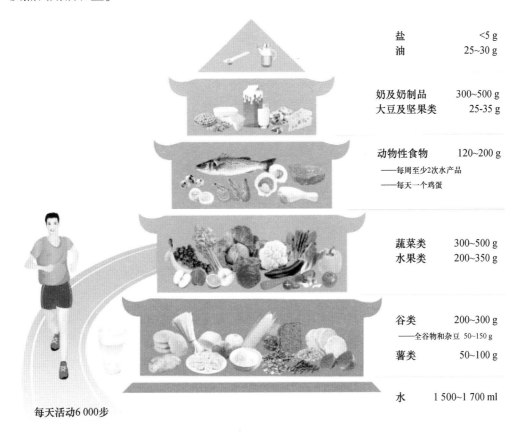

盐	<5 g
油	25~30 g
奶及奶制品	300~500 g
大豆及坚果类	25-35 g
动物性食物	120~200 g
——每周至少2次水产品	
——每天一个鸡蛋	
蔬菜类	300~500 g
水果类	200~350 g
谷类	200~300 g
——全谷物和杂豆 50~150 g	
薯类	50~100 g
水	1 500~1 700 ml

每天活动6 000步

图 4-5　中国居民平衡膳食宝塔

(1)第一层:谷薯类食物。

谷薯类是膳食能量的主要来源(糖类提供总能量的 50%~65%),也是多种微量营养素和膳食纤维的良好来源。

谷类包括小麦、稻米、玉米、高粱等及其制品,如米饭、馒头、烙饼、面包、饼干、麦片等。

建议成年人每人每天摄入谷类 200~300 g,其中包含全谷物和杂豆类 50~150 g;另外,薯类 50~100 g,从能量角度,相当于 15~35 g 大米。

(2)第二层:蔬菜水果。

蔬菜水果是膳食指南中鼓励多摄入的两类食物。蔬菜水果是膳食纤维、微量营养素和植物化学物的良好来源。

水果多种多样,包括仁果、浆果、核果、柑橘类、瓜果及热带水果等。

推荐吃新鲜水果,在鲜果供应不足时可选择一些含糖量低的干果制品和纯果汁。

在 1 600~2 400 kcal 能量需要量水平下,推荐成年人每天蔬菜摄入量至少达到

300 g,水果 200~350 g。

（3）第三层：鱼、禽、肉、蛋等动物性食物。

鱼、禽、肉、蛋等动物性食物是膳食指南推荐适量食用的食物，推荐每天鱼、禽、肉、蛋摄入量共计 120~200 g。

新鲜的动物性食物是优质蛋白质、脂肪和脂溶性维生素的良好来源，建议每天畜禽肉的摄入量为 40~75 g，少吃加工类肉制品。

鱼、虾、蟹和贝类食物富含优质蛋白质、脂类、维生素和矿物质，推荐每天摄入量为 40~75 g。

推荐每天 1 个鸡蛋（相当于 50 g 左右），吃鸡蛋不能丢弃蛋黄。

（4）第四层：奶类、大豆和坚果。

奶类和豆类是鼓励多摄入的食物。奶类、大豆和坚果是蛋白质和钙的良好来源，营养素密度高。大豆包括黄豆、黑豆、青豆，其常见的制品如豆腐、豆浆、豆腐干及千张等。坚果包括花生、葵花子、核桃、杏仁、榛子等。

推荐每日大豆和坚果摄入量 25~35 g，奶及奶制品至少 300 g。

（5）第五层：烹调油和盐。

油盐作为烹饪调料必不可少，但建议尽量少用。推荐成年人平均每天烹调油不超过 25~30 g，食盐摄入量不超过 5 g。按照 DRIs 的建议，1~3 岁人群膳食脂肪供能比应占膳食总能量35%；4 岁以上人群占 20%~30%。其他食物中也含有脂肪，在满足平衡膳食模式中其他食物建议量的前提下，烹调油需要限量。烹调油包括各种动植物油，植物油如花生油、大豆油、菜籽油、葵花籽油等，动物油如猪油、牛油、黄油等。烹调油也要多样化，应经常更换种类，以满足人体对各种脂肪酸的需要。

我国居民食盐用量普遍较高，盐与高血压关系密切，限制食盐摄入量是我国长期的行动目标。

此外，酒和添加糖不是膳食组成的基本食物，烹饪使用和单独食用时也都应尽量避免。

（6）身体活动和饮水。

水是膳食的重要组成部分，是一切生命活动必需的物质，其需要量主要受年龄、身体活动、环境温度等因素的影响。低身体活动水平的成年人每天至少饮水 1 500~1 700 ml（7~8 杯）。在高温或高身体活动水平的条件下，应适当增加饮水量。饮水不足或过多都会对人体健康带来危害。

身体活动是能量平衡和保持身体健康的重要手段。推荐成年人每天进行至少相当于快走 6 000 步以上的身体活动，每周最好进行 150 min 中等强度的运动，如骑车、跑步、庭院或农田的劳动等。

2. 使用中国居民平衡膳食宝塔的说明

（1）膳食宝塔表达的是一个理想的膳食。

它所建议的食物量，特别是奶类和豆类食物的量可能与大多数人当前的实际膳食还有一定距离，不一定每餐都严格按此数据执行，数据相差不大也能保持营养平衡。

（2）食宝塔建议的各类食物的摄入量一般是指食物的生重。

各类食物的组成是根据全国营养调查中居民膳食的实际情况计算的,所以每一类食物的重量不是指某一种具体食物的重量。

（3）注意同类互换,调配丰富多彩的膳食。

应用膳食宝塔时应当把营养与美味结合起来,按照同类互换、多种多样的原则调配一日三餐。同类互换就是以粮换粮、以豆换豆、以肉换肉。如大米可与面粉或杂粮互换,馒头可以和相应的面条、烙饼、面包等互换;大豆可与相当量的豆制品或杂豆类互换;瘦猪肉可与等量的鸡、鸭、牛、羊、兔肉互换;鱼可与虾、蟹等水产品互换;牛奶可与羊奶、酸奶、奶粉和奶酪等互换。

（4）适用范围。

膳食宝塔建议的每人每日各类食物适宜摄入量范围适用于一般健康成人,应用时要根据个人年龄、性别、身高、体重、劳动强度、季节等情况适当调整。年轻人、劳动强度大的人需要的能量高,应适当多吃些主食;年老、活动量少的人需要能量少,可少吃些主食。

（5）作用效果。

应用膳食宝塔需要自幼养成习惯,并坚持不懈,才能充分体现其对健康的重大促进作用。

4.2.2　应用中国居民平衡膳食宝塔的配餐原理

1. 应用中国居民平衡膳食宝塔配餐的原理分析

中国居民平衡膳食宝塔给出了正常成年人(中等劳动强度)的日配餐的食物总量。在此基础上,根据个人的实际年龄、性别、身体等情况,确定适合自己的能量水平,根据个人的能量水平,选择合适的一日的食物总量。按三餐食物能量分配比例来进行具体分配,就能快捷地进行每日营养配餐。

2. 应用中国居民平衡膳食宝塔配餐的流程

（1）确定适合自己的能量水平。

（2）运用中国居民平衡膳食宝塔确定各类食物的需要量。

（3）根据食物同类互换原则,调配多种原料,设计一日食谱。

（4）食谱的评价。

3. 设计菜单的原则

（1）菜品除要考虑总量外,还要考虑原料品质。

（2）要综合考虑能量比例。

（3）要考虑尽量采用多种原料。

4. 应用中国居民平衡膳食宝塔进行营养配餐的特点

（1）简单、快捷。

运用中国居民平衡膳食宝塔不需要太多的营养学专业理论,按图示就能简单计算。

（2）有针对性。

对不同身体状况的人群调整系数就能进行总体设计。

项目 4.3　营养配餐的编制

任务目标 ▶

1. 了解营养配餐的概念
2. 了解编制营养食谱的原则
3. 了解营养食谱的计算方法
4. 了解营养食谱的评价

4.3.1　营养配餐的概念

营养配餐是以人们的消费水准或餐标为依据,按照人们身体的需求,根据食品中各种营养物质的含量,设计一餐、一天、一周或一个月的食谱,使人体摄入的蛋白质、脂肪、糖类、维生素和矿物质等几大营养素比例合理,即达到均衡膳食。在营养配餐中多采用常用菜单和营养食谱两个术语。餐馆的常用菜单是根据实际条件和营养要求制定出的供选用的各种饭菜,它是制定营养食谱的预选内容,是营养食谱的基础。而营养食谱则是调配膳食的应用食谱。

4.3.2　编制营养食谱的原则

1. 保证营养平衡

按照《中国居民膳食指南(2022)》和《中国居民膳食营养素参考摄入量 2023 版》的要求,膳食要合理搭配,能满足人体需要的能量、蛋白质、脂肪以及各种矿物质和维生素,且各营养素之间的比例要适宜,达到均衡膳食。

2. 注意饭菜的适口性

饭菜的适口性是膳食调配的重要原则,其重要性与营养价值相当。因为就餐者对食物的直接感受首先在于口感和口味的适应性,然后才能体现食物的营养价值。只有当食物首先引起食欲,并让就餐者喜欢富含营养的饭菜,并能够吃足够的量,其才有可能发挥预期的营养效益。

（1）讲究色、香、味、形。

饭菜的口感是否适口很大程度上取决于其感官特征。美观的外形和丰富多彩的色彩,配合和谐的器皿,可以在进食前就激发人们对美味的预期,引发食欲的产生。香气刺激嗅觉,紧随其后的是形象和颜色的刺激。有时,香气甚至先于菜肴的形状和色彩出现。味道和口感,是更直接的感官刺激。美好的口感可以大大增加食欲,提高消化能力。相反,如果饭菜的滋味和口感不佳,会导致食欲下降,进食情绪差,甚至难以接受。滋味和口感的美好可以弥补其他感官特征的不足。

(2)口味丰富多样。

我国饭菜的烹饪以注重选料、严谨配料、精细刀工、独特调味、火候掌握和多变技法而著称。各种菜系和菜式的调味基调都离不开清香和浓香两种,千变万化的菜肴都源于这两个基调的演变。因此,地方菜系既有独特的特点,又存在共同之处。为了使饭菜口感适宜,我们既要发扬传统饭菜的优点和地方菜系的特色,又要学习新的加工技巧,选择经济实惠、美味可口、营养丰富的其他菜系饭菜,不断丰富饭菜的种类和风味,引导就餐者品尝多种风味的食物。

(3)因人而异。

就餐人员的职业、年龄、性别、籍贯及生活习惯等因素会以不同的程度影响他们的口味偏好。此外,环境和季节的变化也会对就餐人员的口味要求产生影响。针对不同的就餐人员,我们需要适当考虑他们的饮食习惯和口味偏好,以满足他们的消费需求。

3. 强调食物的多样化

食物的多样化是膳食调配的重要原则,也是实现合理营养和口感适宜的基础。在进行营养配餐时,需要选择当地多样化的食物,并进行合理搭配,为就餐者提供丰富多样、营养均衡的膳食。

(1)多品种选用食物。

根据调制饭菜口味的需要,每天的膳食应包含五大类食物,涵盖 18 种以上的食物。其中应包括至少 3 种粮食类食物,至少 3 种动物性食物(如肉、禽、乳、蛋、鱼),至少 6 种蔬菜(包括根菜、茎菜、叶菜、花菜和果菜),以及蕈菌和藻类,至少两种水果类食物(包括坚果类),至少两种大豆及其制品,以及至少两种食用植物油脂等。

(2)食物搭配科学合理。

不同营养特点、不同性质、不同口味的食物搭配,主料与配料的搭配,主食与副食的搭配,不同餐次间的搭配,以及在几天至一周内的饭菜搭配都十分重要。

首先,需要注意主食的搭配,包括细粮与粗粮、谷类与薯类的搭配,副食则需要注意荤素搭配。其次,根据食物的性质(营养、口味、软硬、外形),确定搭配形式和制作方法。

主副食的混合搭配是常见的配餐方式,可以将粮食、肉类和蔬菜融合在一起,如炒饭、包子、饺子、馅饼、面条、米粉等。在制作这类饭菜时,需要确保米、面之外有足够的肉类和蔬菜,以保持营养平衡,否则副食部分往往会不足。

4. 考虑季节和市场供应情况,兼顾经济条件

根据季节和市场上食物的变化及膳食消费水平,我们应尽可能以少量但多种类的方式来调配食物。每餐的食物量应适合就餐人员的食量,避免不必要的浪费。就餐人员的食物消费标准必须考虑他们的经济能力。在选择食物时,我们应以食物的营养价值为出发点,同时兼顾价格和口味习惯,做出科学而经济的选择,以降低食用成本。

5. 膳食制度要合理

根据进餐人员的体力活动强度和生活规律,我们应合理安排进餐的次数和时间。

全天的食物应适当地分配到各餐中。每餐的目标是既要满足饱腹感,又要让人感到舒适。营养物质在各餐中的分配也要适当,不可出现一餐过多或过少的情况,也不能让一周的食谱前几天清淡,后几天丰盛。

4.3.3　营养食谱的计算方法

1. 能量需要量的计算方法

能量需要量的计算方法分为两种。一种是根据人的身高、体重及体成分情况来推算,另一种是通过能量供给量快速查看表查知。

2. 主要营养素的计算方法

(1)计算每餐能量需要量。

我国居民的饮食习惯是一日三餐,三餐能量合适的分配比例为:早餐占 30%,午餐占 40%,晚餐占 30%,可将全日能量需要量按此比例进行分配。

例1:已知某脑力劳动者每日需要 2 400 kcal 的能量,求其早、午、晚三餐各需要摄入多少能量?

　　解:早餐　2 400 kcal×30%　=720 kcal

　　　　午餐　2 400 kcal×40%　=960 kcal

　　　　晚餐　2 400 kcal×30%　=720 kcal

(2)计算三类产能营养素每餐应提供的能量。

三类产能营养素占总能量的比例为:蛋白质占 12~15%、脂肪占 20%~30%、糖类占 50%~65%(若取中等值计算则蛋白质占 15%、脂肪占 25%、糖类占 60%),据此可求得三类产能营养素在各餐中的能量供给量,或根据用餐者的营养需要(针对其年龄、性别、劳动强度确定)和本地实际生活水平,调整上述三类产能营养素占总能量的比例。

例2:已知某人早餐摄入能量 720 kcal,午餐 960 kcal,晚餐 720 kcal,求三类产能营养素每餐各应提供多少能量?

　　解:早餐:蛋白质 720 kcal×15% = 108 kcal

　　　　　脂肪　　720 kcal×25% = 180 kcal

　　　　　糖类　　720 kcal×60% = 432 kcal

　　　　午餐:蛋白质 960 kcal×15% = 144 kcal

　　　　　脂肪　　960 kcal×25% = 240 kcal

　　　　　糖类　　960 kcal×60% = 576 kcal

　　　　晚餐:蛋白质 720 kcal×15% = 108 kcal

　　　　　脂肪　　720 kcal×25% = 108 kcal

　　　　　糖类　　720 kcal×60% = 432 kcal

(3)计算三类产能营养素每餐需要量。

根据三类产能营养素的能量供给量及其能量系数,可求出三餐中蛋白质、脂肪、糖类的需要量。蛋白质的产能系数为约 4 kcal/g,脂肪的产能系数为约 9 kcal/g,糖类的产能系数为约 4 kcal/g。

例 3：根据例 2 计算结果求三类产能营养素每餐的需要量。

解：早餐：蛋白质 108 kcal÷4 kcal/g=27.0 g

　　　　脂肪　 108 kcal÷9 kcal/g=20.0 g

　　　　糖类　 432 kcal÷4 kcal/g=108.2 g

　　午餐：蛋白质 144 kcal÷4 kcal/g=36.0 g

　　　　脂肪　 240 kcal÷9 kcal/g=26.67 g

　　　　糖类　 576 kcal÷4 kcal/g=144.0 g

　　晚餐：蛋白质 108 kcal÷4 kcal/g=27.0 g

　　　　脂肪　 108 kcal÷9 kcal/g=20.0 g

　　　　糖类　 432 kcal÷4 kcal/g=108.0 g

3. 一日主副食的种类和数量的确定

根据计算得出的各种供能营养素的摄入量,以及每日维生素和矿物质的参考摄入量,我们可以大致确定一日食物的种类。通过查阅常见食物营养成分表,我们可以换算出各类食物的数量。首先,我们确定提供热量和营养素的食物数量,如谷类、肉类、蛋类和油脂。然后,我们再确定蔬菜、水果等以提供维生素、矿物质、膳食纤维为主的食物数量。

4.3.4　营养食谱的评价

膳食中各营养素含量占参考摄入量标准的百分比是评价每日膳食食谱营养价值的主要依据。在各种营养素中,能量摄入量与人的需要量差别不大,因此在评价膳食时,首先要考虑能量。一般来说,能量摄取量达到推荐摄入量的 90% 以上可认为是正常的,低于 90% 则表示摄入不足。其他营养素的摄取量如果在参考摄入量的 80% 以上,通常可以保证大多数人不会出现营养素缺乏;长期低于这个水平可能会导致一些营养素在人体内储存降低,甚至出现营养缺乏症状;而低于 60% 则可认为是营养素严重不足。

因此,在对每日膳食食谱进行营养评价时,需要计算出各种营养素摄取量占参考摄入量标准的比例。如果低于摄入量标准的 20% 以上,就需要修改食谱或补充加餐。

项目 4.4　不同人群的营养配餐

任务目标 ▶

1. 了解学龄前儿童的营养配餐
2. 了解学龄儿童的营养配餐
3. 了解青少年的营养配餐
4. 了解中老年人的营养配餐

4.4.1 学龄前儿童的营养配餐

3~5岁是学龄前儿童阶段,虽然这个时期的儿童生长速度比幼儿阶段要慢一些,但仍属迅速增长阶段。学龄前儿童心理上具有好奇、注意力分散、喜欢模仿等特点而使其具有极大的可塑性,是培养良好饮食习惯的重要时期。

1. 学龄前儿童的生理特点

学龄前儿童正处于生长发育的关键阶段,智力发育快,活动量大,新陈代谢旺盛。因此,学龄前儿童所需能量和各种营养素均高于成人。这一阶段的儿童,饮食结构逐渐由软到硬,由半流质到接近成人水平,由奶类制品为主过渡到以谷类食品为主,食物种类的选择也逐渐增多。尽管如此,学龄前儿童的咀嚼和消化能力还远不如成人,容易饥饿但又容易消化不良。因此,如果过早进食成人膳食或供给不对称食物,不但会造成消化道损伤,导致以后消化功能下降,而且也会造成营养素吸收、利用不良,继而影响其体格发育。

2. 学龄前儿童的营养需要特点

学龄前儿童生长发育较快,活动量大,能量需求高于成人,但由于胃部容量较小,容易出现饥饿感。为了适应他们的消化能力,可以适当增加餐次,如幼儿园通常会制定每天"三餐两点"的膳食模式,也有的幼儿园会采用"三餐三点"模式。各餐的营养和能量应合理分配,早、中、晚餐之间加入适量的点心。这种少量多餐的安排既能满足学龄前儿童的营养需求,又不会增加他们的肠胃负担。

由于生长发育的需要,学龄前儿童对蛋白质的需求较大。摄入的蛋白质主要用于补充体内消耗,以及满足身体的增长需要。在实际膳食安排中,应注意选择优质的蛋白质,并确保摄入足够的能量,以保证蛋白质在体内得到有效利用。

生长发育期的学龄前儿童需要充足的矿物质和维生素,尤其是钙、锌和维生素A,这些营养素对儿童的生长发育至关重要。建议多食用奶制品、海产品和肝脏,以提高这些营养素的摄入量。

学龄前儿童的咀嚼和消化能力较成人低,不能直接进食一般家庭膳食和成人膳食。家庭膳食中过多的调味品也不适合学龄前儿童。因此,需要专门为学龄前儿童制作食物,如将肉类食物制成肉糜、煮成肉糕或肉饼,蔬菜需要切碎煮软。在烹饪过程中,应减少食盐和调味品的使用,采取蒸、煮、炖等烹饪方法。每天的食物应更换种类和烹饪方法,一周内不应有重复,同时要注意色、香、味的搭配。将牛奶或奶粉加入馒头、面包或其他点心中。随着年龄的增长,逐渐增加食物的种类和数量,饮食习惯也会逐渐向成人膳食过渡。

3. 学龄前儿童的配餐建议

(1)食物多样化,谷物为主,适度增加薯类,合理烹饪。

首先,学龄前儿童的膳食结构应以谷物为主,包括大米、小麦、大麦、玉米和燕麦等。在制定餐单时,我们应确保每天都有米饭、面食、豆类、杂粮和薯类等食物。为了提高谷物的营养含量,最好采用多种粮食混合食用,如粗粮和细粮、米饭和面食、杂粮混合食用,可以做豆米饭(如绿豆饭、红豆饭、芸豆饭)、豆面饭、糙米饭等。这样不仅可以实现营养的互补,使食物中的蛋白质、氨基酸种类和数量更符合人体需求,而且还能提高学龄前儿童的食欲。

其次,在烹饪食物时,应尽可能保持食物的原味,让学龄前儿童体验和接受各种食物的自然口感。烹饪时适当加一些水,烹饪时间长一些,这样食物更易咀嚼,有助于学龄前保护消化道,也更利于学龄前儿童的消化和吸收。在学龄前儿童的膳食中,应减少多刺的小鱼,腌制、熏制的食物,以及小粒的坚果类食物。花生、黄豆、核桃等食物,在给学龄前儿童食用前,应磨碎或制成酱。

最后,要重视早餐的结构。学龄前儿童的早餐应以"谷类+奶豆类"或"谷类+肉类"为主。

(2)适当多吃新鲜蔬果,保障营养素摄入充足。

新鲜的蔬菜和水果含有丰富的维生素、矿物质和膳食纤维,对学龄前儿童的健康成长至关重要。应该鼓励学龄前儿童多吃蔬菜和水果。为学龄前儿童制定餐单时,要确保提供足够的蔬菜和水果,尽可能选择红色、黄色、绿色等深色蔬菜和水果,同时要注重口味的变化,使其更符合学龄前儿童的口味。另外,同时,还可以通过图片、儿歌、水果模具等方式,激发学龄前儿童对吃新鲜蔬菜和水果的兴趣。

值得注意的是,蔬菜和水果中的营养成分各有不同,不能互相替代。因此,在制定配餐时,要确保食物种类的均衡。

(3)常食鱼、禽、蛋、瘦肉。

学龄前儿童应常食鱼、禽、蛋、瘦肉等动物性食物,因为它们是蛋白质、脂溶性维生素和矿物质的优质来源。这些食物中的蛋白质含有丰富的赖氨酸,可以弥补植物蛋白质中赖氨酸的缺乏。肉类中的铁元素利用率高;海鱼中的多不饱和脂肪酸对学龄前儿童神经系统的发育有益;动物肝脏富含维生素 A,同时也含有大量的维生素 B_2、叶酸等。

虽然这些食物有益,但食用的量也要适中,不是越多越好。幼儿园的集体膳食,要根据学龄前儿童实际情况进行调整。比如在农村,有些学龄前儿童的动物性食物摄入量偏低,这时候就应该在幼儿园的配餐中增加这类食物。而在城市,学龄前儿童家中的饮食已经满足了蛋白质的需求,甚至可能过剩,同时饱和脂肪的摄入量也较高,那么这些地区的幼儿园在配餐时就应适当减少蛋白质摄入,增加谷类和蔬菜的摄入,以实现饮食平衡。

学龄前儿童右侧支气管相对垂直,为避免吃到异物导致呛咳或发生意外,在幼儿园等集体用餐场合,配餐要尽量避免有粒状的坚果(如花生米)和干豆。如果需要增加这类食物的摄入,可以将其研磨成细粉,混入包子、饺子、馅饼、肉粥、面等食物中,或者将其切成小块搅拌成软糊状,做成鱼丸、虾丸、肉丸、肉末、肉松、肉丝等给学龄前儿童食用。

(4)每天饮奶,常吃大豆及其制品。

奶类和奶制品是学龄前儿童获取钙和蛋白质的优质来源。对于学龄前儿童,建议每天喝 300~400 ml 的新鲜牛奶,再配合其他膳食的钙摄入,基本可以保证钙的摄入量达到适宜水平。对于那些不能耐受乳糖的学龄前儿童,可以用相等量的酸奶或者舒化奶(乳糖已经被酶解)来替代。

豆类及其制品富含高质量的蛋白质、不饱和脂肪酸、钙、维生素 B_2、烟酸等,常吃可以提升蛋白质的摄入量,同时避免因食用过量肉类带来的不利影响。豆浆和豆腐脑是我国居民早餐的重要组成部分。提倡在学龄前儿童的饮食中适当增加豆类的比例,这不仅可以保留传统饮食习惯,也能解决学龄前儿童优质蛋白质和钙摄入不足的问题。

(5)保证食物的营养。

学龄前儿童的味觉感受和消化系统功能尚未完全发育,为了预防其偏食或挑食,应尽量让食物保持其原有的味道,烹饪时应清淡、少盐、少油,并避免添加辛辣刺激的食物和调味品。我们应该从小培养学龄前儿童对食物本身味道的认知和喜好。建议儿童主要饮用白开水(由于学龄前儿童的新陈代谢旺盛,活动量大,每天需要摄入 1 000~1 500 ml 的白开水),尽量少喝含糖高的饮料,避免饮用含有糖精、香精和色素的"三精水",也尽量不在水中添加糖,蜂蜜也应适量使用,更应限制碳酸饮料等饮品的摄入,因为这些饮品不仅会破坏肠道环境,影响钙等矿物质的吸收,还会影响食欲,容易导致学龄前儿童出现龋齿,同时,也会导致学龄前儿童摄入过多的能量,引发超重。全天的食盐摄入量应控制在 2 g 左右,相当于 5~6 ml 的酱油。

(6)合理的膳食制度、科学食用零食。

学龄前儿童胃容量小,肝糖原储备少,又活泼好动,容易饥饿,应通过适量增加餐次来适应其消化功能特点,以一日"三餐两点"制为宜(三餐指早、中、晚餐;两点指 10:00 加餐和 15:00 加餐)。早餐提供总能量的 30%,包括 10:00 的点心;午餐提供总能量的 40%,包括 15:00 的点心;晚餐提供总能量的 30%,有时包括 20:00 的少量水果、牛奶等。

零食是在正餐之外的时间食用的各种少量食物和饮料(不包括水),可以分为常吃、适当食用和限制食用 3 个等级。人们对零食的营养作用持有不同的观点,有的人认为零食的能量高但营养密度低,所以不应鼓励食用,甚至建议禁止;有的人则认为零食中的能量和营养可以补充学龄前儿童的营养,不能一概而论地完全禁止,而是应适当地选择食用。由于零食提供的能量和营养不如正餐全面,因此零食只能作为日常饮食的补充,不能替代正餐。此外,零食的食用量和食用时间要把握得当,应选择营养丰富的食品,如乳制品、新鲜的鱼虾、肉制品、鸡蛋、豆制品、新鲜的果蔬和坚果等,少吃油炸食品、糖果、甜点和含糖饮料。在幼儿园的餐饮安排中,可以适当考虑零食,但不能长期过量食用,避免造成营养不良、肥胖症和营养障碍等问题。

4. 学龄前儿童的食谱

幼儿园食谱应按照学龄前儿童年龄均值进行编制,根据《中国居民膳食营养素参考摄入量 2023 版》确定其营养需要目标,制订膳食计划。食谱编制要点基本上与学龄前儿童配餐要点相同,包括合理搭配各种食物。品种宜丰富多样化,一周内菜式、点心尽可能不重复。食物宜粗细搭配、荤素搭配,色彩鲜艳,食物尽可能自然、清淡少盐。制作面制品可适当加入奶粉,以提高蛋白质供给量和营养价值,满足学龄前儿童生长发育的需要。表 4-13 为学龄前儿童一周配餐,可供参考。

表 4-13　学龄前儿童一周配餐

时间	餐次				
	早餐	上午加餐	午餐	下午加餐	晚餐
周一	牛奶、蛋花粥、松糕	酸奶	绿豆米饭、肉末炒胡萝卜、葱油豆腐	橘子	菜肉包子、大米粥
周二	银耳百合粥、奶酪夹面包片	牛奶	馒头、小肉鸡毛菜、细粉汤	梨	发糕、四喜丸子、拌豆芽菜
周三	云吞、鸡蛋、馒头、酱黄瓜	豆浆	红小豆米饭、海米菠菜、西红柿炒鸡蛋	火龙果	青菜肉丝面
周四	面包、果汁、五香黄豆	豆奶	芸豆米饭、炖海带豆腐、鹌鹑蛋	香瓜	烂饭、肉片炒莴笋、肉末豆腐
周五	菜粥、葱油饼	芝麻糊	米饭、清炖狮子头、青菜汤	香蕉	麻酱烧饼、酱爆猪肝、紫菜虾皮蛋花汤
周六	煮鸡蛋、菠菜米粥、饼干	牛奶	大枣米饭、肉炒五丁、酱猪肝	苹果	花卷、肉末炖茄子、拌黄瓜
周日	牛奶、白粥、炒豆干、青菜丝	酸奶	花卷、熘鱼片、芥菜肉末	番茄	菜肉包子、杂粮粥

4.4.2　学龄儿童的营养配餐

学龄儿童指的是 6~12 岁进入小学阶段的儿童,该阶段儿童体格仍维持稳定增长,除生殖系统外,其他器官及系统包括脑的发育已经逐渐接近成人水平,而且独立生活能力逐步增强。学龄儿童的膳食结构基本已经与成人相似。膳食中要注意荤素搭配,保证优质蛋白质的摄入,多吃富含钙的食品以保证身体快速生长的需要。牛奶每天摄入量为 400~500 ml。

1. 学龄儿童的生理特点

处于学龄期的儿童生长发育迅速、代谢旺盛,每年体重增加 2~3 kg,身高可增加 4~7 cm。身高在该阶段的后期增长较快,但各系统器官的发育快慢不同,神经系统发育较早,生殖系统发育较晚,皮下脂肪年幼时较发达,肌肉组织到学龄期会加速发育。

2. 学龄儿童的营养需要特点

在学龄阶段,儿童的生长发育速度稳定,基础代谢率较高,体力和智力也在快速提升,为接下来的青春期做好充分的营养准备。学龄儿童的能量需求接近或超过了成人,但他们的消化能力还尚未完全成熟,因此在营养配餐时要注意能量的摄入量要适当。学龄儿童的蛋白质需求已经接近成人,占总能量的 12%~14%。若蛋白质缺乏,会导致他们的生长发育缓慢,因此应确保学龄儿童摄入足量的优质蛋白质,特别是动物性蛋白质。他们的糖类和脂肪摄入量分别占总能量的 55%~65% 和 25%~30%。过多的脂肪摄入是导致学龄儿童成年后肥胖和心血管疾病的主要原因,因此应选择含有更多必需脂肪酸的植物油。同时,还需保证学龄儿童摄入足量的维生素 A、维生素 C 及 B 族维生素,以及适量的钙、铁、锌、碘等。

3. 学龄儿童的配餐建议

(1)能量供给充足、分配合理。

①学龄儿童处于生长发育的关键阶段,他们的基础代谢率较高,且由于喜欢运动和大量的学习任务,他们的能量需求(按体重计算)往往接近甚至超过成人的需求。因不同的年龄和性别,学龄儿童所需的能量也会有所不同,大致为 6.70~10.04 MJ/d(1 600~2 400 kcal/d)。

②在一天的三餐中,早餐应占全天总能量的 30%,午餐占 35%~40%,晚餐则占30%~35%。

③如果早餐的能量摄入不足,可以在 10:00 左右安排一次课间加餐,这次加餐的能量应占全天总能量的 10%,此时早餐的能量应调整为全天的 25%,午餐为 35%,晚餐为 30%。

(2)膳食多样化,营养搭配要合理。

①为学龄儿童选择食物时,应尽量多样化,首选的是那些含有大量优质蛋白质的食物,例如鱼、肉、奶和蛋等。建议学龄儿童每天摄入 300 g 牛奶,1 个鸡蛋,50~100 g 的鱼虾类,50 g 的畜禽肉类,以及 30 g 的大豆或等量的豆制品。

②学龄儿童的骨骼发育快,对矿物质的需求量也相应增加,特别是钙、磷和铁。而对于碘和锌,这两种矿物质对学龄前儿童的生长发育也至关重要。因此,学龄儿童应该多吃奶制品和豆制品以补充钙和磷,这两种矿物质能够促进骨骼和牙齿的发育并保持其坚硬。同时,学龄儿童要摄入富含铁的食物,如瘦肉、肝脏和黑木耳等,还应多摄入一些海鲜类食品,以补充碘和锌。

③学龄儿童的能量代谢、蛋白质代谢活跃,学习任务重,用眼时间长,因此,他们需要摄入足量的与能量代谢、蛋白质代谢及视力和智力维持有关的维生素,尤其是维生素 A、维生素 D 和 B 族维生素。维生素 C 能提升免疫力和铁的吸收率,应摄入足够的量。建议学龄儿童多摄入肝脏、深色蔬菜和水果,每天应摄入 250~350 g 的粮食(其中应注意增加薯类的摄入)、300~500 g 的蔬菜(最好选择深色蔬菜)和 200~400 g 的水果。

④为了保证骨骼的正常发育,学龄儿童应补充足量的维生素 D,还要多进行户外活动。

(3)保证早餐质量和数量。

学龄儿童上午的学习十分紧张,若早餐供给的蛋白质和能量不足,临近中午时,血糖浓度下降,注意力难以集中,会明显影响学习的效率,长期下去会引起消化不良等。对一般学龄儿童来说,早餐应供给适量的蛋白质和热能;在考试期间尤其应注意提高膳食质量,增加优质蛋白质和维生素的供给,以补充复习考试期间神经系统紧张而导致的特殊消耗。

学龄儿童早晨起床后往往食欲比较差,应选择能引起其食欲的食品,选择体积小且高热量、高蛋白质的食物。牛奶、鸡蛋等是良好的早餐食品,还要合理地搭配谷物食品,如面包、蛋糕、小馒头、包子、花卷等食品。

(4)定期更换食谱,菜肴品种多样化。

为学龄儿童制定食谱时,在保障各种营养素的前提下,菜肴品种应多样化,以促进学龄儿童的食欲,同时还应注意粗细搭配、软硬搭配及干稀搭配等。

(5)培养良好的饮食习惯。

①定时定量摄食,不暴饮暴食,更不应偏食、挑食,少吃零食。

②控制糖果和甜食的摄入,摄入过多易引起龋齿,应重视口腔卫生和牙齿保健。

③加强体育锻炼,避免肥胖和不合理的节食。

4.学龄儿童的食谱

学龄儿童日常的大部分时间都是在学校度过的,这一阶段的儿童生长发育相对稳定和连续。根据学龄儿童的生理特点和营养需要,拟订学龄儿童一周配餐,见表4-14,可供参考。

表4-14　学龄儿童一周配餐

时间	餐次				
	早餐	加餐	午餐	加餐	晚餐
周一	面包片和草莓酱、豆奶、煮鸡蛋、酱黄瓜	酸奶	馒头、肉末茄子、牛肉土豆、海带排骨汤	香蕉	花卷、红烧狮子头、葱油娃娃菜
周二	菜包子、稀饭、咸鸭蛋、拌三丝	芝麻糊	米饭、咖喱鸡、椒盐鱼块、卷心菜炒粉条	苹果	鸡汤面、肉末豆腐、肉丝炒芹菜
周三	窝头、糖醋酥鱼、豆浆、茶叶蛋、腐乳	花生糊	花卷、酱焖牛肉、虾仁肉片烩白菜、蒜蓉莜麦菜	脐橙	葱油饼、裙带菜炖豆腐、土豆红烧肉
周四	云吞、花卷、拌芥菜丝、鹌鹑蛋	牛奶	玉米大米饭、红烧肉烧蛋、酱鸡腿、尖椒土豆丝	猕猴桃	小米粥、肉包子、芙蓉蛋花汤
周五	麻酱烧饼、牛奶、荷包蛋、酱黄瓜	果汁	荞麦饭、排骨炖土豆、番茄炒鸡蛋、酱香茄子	梨	三鲜水饺、白灼菜心、肉末炒胡萝卜
周六	面包、牛奶、煎鸡蛋、五香豆腐干	豆奶	花卷、锅包肉、香菇油菜、裙带菜炖豆腐	草莓	三鲜面片、青椒土豆丝、香酥肉
周日	麻酱花卷、牛奶、煎鸡蛋、豆豉莜麦菜	豆奶	白米饭、鱼香肉丝、蒜薹青虾、牛心菜粉条	火龙果	玉米粥、鸡蛋发糕、海米冬瓜汤

知识拓展 ▶

学龄儿童不宜过多食用的食物。

(1)人参:有促进性激素分泌的作用,可导致性早熟,影响身体正常发育。

(2)饮料:饮料中的咖啡因,对儿童尚未发育完善的各组织器官危害较大。

(3)爆米花:爆米花含铅量很高,铅进入人体会损害神经、消化系统和造血功能。

(4)方便面:缺乏蛋白质、脂肪、维生素等,含有对人体不利的食用色素和防腐剂等,危害儿童身体健康和智力发育。

(5)咸鱼:各种咸鱼含有大量二甲基亚硝酸盐,该物质进入人体后,变成致癌性强的二甲基亚硝胺。

(6)泡泡糖:泡泡糖中的增塑剂含有微毒,其代谢苯酚也对人体有害。

(7)果冻:果冻由增稠剂、精华、着色剂、甜味剂等组成,这些物质多吃会影响儿童的成长发育和智力健康。

4.4.3　青少年的营养配餐

青少年阶段是由儿童发育到成年的过渡时期,年龄大致为 13～18 岁,是人生中的第二次生长发育高峰期,也是生长发育的最后阶段。同时,青少年的学习任务较繁重,活动量较大,所以就更需要重视其合理营养与平衡膳食。

1. 青少年的生理特点

青少年时期,人体由于激素活动的加强,骨骼生长得更快,身高会显著增长,每年大约增长 6～13 cm。这个时期是决定人体身高、胸围等体型的关键阶段,骨骼的发育与钙、维生素 D、维生素 A、锌等营养素紧密相关,若缺乏任何一种,都会影响到青少年的骨骼发育。

青少年时期,青少年的体重也会有明显增长,每年大约增加 5～10 kg。青少年的正常体重是营养状况良好的体现,过轻或过重则是不健康的表现。体重过轻可能会影响正常发育,导致学习能力下降等问题;而过重则会增加患慢性疾病的风险。通常,实际体重超过标准体重 10% 为超重,超过 20% 为肥胖;低于标准体重的 10% 为低体重,低于 20% 为营养不良。

青少年时期,青少年内部器官和机能也会发生显著变化,如心脏、肺部和呼吸系统、大脑和神经系统、性生理等各方面都会迅速发展。

2. 青少年的营养需要特点

(1)热能。

青少年的生长发育需求与他们的食欲相对应,尤其在青春期,食欲通常较为旺盛。由于男性青少年的肌肉和骨骼发育比女性更明显,因此他们的能量需求也更高。对于 13～16 岁的男性青少年,他们每日的能量需求是 2 400 kcal,而 17～18 岁的男性青少年则需要 2 800 kcal。相比之下,同年龄段的女性青少年分别需要 2 300 kcal 和 2 400 kcal 的能量。值得注意的是,17～18 岁的男女青少年的能量需求均分别超过了从事轻体力劳动的成人。如果长期摄入的能量不足,青少年可能会感到疲劳、体重下降,且抵抗力减弱,这可能影响他们的体力活动和学习能力。然而,如果能量摄入过多,也影响青少年的健康。

(2)蛋白质。

青少年正处于肌肉组织快速发育的阶段,同时学习任务又较为繁重,因此他们需要充足的优质蛋白质来满足身体需求。男性和女性青少年每日的蛋白质需求量分别为80~90 g 和 80 g,但这个数值会因个体差异和生理状况而有所不同。在考虑蛋白质需求量时,应该考虑膳食蛋白质的氨基酸组成,以及热量和其他营养素的摄入情况。如果蛋白质摄入不足,可能会导致青少年发育迟缓,抵抗力下降。因此,应该在日常膳食中为青少年提供含有优质蛋白质的食物,比如瘦肉和大豆制品等。

(3)脂肪。

脂肪是一种高能的营养素,其中的必需脂肪酸对青少年的发育至关重要。特别的是,脂肪能促进脂溶性维生素的吸收,提升食物的色、香、味,以及增进食欲,因此对青少年来说,脂肪是一种必不可少的营养物质。然而,脂肪的摄入量也不应过多。青少年每日的饮食中,脂肪所提供的热能应占总热能的 25%~30%,略高于成人即可。

(4)糖类。

青少年的活动量大,而且生长发育也需要大量的额外营养,所以他们的主要热量来源是糖类,也就是谷类食物,因此他们需要保证足够的饭量。糖类的供给应占到总热量的 60%左右。需要注意的是,青少年应该多吃富含多糖的食物,而少吃包含蔗糖和果糖等纯糖的食物。吃过多的糖和甜食会导致血糖迅速升高,抑制食欲,从而影响他们对蛋白质、维生素和矿物质等的摄入,还可能导致龋齿。有研究表明,儿童和青少年过量吃糖可能会影响他们的智力和学习成绩。因此,一些国家建议每千克体重的糖摄入量不超过 0.5 g。此外,许多饮料含有高糖分,青少年应该尽量少喝这些饮料,多喝白开水。

(5)矿物质。

处于青春期的青少年,骨骼、肌肉和红细胞等的生长速度极快,因此对于钙、铁、锌等矿物质的需求量特别大。

青春期是骨骼快速发展和成型的时期,大量的钙参与其中至关重要。此时钙的摄入量充足,有利于提高骨密度峰值。另外,近年来的科学研究也发现,脑中的钙含量与青少年的注意力和记忆力有着密切的关系,缺钙往往会导致注意力不集中、记忆力下降、易疲劳及学习成绩不佳等问题。

青少年的铁需求量比较大,尤其是女性青少年,因为月经期间会损失铁质。因此,青少年的膳食中要注重含铁丰富且易于吸收的食物,如动物肝脏、动物血、瘦肉等,避免挑食。

锌对于青少年的生长发育也非常重要,缺乏锌可能会导致生长缓慢,严重时甚至会出现侏儒、第二性征不发育等症状。青少年每天需要从食物中摄入约 15 mg 的锌以满足正常需求。

(6)维生素。

维生素对青少年的健康发育至关重要。为了满足正常生长发育的需求,青少年每天的维生素 A 摄入量应不少于 700 IU。

青少年维生素 B_1、维生素 B_2 和烟酸需求量均随热量摄入量的增加而增加。在进行紧张的脑力和体力活动期间,这 3 种维生素的需求量也会相应增加。因此,在考试期和高强度体育训练期间,青少年应多摄入富含维生素 B_1、维生素 B_2 和烟酸的食物,以满足特殊的消耗。

维生素 C 可以促进青少年的发育,增强他们对疾病的抵抗力,防止骨质脆弱和牙齿松动。青少年对维生素 C 的需求量应不低于成人每天 75 mg 的需求量。新鲜水果和蔬菜都富含维生素 C。

其他如维生素 D、维生素 E、维生素 B_{12} 和叶酸等维生素对青少年的生长发育也是必需的。因此,为了避免青少年在青春期缺乏维生素,应经常注意他们的动物性食品、新鲜水果和蔬菜的摄入量。

3. 青少年的配餐建议

(1)青少年应多摄入谷物,以为身体提供足够的能量。谷物是膳食中主要的能量和蛋白质来源。在条件允许的情况下,最好选择加工程度较低的杂粮或豆类。

(2)营养配餐中要确保青少年摄入足够的优质蛋白质,这可以通过摄入如鱼类、肉类、蛋类、奶类、豆类等动物性食物,以及富含维生素、矿物质和微量元素的新鲜蔬菜水果来实现。

(3)营养配餐中要注意平衡膳食,以保证能量和各种营养素的摄入比例。同时,要多样化和合理化食物种类与烹饪方法,以避免营养不足或流失。

(4)要引导青少年养成良好的饮食习惯,避免挑食、偏食和暴饮暴食,更要少吃零食。

(5)在进行营养配餐时,应注意合理的膳食制度,确保每餐的分量。如果条件允许,上课间隙应增加一餐。

(6)在学习压力大或考试阶段,青少年的营养配餐应保持均衡和清淡,且易于消化和吸收。同时,应注意青少年的维生素 A、B 族维生素和维生素 C、卵磷脂、蛋白质和脂肪的消耗,避免过分依赖各类保健品。

4. 青少年的食谱定制

根据青少年的生理特点及营养需要,拟订青少年一周配餐,见表 4-15。

表 4-15　青少年一周配餐

时间	餐次			
	早餐	加餐	午餐	晚餐
周一	鲜肉蒸包、风味小咸菜、小米枸杞粥	酸奶	米饭、红烧刀鱼、炒茼蒿、肉末茄子、丝瓜汤	窝头、木须肉、拌菜心、八宝菠菜、小米粥
周二	牛肉汉堡、燕麦鲜牛奶	芝麻糊	馒头、宫保鸡丁、红烧豆腐、田园小炒肉、冬瓜汤	菜肉包子、香椿鸡蛋、烧青菜、绿豆稀饭

续表4-15

时间	餐次			
	早餐	加餐	午餐	晚餐
周三	西红柿厚蛋烧、紫薯豆沙包、蔬菜瘦肉粥	牛奶	花卷、鱼香肉丝、红烧青虾、西红柿炒鸡蛋、紫菜蛋花汤	烙饼、黄豆芽炒肉、百合西芹、土豆红烧肉
周四	面包、牛奶、火腿煎蛋、小米粥	果汁	白米饭、可乐鸡翅、香椿拌豆腐、香菇油菜、海米萝卜汤	肉丝面、凉拌牛心菜、红烧狮子头
周五	云吞、烧饼、拌豆芽菜	猕猴桃	红豆饭、海米冬瓜、清炒莜麦菜、酱焖牛肉、鲫鱼豆腐汤	白米饭、蒜蓉青虾、鱼香肉丝、芹菜土豆条、紫菜蛋花汤
周六	银丝卷、鸡蛋糕、红豆稀饭、拌三丝	苹果	馒头、炸鱼排、西红柿炒鸡蛋、大拌菜、银耳红枣羹	花卷、茄汁牛肉、蒜蓉娃娃菜、西红柿鸡蛋汤
周日	豆包、紫菜蛋花汤、酱黄瓜条	豆奶	杂粮饭、海米菜花、炒肝尖、花生粥	发面饼、胡萝卜炖牛肉、凉拌菠菜、绿豆稀饭

知识拓展 ▶

青少年特殊时期的营养膳食：

（1）女生经期饮食应避免食用3类食物：①生冷类偏寒性食物，如荸荠、香蕉、鸭梨等，这些食物偏寒，经期食用可能会引发痛经和月经不调等问题；②辛辣类食物，如辣椒、花椒、胡椒等，经期食用可能会导致痛经，甚至失血过多；③酸涩类食物，如杨梅、石榴、杧果、柠檬和醋等，这些食物在经期食用可能会加重痛经症状。

（2）变声期内的饮食：青少年进入变声期，应多摄入富含B族维生素的食物，忌食辛辣刺激性食物，并注意适量饮水。

4.4.4　中老年人的营养配餐

1. 中老年的生理特点

1991年WHO将人生的时期进行划分：44岁以下为青年人；45～59岁为中年人；60～74岁为年轻老年人；75～89岁为老年人；90岁以上是长寿老年人。

（1）中年人的生理特点。

中年人承担着重要的社会劳动，他们拥有丰富的工作经验，肩负着较大的社会责任，工作节奏快。中年阶段既是生理功能最为充盛的时期，也是身体开始进入衰老的过渡阶段。在这个阶段，身体经历着从旺盛到稳定，再到开始衰老的巨大变化过程。与青壮年相比，中年阶段具有以下特点。

随着年龄增长,中年人的基础代谢率逐渐下降10%~20%。肌肉等组织减少,而脂肪组织增加。中年人容易出现消化系统疾病。身体的抗自由基能力逐渐减弱,心血管内壁失去弹性。40岁后,视力、听力、感觉、嗅觉等开始下降,情绪也变得不稳定。女性进入绝经期,容易出现内分泌紊乱和骨质疏松等问题。尤其是免疫功能在这个阶段开始下降,这种变化在50岁左右和50岁以后尤为明显。因此,中年人可能常常感到心力交瘁。

(2)老年人的生理特点。

随着年龄的增长,人体从外观到内在生理代谢和器官功能都会发生相应的变化。外观形态的变化很明显,而代谢和生理功能的变化主要表现为以下几个方面:老年人的基础代谢率下降,合成代谢减少,分解代谢增加,导致能量消耗减少,脂肪随着年龄的增长而增加,更多地分布在腹部和内脏器官周围。老年人的骨密度下降。人体的骨密度一般在30~40岁时达到峰值,随后逐年下降。老年人容易患上骨质疏松症,骨脆性增加,易发生骨折。绝经期妇女尤为严重,其消化功能减弱,吸收营养物质的能力降低,肠蠕动减慢。

2. 中老年人的营养需要特点

(1)中年人的营养需要特点。

中年人的营养需要如下。

①能量。

根据不同性别和不同劳动强度,中年人对能量摄入量要适当。随着年龄增长,中年人应适当减少能量摄入,45~50岁减少能量需要量(estimated energy requirement,EER)的5%,51~59岁减少能量需要量的10%,以维持标准体重为原则。

②蛋白质。

对于中年人来说,蛋白质同样是维持身体健康的基石。随着年龄增长,人体对膳食中蛋白质的利用率逐渐降低,只相当于年轻时的60%~70%,而对蛋白质的分解却比年轻时期更高。因此,中年人应该摄取富含蛋白质、质优的食物,并且摄入量应该相对增高。每天每千克体重的蛋白质摄入量应不少于1 g,其中约1/3最好来自优质的动物蛋白质和豆类蛋白质。蛋白质的能量供应应占总能量的10%~20%。

③脂肪。

随着年龄的增长,中年人体内负责脂肪代谢的酶和胆酸逐渐减少,导致对脂肪的消化、吸收和分解能力下降。因此,一般来说,中年人在饮食中脂肪提供的能量应该控制在总能量的30%以下。中年人每天摄入的脂肪量应该限制在50 g左右,并且以植物油为主要来源更为适宜。

④糖类。

中年人每日的主食只要能够满足身体的标准需求量即可。此外,多摄入蔬菜和水果是有益的,因为增加食物中纤维素的摄入量既可以让人有饱腹感,又可以预防便秘等。在每日饮食中,糖类提供的能量占总能量的55%~65%为宜。

⑤维生素。

维生素 A、维生素 C、维生素 D、维生素 E 是人体新陈代谢必需的。然而,由于中年人的消化和吸收功能减退,他们对各种维生素的利用率降低,因此,中年人每天需要充足的维生素来满足身体的需求。

⑥无机盐和微量元素。

尽管锌、铜、硒等微量元素只占人体质量的万分之一,但它们是人体生理活动所必需的重要元素,参与调节人体内酶和其他活性物质的代谢过程。中年人往往容易出现某些微量元素的相对不足,如中年人对钙的吸收能力较差,加上排出钙的量增加,就容易导致骨质疏松症的发生,因此,中年人需要特别关注微量元素的摄入情况。

(2)老年人的营养需要特点。

现代老年医学研究显示,人类的健康受到多种因素的综合影响,其中饮食和营养是重要的因素之一。老年人应根据自身的健康状况来调整饮食结构,以防止营养过剩或不足。这对于保持身体健康具有重要意义。下面将介绍老年人的营养需要。

①热能。

随着年龄增长,老年人的代谢功能降低,体力活动也相对减少。因此,每天摄入的热量以能够满足人体的生理需求为合适。老年阶段,热能摄入量应逐渐减少,一般来说,老年人每天摄入 6.72~8.4 MJ(1 600~2 000 kcal)的热能即可满足需求,对于体重为 55 kg 的老年人而言,每天摄入 5.88~7.65 MJ(1 400~1 800 kcal)的热能即可满足需求。

②蛋白质。

老年人应该适量摄入蛋白质,并且尽量选择优质蛋白质,如肉类、鱼类、禽蛋、乳制品、大豆及其制品等。然而,需要注意的是,老年人的蛋白质摄入量不应过多。每千克体重每天需要摄入 1.0~1.2 g 的蛋白质,并且优质蛋白质应占蛋白质总量的 40%~50%。在 70 岁以后,蛋白质的摄入量还应适当减少,因为蛋白质代谢会产生有毒物质,增加肝脏和肾脏的负担。一般来说,老年人的蛋白质摄入量应占饮食总热量的 10%~15%。

③脂肪。

老年人的胰脂肪酶分泌减少,他们对脂肪的消化能力会减弱。因此,老年人适宜低脂肪饮食。同时,在膳食中应以富含不饱和脂肪酸的植物油(如豆油、花生油、玉米油、芝麻油等)为主。老年人的脂类摄入量应占饮食总热量的 20%。

④糖类。

老年人应该控制糖类的摄入量。一般来说,糖类的摄入量应占总热量的 50%~60%。老年人的糖耐量降低、胰岛素分泌减少且对血糖的调节作用减弱,他们容易出现血糖升高的情况。过多的糖在体内可以转化为脂肪,并导致血脂升高。然而,水果和蜂蜜中的果糖易于消化和吸收,且不容易转化为脂肪,因此它们是老年人理想的糖源。因此,老年人应该控制糖果和精制甜点的摄入量。一般来说,每天摄入的蔗糖量不应超过 30~50 g。

⑤矿物质。

矿物质在人体内拥有重要的功能。它们不仅是构成骨骼和牙齿的重要成分,还能调节体内的酸碱平衡,维持组织细胞的渗透压,维持神经肌肉的兴奋性,以及构成一些重要的生理活性物质,如血红蛋白和甲状腺素等。

老年人对钙的吸收率通常在 20% 以下。钙的摄入不足会导致老年人体内钙负平衡,而体力活动的减少又会降低钙在骨骼中的沉积,增加骨质疏松症和骨折的风险。因此,确保足够的钙供应对老年人至关重要。中国营养学会推荐每天摄入 800 mg 钙可以满足老年人的需求。老年人对铁的吸收和利用能力下降,造血功能减退,血红蛋白含量减少,容易出现缺铁性贫血。因此,老年人的铁摄入量也需要充足。中国营养学会推荐老年人每天摄入 12 mg 铁。此外,微量元素锌、铜和铬的摄入量也需要满足机体的需要。

⑥维生素。

老年人的代谢和免疫功能降低,他们对各种维生素的摄入量应该充足,以促进代谢平衡和增强抗病能力。老年人由于食量减少和生理功能减退,容易出现维生素 A 缺乏,因此每天摄入 800 μg 的维生素 A 可以满足其需求。老年人户外活动减少,皮肤无法充分合成维生素 D,容易出现维生素 D 缺乏,因此,每天摄入 10 μg(400 IU)的维生素 D 可以满足其需求。此外,老年人每天摄入的维生素 E 的最大推荐量应不超过 400 mg。维生素 B_1 和维生素 B_2 的每日膳食推荐量为 1.3 mg。维生素 C 的每日膳食推荐量为 100 mg。

⑦膳食纤维。

粗粮和蔬菜中含有丰富的膳食纤维,老年人应该注意增加这些食物的摄入量。

3. 中老年人的配餐建议

(1)中年人的配餐建议。

①控制膳食总能量,保持健康体重。

②中年人骨密度逐渐下降,需要增加蛋白质和钙质的摄入,以维持骨骼健康。

③中年人容易出现高血压、高血脂等问题,需要控制脂肪和胆固醇的摄入量。

④增加水果、蔬菜、全谷类食物的摄入。这些食物富含纤维素、维生素、矿物质等营养素,有助于预防心血管疾病、肠道疾病等。

⑤中年人容易出现水分不足的情况,需要适量增加水的摄入,保持身体水分平衡。

(2)老年人的配餐建议。

①在保证老年人的体重、能量及其他营养素供给的前提下,营养膳食中的食物选择不可过于单一,应多样化。

②做到餐餐有蔬菜,尽可能选择不同种类的水果。

③动物性食物换着吃,选择不同种类的奶类和豆类食物。

④少油、少糖、少盐,注意粗细、软硬的平衡搭配,多以蒸、煮、炖、焯等烹饪方法为主。

4. 中老年人的食谱

合理的饮食是维持身体健康的基础,特别是针对中老年人的生理特点和营养需求,饮食计划的制订应确保他们获得足够的能量和各种营养素。表 4-16 为中老年人一周配餐,可供大家参考。

表 4-16　中老年人一周配餐

时间	餐次			
	早餐	午餐	加餐	晚餐
周一	牛奶、馒头、水煮蛋、拌菠菜	米饭、麻酱木耳菜、炒素菜、牛肉黑豆汤	酸奶	赤小豆饭、鱼焖豆腐、香菇油菜、紫菜蛋花汤
周二	豆包、牛奶、鹌鹑蛋、酱笋丝	馒头、葱炮肉、香菇油菜、红豆稀饭	草莓	发糕、木耳山药、肉末四季豆、莲藕排骨汤
周三	松仁核桃黑米粥、鸡蛋糕、拌芥菜丝	花生米饭、烧海米冬瓜、白菜炖肉、西红柿鸡蛋汤	脐橙	花卷、宫保鸡丁、羊肉萝卜汤、白菜炖肉
周四	葱油饼、豆浆、卤蛋、腐乳	米饭、豌豆苗拌鸡片、清蒸黄花鱼、菠菜汤	樱桃	荞麦米饭、木须肉、鱼香肉丝、海米冬瓜汤
周五	豆腐脑、春饼、煮鸡蛋、炝土豆丝	馒头、萝卜牛肉汤、榨菜肉丝、青菜粥	猕猴桃	杂粮饭、酱焖黄花鱼、八珍豆腐、红枣莲子羹
周六	面包、果酱、牛奶、煎鸡蛋	米饭、辣子鸡丁、清蒸鱼、香菇油菜	香蕉	肉丝面、拌三丁、肉末四季豆
周日	麻酱烧饼、豆奶、荷包蛋、拌三丝	烙饼、锅包肉、海带汤、木耳山药	苹果	米饭、海带排骨汤、素烧什锦菇、丝瓜汤

【模块 4　测验】

1. 平衡膳食是指　　　　　　　　　　　　　　　　　　　　　（　　）

A. 供给机体足够的热能和各种营养素,并保持它们之间适当的比例

B. 供给机体足够的热能和各种营养素

C. 供给机体足够的热能

D. 供给机体全部营养素

E. 供给机体足够营养素

2. 下列对食品进行的加工中,食品能量得到显著提高的是　　　　（　　）

A. 谷类的碾磨加工

B. 鱼类的清蒸

C. 煮茶叶蛋

D. 炸油饼

E. 食品的糖浆加工

3. 下列操作中,维生素 C 损失最小的是 （　　）

A. 糖拌番茄

B. 制作茄泥

C. 制作老虎菜

D. 炒制虎皮尖椒

E. 拌水果酸奶

4. 目前,我国城市居民膳食结构存在的主要问题是 （　　）

A. 缺乏碘

B. 脂肪摄入过多

C. 高血压发病率高

D. 膳食纤维摄入不足

E. 摄取总能量偏高

5. 老年人的合理平衡膳食要求错误的是 （　　）

A. 热量摄入要适当降低

B. 蛋白质质量好,数量足而不多

C. 对各种维生素的摄入量适量即可

D. 供给充足的无机盐和维生素

E. 控制糖果和精制甜点的摄入量

6. 以下食物中,维生素 B_2 的主要来源是 （　　）

A. 深绿色叶菜

B. 奶类

C. 蛋黄

D. 豆类

E. 鱼肉

7. 主食的品种、数量主要根据各类主食原料中(　　　)的含量确定

A. 蛋白质

B. 脂肪

C. 糖类

D. 维生素

E. 矿物质

8. 学龄前儿童的膳食结构中,主要以(　　　)为主

A. 鱼

B. 肉

C. 蔬菜、水果

D. 豆制品

E. 谷物

9. 配餐时,要充分发挥各种食物营养价值上的特点及食物中营养素的(　　　),提高其营养价值

A. 营养作用

B. 互补作用

C. 氧化作用

D. 强化作用

E. 协同作用

10. 在确定一餐食谱时,一般选择 1~2 种动物性原料,1 种豆制品,3~4 种蔬菜,
(　　　)粮谷类食物,根据选择的食物确定带量食谱

A.1 种

B.2 种

C.1~2 种

D.3 种

E.4 种以上

参 考 文 献

［1］中国营养学会.中国居民膳食指南（2022）［M］.北京：人民卫生出版社，2022.

［2］中国营养学会.中国居民膳食营养素参考摄入量（2023 版）［M］.北京：人民卫生出版社，2023.

［3］程小华.烹饪营养与配餐［M］.2 版.北京：北京大学出版社，2023.

［4］张怀玉.烹饪营养与安全［M］.3 版.北京：高等教育出版社，2021.

［5］王其梅，王瑞.营养配餐与设计［M］.北京：中国轻工业出版社，2021.

［6］赵福振.烹饪营养与卫生［M］.重庆：重庆大学出版社，2015.

［7］李进，李海涛，韦昔奇.烹饪营养与食品安全［M］.重庆：重庆大学出版社，2022.

［8］丁志刚.食品营养学［M］.安徽：安徽大学出版社，2020.